腹腔镜胃肠肿瘤手术学

主　编　程向东

清华大学出版社
北京

图书在版编目（CIP）数据

腹腔镜胃肠肿瘤手术学 / 程向东主编. — 北京：清华大学出版社，2024.2
ISBN 978-7-302-65640-1

Ⅰ.①腹… Ⅱ.①程… Ⅲ.①胃肿瘤—腹腔镜检②肠肿瘤—腹腔镜检 Ⅳ.①R735

中国国家版本馆CIP数据核字(2024)第040608号

责任编辑：杨爱臣
封面设计：李俊卿
责任校对：宋玉莲
责任印制：杨 艳
出版发行：清华大学出版社
　　　　　网　　　址：https://www.tup.com.cn，https://www.wqxuetang.com
　　　　　地　　　址：北京清华大学学研大厦A座　　　邮　　编：100084
　　　　　社 总 机：010-83470000　　　　　　　　邮　　购：010-62786544
　　　　　投稿与读者服务：010-62776969，c-service@tup.tsinghua.edu.cn
　　　　　质量反馈：010-62772015，zhiliang@tup.tsinghua.edu.cn
印 装 者：三河市春园印刷有限公司
经　　销：全国新华书店
开　　本：185mm×260mm　　　印　　张：24.5　　　字　　数：558千字
版　　次：2024年2月第1版　　　　　　　　　　印　　次：2024年2月第1次印刷
定　　价：198.00元

产品编号：105428-01

编委名单

主　编　程向东

副主编　徐志远　杜义安　俞鹏飞

　　　　朱玉萍　鞠海星　陈伟平

编　者　（按姓氏笔画排序）

　　　　马德宁　浙江省肿瘤医院

　　　　王玉柳明　哈尔滨医科大学附属第二医院

　　　　王永向　浙江省肿瘤医院

　　　　王丽芬　浙江省肿瘤医院

　　　　王　猛　浙江省肿瘤医院

　　　　叶泽耀　浙江省肿瘤医院

　　　　朱玉萍　浙江省肿瘤医院

　　　　刘　正　中国医学科学院肿瘤医院

　　　　刘　卓　浙江省肿瘤医院

　　　　刘　勇　浙江省肿瘤医院

　　　　杜义安　浙江省肿瘤医院

　　　　杨立涛　浙江省肿瘤医院

　　　　李　波　浙江省肿瘤医院

　　　　连燕虹　浙江省肿瘤医院

　　　　吴巧琴　浙江省肿瘤医院

　　　　吴　嘉　浙江省肿瘤医院

　　　　何灿平　浙江省肿瘤医院

　　　　张延强　浙江省肿瘤医院

张宇华　浙江省肿瘤医院

张宇坤　复旦大学附属华山医院

张润泽　浙江省肿瘤医院

张　琪　浙江省肿瘤医院

张　骞　浙江省肿瘤医院

陈伟平　浙江省肿瘤医院

郁　雷　哈尔滨医科大学附属第二医院

罗　军　浙江省肿瘤医院

周鹏扬　浙江省肿瘤医院

胡　灿　浙江省肿瘤医院

钟雨辰　浙江省人民医院

俞晓军　浙江省肿瘤医院

俞鹏飞　浙江省肿瘤医院

顾　斌　浙江省肿瘤医院

钱　俊　浙江省肿瘤医院

徐志远　浙江省肿瘤医院

陶金华　浙江省肿瘤医院

黄　灵　浙江省肿瘤医院

蒋　来　浙江省肿瘤医院

韩　方　浙江省肿瘤医院

程向东　浙江省肿瘤医院

谢雨逸孜　浙江省肿瘤医院

蔡奕波　浙江省肿瘤医院

戴丐国　浙江省肿瘤医院

鞠海星　浙江省肿瘤医院

胃肠道恶性肿瘤是我国常见的恶性肿瘤之一，发病率和死亡率稳居前 5 位。近 20 年来，在外科同行的共同努力下，我国腹腔镜技术迅速成熟，涌现出大量临床研究并获得了丰硕成果，为胃肠道肿瘤患者远期生存的改善做出了重大贡献。其中手术团队的专业知识和经验在胃肠道肿瘤的治疗中起着至关重要的作用。

自 1994 年 Kitano 开展了世界上第一例腹腔镜辅助远端胃大部切除术后，腹腔镜下胃切除术的应用越来越广泛。手术前期，腹腔镜胃肠肿瘤围手术期处理能够有效地减少并发症的发生，提高手术成功率。手术操作中，腹腔镜技术可以通过显微操作器械实现对深层组织的切割、止血和缝合，提高了手术精度和安全性。在护理方面，腹腔镜手术风险虽小，但其后遗症也需要给予特别的关注和监测，护理人员的专业素养和细心程度对术后患者的康复起着决定性的作用。已有多项由中国、日本及韩国学者发起的多中心随机对照试验证实，腹腔镜胃肠肿瘤根治术可以获得与开放手术相类似的效果。中国微创胃肠外科的发展与国际同步，很多知名团队频繁走上国际讲台，并已出版多部英文专著，在术式和理念探索方面也颇有建树。而与此同时，从国情出发，各地区之间医疗资源仍存在分配不均、微创手术水平参差不齐和手术团队配合度差等问题。因此，所有新培养的胃肠外科医生，都应该学习腹腔镜手术，并且融入手术治疗团队中，推广胃肠道微创手术团队的同质化发展。

微创胃肠外科的发展是多维关联的进程，既包括设备和器械的更新，也包括技术、观念、解剖学、循证医学和医学伦理学的进步。正是因为业界对微创胃肠外科的理解和技术掌握已经提升到一个新的层次，很多术式逐渐成熟并被推广，比起当时的初探究竟，已完全改观，腹腔镜手术和机器人辅助手术等技术的应用使手术更精确、创伤更小、恢复更快。随着团队合作和专业技术的不断提高，胃肠肿瘤手术的效果和患者的预后也有了显著的改善。

在过去 10 多年中，程向东教授带领团队一直致力于腹腔镜胃癌手术的临床和基础研究工作，取得了丰硕的成果，为我国腹腔镜胃癌手术的规范化推广做出了重要贡献。为了更好地规范腹腔镜胃肠道肿瘤手术，程向东教授组织编写了《腹腔镜胃肠肿瘤手术学》一书。本书系统介绍了腹腔镜胃肠肿瘤围手术期处理、手术操作及护理与麻醉团队的相关经验，以提高胃肠肿瘤手术治疗团队的水平为目标，旨在引领全球腹腔镜胃肠肿瘤手术的不断普及和进步。

我十分荣幸地获邀为《腹腔镜胃肠肿瘤手术学》撰写序言。本书是一部涵盖腹腔镜胃肠肿瘤手术各个方面的专著，具体包括手术前期处理、手术操作和术后护理。作为一名在胃癌领域已经工作多年的临床医生，我真诚地向广大胃肠外科医生们推荐这本书，相信它将成为胃肠道恶性肿瘤治疗领域的重要参考资料。这本书从实践出发，提供了丰富的技术和实践指导，对于想要深入学习腹腔镜胃肠肿瘤手术的医生和医学生来说，是非常具有参考价值的。同时，本书强调胃肠外科团队协同合作和多学科交流，并提供了实际案例，可以帮助读者更好地理解手术技巧和术后管理的重要性。

我相信，本书的出版将进一步推动我国腹腔镜胃肠肿瘤手术的规范化、同质化发展。同时，也希望本书能够得到广大读者的关注和认可。读书破万卷，"刀"下如有神。我相信广大外科青年学者一定能够提高自身技能，以更专业、更从容的姿态为广大患者服务。

季加孚

2023 年 6 月

自 1910 年第一台临床腹腔镜手术开展以来，腹腔镜技术已发展了 100 余年，并逐渐成为腹部外科手术的发展方向。在胃肠肿瘤手术领域，腹腔镜技术的应用已十分广泛，其术式之多，技术革新之快，已令广大患者从中受益。这本《腹腔镜胃肠肿瘤手术学》在阐述基本理论和技术的基础上，着重强调腔镜手术中团队合作的重要性，详细规范了术前准备及麻醉诱导流程中各个角色的任务，并从术者、助手及扶镜手三个角度进行剖析，力求使读者在掌握腹腔镜胃肠手术基本理论和技术的同时，以一个团队的角度去认识并优化手术，更深入地理解腹腔镜外科理念，希望对提高临床腹腔镜胃肠肿瘤手术的规范性、安全性及有效性有所帮助。

传统观念认为一台手术的好与坏，主要由术者的技术决定，这也是患者群体奔赴名家名医就医的原因。而实际上，一台高效且安全的手术，绝不是仅靠术者一个人就可顺利开展的，一个团队的密切合作亦不可或缺。麻醉医生在术前对手术禁忌证的把控和麻醉诱导、术中的麻醉维持及生命体征管理、术后的麻醉复苏及并发症的预防，护理团队对无菌、无瘤原则的监测，器械护士对手术流程的掌握及与术者的配合，第一助手对术区视野的暴露及局部张力的维持，扶镜手对腹腔内视野的清晰展示，这些都是决定一台腹腔镜手术质量的关键。术者则是该团队的统领，在团队的共同努力下将一台手术无纰漏地完成。开展腹腔镜外科手术时必须明确，术者将病灶完整切除并完成手术仅是最基本的目的，开展一台有效、安全、预后良好且无并发症的手术，提高患者整体疗效、生命安全和生活质量才是医疗实践中的最终目标，一个团队的密切配合则是保障最终目标达成的关键。

微创外科必然是现代外科发展的主流方向，随着临床工作中腹腔镜胃肠肿瘤手术开展得越来越多，除了培养技术精良的外科手术医生之外，一个操作规范、合作密切、执行高效的合作团队的建立更是科室或医院发展的重要任务。本书详细阐述了胃肠肿瘤手术开展过程中，团队中各个角色的任务及职责，并提出了各个环节中所需要遵守的重要原则和要点，内容之丰富，读者群体之广泛，都是其与其他手术学著作差异化的地方。

可以预见的是，该专著的出版将有力地推动我国腹腔镜胃肠肿瘤手术团队的培养。无论是对于从事胃肠肿瘤临床工作的年轻外科医生，还是经验丰富的高年资专家，亦或是麻醉医生及护理团队，相信都能通过阅读本书有所收获。最后，衷心希望本书的出版能对我国腹腔镜胃肠肿瘤手术的规范性、安全性及有效性起到促进作用，造福广大患者。

2023 年 5 月

腹腔镜技术自诞生以来发展迅速，纵观医学史，医学新技术的出现总是来源于医者对完美治疗效果坚持不懈的追求。在外科领域，"最微小的手术创伤，最良好的预后"是技术发展的最终目标与方向，也是无数外科前辈毕生所追求的理想。近30年来，胃肠道肿瘤手术经历了一个由开放手术到微创化，由腔镜辅助到全腔镜下的发展过程，目前达芬奇机器人手术例数也在逐渐增多。随着新观点的不断产生，各种临床研究、诊疗指南与操作规范如雨后春笋般涌现。随着器械设备的发展，包括3D腹腔镜、4K腹腔镜、荧光显影技术以及机器人腹腔镜等创新，也为腔镜医生带来了新的治疗手段。

腹腔镜胃肠手术的成功开展与实施，离不开经验丰富的手术团队及先进的微创设备。完善腹腔镜手术团队建设和培训在腹腔镜手术团队的成长过程中非常重要，既可以提高团队的技术水平，提升配合默契度，还能与时俱进，了解腹腔镜胃肠手术各个领域的最新理念和进展，以便更快应用于临床。我们在总结了大量的胃肠肿瘤微创手术经验的基础上，编写了《腹腔镜胃肠肿瘤手术学》一书。本书不仅介绍了围手术期麻醉及护理的配合，而且从术者、一助以及扶镜手的角度描绘主流腹腔镜胃肠肿瘤外科术式的注意事项，以便让读者以更广泛的视野了解腹腔镜在胃肠道肿瘤手术中的使用现况，更深入地理解腹腔镜胃肠肿瘤手术中团队成员之间配合的重要性，希望能对临床实际工作开展有所帮助。

全书编写共耗时1年多，共包括17章，图片600余幅，视频12部。本书内容包括腹腔镜胃肠道肿瘤手术发展史，手术器械选择及准备，手术适应证，重点从术者、一助及扶镜手的角度阐述腹腔镜胃肠肿瘤手术淋巴结清扫术，消化道重建术及术后并发症及其处理。本书在成稿后，得到了北京大学肿瘤医院季加孚教授及中国抗癌协会胃癌专业委员会名誉主任委员朱正纲教授的鼓励和大力支持，并欣然作序，两位胃肠肿瘤学术界先行者对本书内容的肯定令我等倍感荣幸。

在此特别感谢参与本书编写的各位专家及同事的大力协助。由于编写时间仓促，水平有限，书中难免有不妥与错误之处，恳请广大读者给予批评指正。

2023年6月

目 录

第一章　腹腔镜胃肠手术概论 ·· 1

　　第一节　腹腔镜胃肠手术的发展历程 ·· 1

　　第二节　腹腔镜胃肠手术的循证医学 ·· 5

　　第三节　腹腔镜胃肠手术的团队建设及培训 ··································· 11

　　第四节　腹腔镜基本操作技术 ··· 14

第二章　腹腔镜胃肠肿瘤术前准备 ··· 20

　　第一节　胃肿瘤术前准备 ··· 20

　　第二节　结直肠肿瘤术前准备 ··· 22

第三章　腹腔镜胃肠手术麻醉管理 ··· 28

　　第一节　麻醉的术前准备 ··· 28

　　第二节　术中麻醉的管理要点 ··· 35

　　第三节　麻醉恢复期的监测和管理 ··· 44

　　第四节　加速康复外科理念在麻醉中的实践 ··································· 52

第四章　腹腔镜胃肠手术护理配合 ··· 60

　　第一节　护理团队术前准备 ··· 60

　　第二节　胃手术护理配合 ··· 65

　　第三节　结直肠手术护理配合 ··· 83

第五章　腹腔镜下近端胃癌切除术 ·· 101

　　第一节　术者视角 ·· 101

　　第二节　助手视角 ·· 113

　　第三节　扶镜手视角 ·· 117

第六章　腹腔镜下远端胃癌根治术 ·· 123

　　第一节　术者视角 ·· 123

第二节　助手视角 …………………………………………………………… 141

第三节　扶镜手视角 ………………………………………………………… 148

第七章　腹腔镜全胃切除术 ……………………………………………………… 155

第一节　术者视角 …………………………………………………………… 155

第二节　助手视角 …………………………………………………………… 165

第三节　扶镜手视角 ………………………………………………………… 174

第八章　保留幽门胃切除术 ……………………………………………………… 181

第一节　术者视角 …………………………………………………………… 181

第二节　助手视角 …………………………………………………………… 193

第九章　腹腔镜胰十二指肠切除术 ……………………………………………… 203

第一节　术者视角 …………………………………………………………… 203

第二节　助手视角 …………………………………………………………… 213

第三节　扶镜手视角 ………………………………………………………… 218

第四节　护理视角 …………………………………………………………… 222

第十章　单孔或减孔腹腔镜胃癌根治术 ………………………………………… 226

第一节　术者视角 …………………………………………………………… 226

第二节　助手及扶镜手视角 ………………………………………………… 241

第十一章　腹腔镜下右半结肠切除术 …………………………………………… 247

第一节　术者视角 …………………………………………………………… 247

第二节　助手视角 …………………………………………………………… 252

第三节　扶镜手视角 ………………………………………………………… 255

第十二章　腹腔镜横结肠切除术 ………………………………………………… 258

第一节　术者视角 …………………………………………………………… 258

第二节　助手视角 …………………………………………………………… 263

第三节　扶镜手视角 ………………………………………………………… 266

第十三章　腹腔镜下左半结肠癌根治术 ………………………………………… 271

第一节　术者视角 …………………………………………………………… 271

第二节　助手视角 …………………………………………………………… 282

第三节　扶镜手视角 ………………………………………………………… 284

第十四章　腹腔镜下乙状结肠切除术·······························286

　　第一节　术者视角··286

　　第二节　助手视角··295

　　第三节　扶镜手视角··298

第十五章　腹腔镜下 Dixon 术 ···································302

　　第一节　术者视角··302

　　第二节　助手视角··324

　　第三节　扶镜手视角··332

第十六章　腹腔镜下结肠全切除 / 次全切除术·······················341

　　第一节　术者视角··341

　　第二节　助手视角··347

　　第三节　扶镜手视角··350

第十七章　机器人辅助下直肠癌根治术·····························355

　　第一节　术者视角··355

　　第二节　助手视角··368

第一章

腹腔镜胃肠手术概论

第一节　腹腔镜胃肠手术的发展历程

　　纵观医学史，医学新技术的出现总是来源于医者对完美治疗效果坚持不懈的追求。在外科领域，"最微小的手术创伤，最良好的预后"是技术发展的最终目标与方向，也是无数外科前辈毕生所追求的理想。随着理工科等基础学科的飞速发展，现代微创外科所应用的器械及设备层出不穷，"微创外科"理念已为广大人民群众所熟知，成为目前外科领域的常规医疗操作。中国胃肠肿瘤外科经历了 30 年的微创化发展，已经从曾经的新兴技术逐渐成为了"传统手术"。回顾历史，腹腔镜胃肠肿瘤外科发展至今是一个漫长而曲折的过程，展望未来，随着多学科、多技术结合新局面的推进，腹腔镜胃肠肿瘤外科必将获得更大的发展。

一、内腔镜的诞生与发展

　　早在公元前 460 年至前 375 年，希波克拉底时期就出现了使用内镜观察直肠的记载，那时人们就已经期望能够借助一些工具来观察黑暗的体腔内的脏器和组织。在现代医学早期，医生们对使用内镜和光学仪器观察人体的内脏结构产生了极大兴趣。1807 年德国妇产科医生 Bozzini 描述了一种使用花瓶样器械，用蜡烛作为光源，以便观察膀胱和直肠的原始内腔镜，称之为"Lichtleiter"，但是"Lichtleiter"并未用于人体，因为在当时，医学界并不认可这种检查方法，并将这种创新斥之为"荒唐"，Bozzini 也因此受到了维也纳医学院的处罚。1880 年，在《维也纳医学杂志》上，柏林泌尿外科医生 Nitze 发表并描述了第一个含光学系统的内镜，首次提出了"膀胱镜"的概念，并且将其用于观察人体，但由于用于照明的钨丝会产生大量的热，因此必须用冰水在膀胱镜的套管中循环以避免灼伤膀胱和尿道。为了便于借助膀胱镜向输尿管插入导管，1895 年 Casper 在膀胱镜上专门设置了导管的通道；1897 年 Albarran 又在通道的端部设置了操纵杠杆；为了保证膀胱镜检查时的视野清晰，Nitze 在膀胱镜上增添了冲洗系统，并且在历史上第一次将膀胱镜应用于膀胱取石和膀胱肿瘤的治疗。1928—1932 年，辛德勒与柏林设备制造商 Georg Wolf 合作开发了世界上第一台半柔性胃镜，成为后续二十多年胃镜领域的标准产品。虽然辛德勒的胃镜取得了巨大的成功，但与 Nitze 膀胱镜存在同样的问题，即两者使用的内光源均是采用白炽灯发热，而白炽灯是一种热光源，会对人体黏膜产生烧灼损伤，这是当时发生胃镜检查并发症的主要来源。

进入 20 世纪，随着工业革命的发展，现代科技及制造业发展迅猛，极大地推动了腔镜的改良。1952 年，法国科学家 Fourestier、Gladu 和 Valmiere 制造出了冷光源玻璃纤维照明装置，消除了内光源引起的灼伤和电气故障的危险，为随后柔性纤维仪器的应用奠定了基础。之后随着电视及摄像系统的发明，不仅大大改善了腔镜的视野，也为以后的腔镜治疗提供了可能。

二、腹腔镜的诞生与发展

1901 年，俄罗斯彼得堡的妇科医生 Ott 在患者腹前壁做了一小切口，插入窥阴器到腹腔内，用头镜将光线反射进入腹腔，对腹腔进行检查。同年，德国德累斯顿外科医生 Georg Kelling 通过测量胃的容积，设计了半弯曲的"内镜"以到达胃部，并制作了一个高压气囊，充气之后用来对消化道进行止血。虽然这种方法并未取得成功，但这种思路促进了气腹机的诞生。1902 年，他在《慕尼黑医学周刊》上介绍了这种"体腔镜（Zolioscopie）"，描述了他使用过滤空气产生气腹，利用这种"体腔镜"观察一只活犬脏器形态的结果，将其命名为"Koelioskopie"。1910 年，来自瑞典斯德哥尔摩的内科医生 Jacobaeus 使用 Nitze 膀胱镜，在没有气腹的情况下，直接将其置入人体腹腔内，观察腹腔内脏器，并且首先提出腹腔镜（Laparoscope）这个新名词来介绍这种新仪器。他一共观察了 17 例腹水病人的腹腔内形态，并在《慕尼黑医学周刊》上予以报道。因此，目前学术界通常将 Kelling 和 Jacobaeus 两人视为早期研究腹腔镜的先驱。

1924 年，瑞士学者 Zollikofer 使用腹腔镜研究肝病，采用的气体是易于吸收的二氧化碳（CO_2），来建立气腹，并沿用至今。1938 年，Veress 在《德意志医学周刊》上描述了一种治疗肺结核病时制造气胸的穿刺针，使人工建立气腹的安全性得到提高。如今"气腹针"仍然是腹腔镜手术中的重要工具，我们也因此将其命名为"Veress 针"。

使腹腔镜从早期简陋的内镜进入到实用阶段的关键人物，是德国法兰克福的内科医生 Kalk，他制造了一种前斜 135° 视角的腹腔镜，使用这种腹腔镜，可以对内脏尤其是肝进行直接检查，少数情况下还能进行活检。1939 年，他报道了在局部麻醉下进行 2000 例肝活检的经验，无一例死亡发生。这在没有现代影像学技术（没有 CT 和 MRI）的年代，无疑是医学诊断上的重大突破。此外，Ruddock 则是将腹腔镜引入美国的先驱。1934 年，他在英语文献上发表了有关腹腔镜的论文，除比较系统地描述了一套较好的光学系统外，在他的"腹腔镜（peritoneoscopy）"中，还有一把内置的活检钳，这个活检钳具有电凝功能。他使用这套装置，在 2000 多名病人身上进行了活检。1937，Hope 第一次报道使用腹腔镜对异位妊娠进行鉴别诊断；同年，Anderson 在美国外科杂志上建议使用腹腔镜行输卵管电灼术来进行输卵管结扎，但他并未报道相关病例；1944 年，Decker 使用后穹隆镜（患者取胸膝位）对盆腔器官病变进行观察；1941 年，Power 和 Barnes 利用腹腔镜，采用电凝输卵管峡部的方法进行结扎；但真正使腹腔镜进入妇科学领域的是法国医生 Palmer，1947 年他报道了对 250 名病人进行腹腔镜检查的结果，1954 年他采用头低足高位（Trendelenburg 位），并且设计了一种活检钳用于卵巢活检，使用 CO_2 气体制造气腹，输入速度为 300 ～ 500ml/min。经过研究后他认为，腹腔内压力不得超过 25mmHg。如今，这种体位仍然是腹腔镜手术中最常用的体位。

三、腹腔镜外科时代

随着医学检查技术的发展和突破，腹腔镜用于检查的必要性大大降低，而使腹腔镜跳出诊断工具的圈子进入到治疗时代的，是 1964 年德国妇科医生 Kurt Semm 发明的自动 CO_2 气腹机，并于 1967 年在华盛顿举行的美国生育学会年会上进行展示。Kurt Semm 不仅发明了气腹机，还设计了大量的腹腔镜妇科手术器械，至今仍然是腹腔镜手术的基本工具。Kurt Semm 本人也设计了一系列腹腔镜手术，如内凝固输卵管绝育术、输卵管切开术，以及输卵管结扎、输卵管切除、肿瘤活检、恶性肿瘤和附件切除等手术，如果没有他的这些贡献，腹腔镜可能至今还停留在诊断疾病的水平上。因此，学术界将他尊称为"现代腹腔镜之父"，他的著作《妇科盆腔镜》被认为是腹腔镜手术的"圣经"。随着仪器的革新，技术的进步，除了妇科医生，普外科、胸外科、泌尿外科、血管外科和肿瘤科医生都对腹腔镜产生了极大的兴趣，并在各自的领域内作出了贡献。

1979 年，德国的 Freimberger 第一个用腹腔镜在猪身上完成了胆囊切除术；1985 年，同在德国的医生 Muhe 使用 Kurt Semm 的设备以及他自己设计的手术腹腔镜"Galloscope"第一次在人体上实施了胆囊切除术。随后，腹腔镜手术在世界范围内受到重视。

20 世纪 90 年代是手术腹腔镜发展最为迅猛的年代。然而，普通外科在腹腔镜下胆囊切除术迅猛发展一段时间后，其发展速度似乎有所减慢。除了学术界的保守与拒绝外，早期手术腹腔镜本身的缺陷如只能供一个人观察，也制约了其发展。随着电子技术的发展、摄像机的微型化，电视显像技术不仅将术者从被动、劳累的体位中解放出来，而且使助手可以与术者一起配合手术，让腹腔镜下完成复杂的手术操作成为可能，同时也为腹腔镜外科技术的培训提供了良好的平台，极大地促进了腹腔镜外科技术的发展，成为 21 世纪外科手术的主流选择。

四、腹腔镜胃肠外科的历史发展

最初，在普通外科领域，腹腔镜手术被应用于胆囊切除。1985 年，Muhe 完成了第一例腹腔镜下胆囊切除术，并对该项技术进行了改进；到了 1987 年，他已经完成了 97 例腹腔镜下胆囊切除术，并于 1986 年 4 月在德国外科学年会上报告了他的技术和方法。但是由于第二次世界大战之后德国医学界变得非常保守，德国的学术权威们不仅忽视了他的工作，实际上也抗拒了"微创外科"时代的到来。但在法国里昂，私人医生 Mouret 与一位妇科医生共同使用一间手术室，使其得以接触到腹腔镜，并且从中受到启发，于 1987 年

4 月完成了他的第一例腹腔镜下胆囊切除术。虽然他没有公开发表自己的技术，但这个消息传到了巴黎的 Dubois 医生耳中，Dubois 医生购买了腹腔镜，于 1988 年完成了腹腔镜下胆囊切除术，并且将这一技术在 1989 年学术会议上公开。由于 Mouret 医生的手术是在显示器的监视下完成的，因此，学术界将其看作是现代腹腔镜手术的开端。之后腹腔镜手术慢慢成熟，被应用于普通外科的多个领域，并且在胃肠外科领域得到了发展。

作为普通外科的一个分支，关于胃肠外科的记录最早可以追溯到古希腊时期。公元前 400 年，为了治疗胃溃疡，古希腊神医埃斯库雷普将患者绑在桌上，将胃溃疡割下后，再缝合关腹。1800 多年前，神医华佗使用麻沸散麻醉患者后，实施剖腹手术。随着麻醉术、输血术的出现，患者的疼痛和出血问题得到了解决，无菌术及抗生素的使用解决了手术感染的问题，这些都极大促进了胃肠外科之后的繁荣发展。

1881 年，德国外科医生 Theodor Billroth 完成了第一例胃切除加胃十二指肠吻合术（Billroth Ⅰ式）。1908 年，英国外科医生 William Ernest Miles 发表了经典的直肠癌经腹会阴联合切除术（Miles 术），这两种术式引领胃肠外科手术进入现代外科时代。之后的胃肠外科手术，特别是肿瘤手术，向更加符合解剖特点，更加符合生理功能，更加符合人文关怀等方面发展，这些都为腹腔镜胃肠外科的诞生提供了需求基础。

最初，腹腔镜手术主要用于良性胃肠道病变的切除。1977 年，德国医生 Dekok 完成了第一例腹腔镜阑尾切除术，但他的方法是通过右下腹辅助切口将阑尾拖出腹腔后完成系膜结扎和切除。1983 年，德国妇科医生 Semm 完成了第一台真正意义上的完全腹腔镜下阑尾切除术。1990 年 6 月，美国的 Jacobs 完成了世界首例腹腔镜右半结肠切除术，同年 Folwer 完成了世界首例乙状结肠切除术。之后腹腔镜被广泛应用于胃肠穿孔修补、选择性迷走神经切断、肠粘连松解、胃肠憩室切除、胃管状造瘘、胃及小肠良性肿瘤切除、胃大部切除等手术中。

在此基础上，外科医生们开始探索将腹腔镜技术应用于胃肠道恶性肿瘤中，如胃癌及结直肠癌等。1991 年美国 Jacob 医生完成了世界首例腹腔镜结肠癌根治术；1993 年日本医生 Kitano 完成了世界上第一例腹腔镜辅助远端胃癌根治术。但在当时，仅有的单极电凝难以完成精细的血管裸化，而且容易带来重要脏器的副损伤，再加上最初术者并未重视肿瘤种植的问题，肿瘤切口种植率远高于开腹手术，这些都使腹腔镜胃肠外科的发展产生了阻滞。直到 1996 年，超声刀的出现打破了腹腔镜胃肠手术发展的沉寂，其可通过高频的声波震荡产生机械能，从而使组织凝固变性，达到切割止血的目的。相对于其他平台，超声刀具有解剖快、副损伤小、止血确切等优点。而且超声刀具有分离、抓持、切割、止血等功能，大大缩短了分离、切断肠系膜及大网膜的时间，极大地推动了腹腔镜胃肠外科的发展。

自此，腹腔镜手术一改往日传统外科大刀阔斧的劣势，以微小切口为手术通道，在腹腔脏器放大的显示下进行精细操作，更加符合肿瘤手术不接触原则、无瘤原则。特别是在胃肠道肿瘤手术，腹腔镜有特别的优势。随着应用解剖学的发展，胃肠道肿瘤手术要求达到系膜解剖和血管根部结扎清扫。目前的高清腹腔镜对于组织的辨识已经达到了 4K 分辨率，术中可以清晰地分辨解剖层次，甚至细微的神经末梢和毛细血管，配合各种能量平台（超声刀），就可以做到刀不血刃，在减少组织损伤的同时完成瘤的根治手术，使越来越多的病人从腹腔镜微创手术中获益：手术创伤小、术后恢复快、住院时间明显缩短；术后疼痛轻微；手术失血机会减少（90% 的腹腔镜手术基本没有出血）；术后治疗简单、费用降低，患者病休时间缩短、可以提前恢复工作，减轻了家庭和社会的医疗负担。

2000 年，Intuitive Surgical 公司开发的达芬奇手术机器人被美国食品和药品监督管理局（FDA）正式批准投入使用，成为全球首套可以在腹腔手术中使用的手术机器人。机器人手术系统具有除颤、三维视野、操作灵活、可远程操作等优点，将胃肠外科手术的精准度和微创性提高到了一个新的水平。2001 年，其被报道应用于结直肠外科手术领域。2002 年，日本医生 Hashizume 又报道了利用达芬奇机器人实施胃癌根治术。截至目前，在机器人辅助下，外科医生可以完成几乎所有的胃肠外科手术。2006 年，中国人民解放军总医院引进了中国大陆第一台达芬奇手术机器人。至 2019 年底，国内达芬奇机器人手术系统装机量达到 130 余台，手术量也累计达到 11.5 万余台，而其中胃肠手术量位居第 2 位。此外，中国学者发表机器人胃肠手术文献达到所有机器人手术文献的 20%，机器人胃肠手术俨然成为一种潮流。

在我国，腹腔镜胃肠外科起步较晚，但发展迅猛。1993 年 10 月，上海瑞金医院开展了国内首例腹腔镜乙状结肠癌根治术，成为中国胃肠腔镜外科发展的里程碑。在之后近 30 年里，全国各地都建立了一定规模的微创胃肠外科中心，我国腹腔镜胃肠外科在技术层面已经进入了高位平台期。

从最初简陋的内腔镜，到如今的机器人手术系统，胃肠外科的发展历程充满了艰辛。随着微创理念更加深入人心，胃肠外科治疗理念及手术技术更加细化，各种临床研究、诊疗指南与操作规范如雨后春笋般涌现。随着器械设备的发展，包括 3D 腹腔镜、4K 腹腔镜、荧光显影技术及机器人腹腔镜等创新，也为腔镜医生带来了新的治疗手段。这些举世瞩目的成就必将引领我们再创我国微创胃肠外科事业的新辉煌。

（程向东 张宇坤 朱玉萍）

第二节 腹腔镜胃肠手术的循证医学

回顾现代外科学百余年的发展历程，由于解剖学的发展，麻醉学、无菌术的产生，以及止血、输血技术的应用，先后解决了手术疼痛、伤口感染和止血、输血等外科学的关键性问题。这些革命性的技术和理念的产生及应用，大大降低了外科手术死亡率，减轻了病人的痛苦，对现代外科学的发展产生了深远的影响，成为现代外科学的经典与基石，并推动了外科学的进步。进入 20 世纪末，以腹腔镜技术为代表的一系列微创技术为传统外科的创新与发展注入了新的活力，在这短短 20 余年内得到迅猛发展，对外科学的发展产生了重大的影响。最近几年，结合开腹胃癌手术在淋巴结清扫方面的循证医学数据结果及相关理念的改变，腹腔镜胃癌根治术在淋巴结清扫范围等关键步骤上也逐渐规范化。

对于腹腔镜胃癌手术而言，在理论层面上，腹腔镜早期胃癌根治手术的安全性和肿瘤根治性等均已得到循证医学证据的支持。就既往而言，开腹胃切除术（open gastrectomy，OG）是胃癌治疗的金标准。然而，腹腔镜胃切除术（laparoscopic gastrectomy，LG）自问世以来迅速普及。随着手术技术的不断改进和手术经验的积累，LG 对于经验丰富的外科医生来说操作难度并不高于传统 OG。而 LG 的适应证已从早期 GC 扩展到晚期 GC，其切除范围已不再局限于远端胃切除术。

在胃癌患者的治疗中，肿瘤根治性切除和充分淋巴结切除仍然是胃癌根治性治疗的核心部分。腹腔镜手术在远端胃切除术（laparoscopic distal gastrectomy，LDG）和淋巴结清扫术治疗胃癌的作用，在世界范围内得到越来越多的关注和肯定。根治性胃切除术需要获得肿瘤 5cm 的边缘，而对于ⅠB–Ⅲ期胃癌患者，如果可以获取 5cm 的近端游离边缘（对于弥漫性胃癌，建议边缘为 8cm），则可以进行远端胃切除术作为根治性切除术。日本胃癌指南建议通过 D2- 淋巴结切除术切除足够量的胃癌淋巴结。D2- 淋巴结切除术应包括切除胃周淋巴结以及沿胃左、肝总动脉和脾动脉、肝十二指肠韧带和腹腔干的淋巴结。

根据目前的荟萃分析结果，与开放性胃远端切除术（open distal gastrectomy，ODG）相比，LDG 术后胃癌患者有更短的恢复时间，且并发症发生率与 ODG 术后相似，同时在肿瘤安全性（根治性切除率和生存率）方面两种术式具有相似表现。这些证据倾向支持 LDG 在胃癌患者治疗中的应用。

在对胃癌患者行 LDG 之前，应彻底评估 LDG 是否达根治性治疗切除，如无法切除足够的肿瘤，手术切除效果不应劣于传统 ODG。同时充分的淋巴结切除数是很重要的，淋巴结切除数是影响手术质量和护理质量的重要标志。而既往有观点认为腹腔镜淋巴结清扫术具有一定的挑战性，是影响 LDG 应用的因素。然而值得注意的是，荟萃分析显示 LDG 的淋巴切除率与传统 ODG 相似。荷兰和日本的指南指出，胃癌淋巴结切除数应超过 15 个，这亦与 ODG 和 LDG 根治性切除的结果相似。此外，LDG 和 ODG 术后肿瘤患者长期总生存率和无疾病生存率组间差异并无显著性，因此 LDG 术式在肿瘤安全性方面具有足够的可信度。

Shenghan Lou 等的研究发现，LG 有显著较少的术中失血、较少的淋巴结切除数和更长的操作时间，且 LG 和 OG 组间近端切除边缘长度略有差异，但这不影响手术达到 R0 切除。对于早期胃癌患者，淋巴结切除数达 15 个就足够；对于晚期胃癌患者，则建议取出 25 个以上淋巴结。在这种情况下，由于大多数纳入研究的 LG 组取出的淋巴结数符合要求，因此 LG 淋巴结减少（减少 1～2 个淋巴结）对肿瘤患者长期生存结局的影响可能相对较小，这与两组组间胃癌患者有相同的长期生存的结果相吻合。

在最近的研究中，LDG 术后患者可能会受益于更佳的术后恢复时间。与 ODG 相比，

LDG 术后并发症亦更少，首次排便时间更短，住院时间更短。因此与 ODG 相比，LDG 仍是安全的，其具有相似的总体并发症发生率、30 天死亡率和吻合口漏的发生率。总的来说，LDG 不仅具有围手术期出血少、患者恢复快、并发症少等良好的疗效，而且 LDG 在淋巴结切除、肿瘤根治切除和肿瘤患者存活率方面均不逊于传统 ODG。

进展期胃癌（advanced gastric cancer，AGC）是胃癌的一种亚型，主要指癌细胞浸润胃壁肌层和浆液层，但未发生远处转移。在这个阶段，癌细胞转移的风险很高，很容易发展成播散性（或转移性）癌症。因此，AGC 患者需要进行积极的治疗。胃癌根治术和局部淋巴结清扫术是治疗胃癌的主要方法。随后的 10 年大量研究报道，腹腔镜根治术具有明显的微创优势，在早期胃癌（early gastric cancer，EGC）患者群体中与开腹根治术相比，腹腔镜手术亦可取得与之相似的近期和远期效果。目前的大多数指南都将腹腔镜胃切除术视为 EGC 的标准手术。近 10 年来，由于 EGC 的微创手术越来越多，腹腔镜的学习曲线较短，因此大量研究人员尝试使用腹腔镜治疗 AGC。然而，腹腔镜根治性手术是否可用于 AGC 国内外尚无共识。围绕这一观点的争论主要集中在腹腔镜淋巴结清扫术是否安全，是否能满足根治性手术的要求。目前腹腔镜治疗 EGC 已得到 JGCA、CSCO 等临床指南的证实和推荐。然而，其在 AGC 中的应用仍存在争议。AGC 通常伴有周围组织的浸润和周围淋巴结的转移。手术治疗不仅需要切除主要肿瘤，还需要对周围组织和淋巴结进行扩大的根治性手术，这在技术上是比较困难的。1997 年，Goh 等首次采用腹腔镜手术治疗 4 例 AGC 患者，取得良好效果，初步论证了腹腔镜手术治疗 AGC 的可行性。随着在日本、韩国和中国完成多项前瞻性、多中心、高质量、随机对照试验，腹腔镜手术治疗 AGC 的安全性和有效性得到进一步验证。

一项荟萃分析的结果表明，无论该研究是随机对照试验还是队列研究，腹腔镜入路组的患者术中失血量更少，术后经口摄入时间和首次肠胃胀气均更早。LG 的手术时间明显低于 OG。LG 和 OG 之间的远端边缘距离、R0 率、淋巴结清扫和复发率均无统计学差异。与 OG 相比，LG 手术术后住院时间、术中输血率、总体 / 严重并发症、3 年总体生存、3 年无疾病进展生存、5 年总体生存、5 年无疾病进展生存组间差异均无显著性。在循证医学方面，本研究证实腹腔镜具有创伤小、功能恢复快（住院时间短、术中失血少、患者下床时间短）等优点。LG 可以获得更早的化疗并完成更多的术后化疗周期。LG 由于不良反应而终止化疗的可能性较小，提高了患者术后存活率。这种现象也发生在结直肠癌中。腹腔镜手术治疗 AGC 的安全性和有效性不逊于传统的开腹手术，并且在一定程度上减少了创伤，有利于康复，并已在 RCT 上得到验证。在现实世界的队列中，腹腔镜胃根治性切除术可以获得更好的生存率和无病生存率（DFS）。这可能与腹腔镜手术带来的微创优势有关，提高了患者的耐受性和后续治疗的完成度。然而，为了更全面地评估这两种方法的疗效，仍然需要高质量的随机对照试验和更长的随访时间。

对于其他重要结果，如复发、生活质量、严重的术后并发症和长期并发症，LG 与 OG 组间患者并没有显著差异。因此，对于 GC 患者，LG 通常是一种安全的 OG 替代方法。同样，腹腔镜手术在结肠直肠外科方面的发展已基本成熟，大量研究旨在探讨开放性结肠切除术与腹腔镜结肠切除术的临床价值。与开放性结肠切除术相比，广泛采用结肠癌微创手术可使肿瘤患者获得更好的短期效益和更优的长期肿瘤学结局。此外，结肠癌微创手术可为患者提供更好的围手术期结局，如减少失血量，减轻术后疼痛，更少的肺部感染、血栓形成和腹壁并发症，以及更短的胃肠道恢复时间。然而，美国癌症联合委员会（AJCC）的 TNM 分期系统和欧洲内镜手术协会（EAES）的指南并不推荐局部晚期病理 T4（pT4）结肠癌行腹腔镜手术，pT4 结肠癌腹腔镜手术的安全性和可行性仍存在争议。值得注意的是，最近的回顾性研究报道了腹腔镜手术可为 pT4 结肠癌患者带来令人满意的手术和肿瘤学结局，尽管这些研究样本量很小。此外，已有研究认为 pT4 结肠癌腹腔镜手术安全可行，肿瘤学结局相似，更重要的是，与开放性手术相比，腹腔镜手术术后并发症更少。

11 项临床研究均有报道 pT4 结肠癌 R0 切除的数量，合并数据荟萃分析结果显示，腹腔镜手术与开放手术的 R0 切除率无统计学差异。此外，腹腔镜手术组和开腹手术组的淋巴结切除数相似，术后 30 天内腹腔镜组并发症发生率低于开放手术组，腹腔镜手术组和开腹手术组组间死亡率无显著差异，腹腔镜手术组和开腹手术组两组 3 年的 OS 率无显著差异，腹腔镜手术组和开腹手术组两组间 5 年 OS 无显著差异，腹腔镜组 3 年 DFS 率与开腹组相似，两组间 5 年 DFS 率无显著性差异。

尽管随机对照试验已经证明腹腔镜检查结肠癌的肿瘤安全性，但描述 pT4 结肠癌的长期生存数据却很少。在目前对 12 项回顾性研究的荟萃分析中，通过比较传统开腹手术和腹腔镜手术患者手术 R0 切除率、切除淋巴结数、手术死亡率和 3/5 年总体生存期或无疾病进展生存期等指标均没有显著差异，这与之前的和当前的研究一致。加拿大研究共纳入 1268 名结肠癌患者（675 例腹腔镜手术，593 例开腹手术），研究结果显示腹腔镜组和开放手术组组间总生存期（HR，1.28；95% CI，0.94～1.72）、无病生存期（HR，1.20；95% CI，0.90～1.61）或阳性手术切缘（OR，1.16；95% CI，0.58～2.32）差异均无显著性。此外，与结肠癌腹腔手术组相比，开放手术组淋巴结切除数目更多，但尚不清楚这是否具有临床意义。Völkel 等的研究结果显示，开放手术 pT4 结肠癌患者 5 年总生存率为 69.0%，腹腔镜手术 pT4 结肠癌患者 5 年总生存率为 80.2%，生存分析比较组间生存差异具有显著性。调整混杂因素后，腹腔镜手术的优势具有良好的稳健性。这些结果表明腹腔镜手术治疗 pT4 结肠癌的肿瘤学结局是合理的。

这项荟萃分析表明，虽然 pT4 结肠癌患者行腹腔镜手术有部分患者存在腹腔镜转为开放手术风险，但腹腔镜转为开放手术的过程并不会改变 pT4 结肠癌患者长期肿瘤学结局。与开腹手术相比，腹腔镜手术仍还具有创伤小、术后并发症少、恢复快等优点。但仍有其他研究认为，pT4 结肠癌可因肿瘤组织浸润邻近结构和器官从而增加腹腔镜手术转为开放手术的风险，这可能会影响长期肿瘤学结局。在 COLOR 试验中，50% 的 pT4 结肠癌腹腔镜手术患者需要中转开腹手术。但只有少数随访时间较短的研究比较了 pT4 结肠癌从腹腔镜到开放手术的转换，因此，尚不清楚是否应该通过对术前已知的转换危险因素的患者采用开放式方法来防止转换为开放手术。但随着时间的推移，外科医生的技术进步和设备的不断改进，整体转化率会趋于稳定。上述 12 项临床研究都提供了转化率数据，腹腔镜手术组的转化率为 7.1% ～ 28.2%。最近另一些临床研究报道，8.2%（7/86）和 9.1%（11/121）的病例接受了中转开放手术。Li 等报道 7 名患者接受了中转开放手术，但其 5 年无疾病进展生存和总体生存并没有发生明显改变，其差异不具有统计学意义。Leon 等的研究表明，腹腔镜手术组有 19% 的中转率，然而接受转换的患者的长期结局并未受到影响。此外，与初次开放手术相比，直肠癌患者中转开放手术不会影响短期结果和 5 年生存率。在结肠癌的长期生存中，病理因素比肿瘤的位置和手术方法更重要。

结直肠手术术后并发症影响患者的恢复和生存，增加治疗成本，甚至增加患者的手术死亡率。研究显示，腹腔镜手术术后并发症发生率明显低于开放手术，并发症主要包括：术中并发症（如大出血和输尿管损伤）和术后并发症（如伤口感染、尿路感染、肺炎、吻合口漏、肠梗阻和心脏并发症）。腹腔镜组手术后 30 天内并发症发生率较低。此外，局部晚期结肠癌的单孔腹腔镜多脏层切除术的实际操作于患者而言是安全可行的。总而言之，微创手术的不断探索，由于其侵入性较低，在结直肠手术中将有更好的应用前景，将惠及更多患者。

此外，一项探讨腹腔镜手术与开腹切除术在治疗结肠癌肝转移的生存情况的研究结果显示，腹腔镜切除与较低的死亡率相关（HR，0.853；95% CI，0.754 ～ 0.965；P = 0.0114）[29]。

结肠癌肝转移（colorectal liver metastases, CLM）是肝切除最常见的适应证，其手术治疗方式正在快速发展。自 2008 年路易斯维尔腹腔镜肝切除术（LLR）会议以来，世界各地的肝胆外科医生已将腹腔镜小楔形切除术和左侧外侧切除术作为常规做法，而更复杂的肝切除术仍处于试验阶段，但仍有多中心的外科医生在坚持不懈地研究推进，更多循证医学证据在不断发表。这些证据包括最近的 Oslo-CoMet 1,2 和 LapOpHuva 3 随机试验，明确腹腔镜肝切除术不会损害术中肿瘤学的结局，可以显著减少手术并发症、住院时间，并改善与健康相关的生活质量和降低成本效益。尽管如此，LapOpHuva 3 和 Oslo-CoMet 1,2 试验中的患者仅分别进行 1 年和 3 年的随访，而 Orange Ⅱ 4 研究腹腔镜肝切除术对肿瘤患者长期生存结局的影响尚未报告其结果。由于总体生存结局一直是主要的肿瘤学试验中疗效评估指标之一，因此，对于 CLM 腹腔镜切除术仍有待解决的最大争议是腹腔镜手术对肿瘤患者总体生存期的长期影响。

在腹腔镜和开腹手术组中，肿瘤患者总体生存率分别为 47.4% 和 18.0%。总的来说，这项对高质量研究的患者水平荟萃分析表明，从长期来看，腹腔镜治疗 CLM 比开放切除术有更有利的生存获益。

总而言之，腹腔镜技术在胃肠道手术中的应用越来越广泛，在保证其独有优势的同时，又能有很优秀的安全性和治疗效果。越来越多的临床研究和高质量循证医学的证据支持腹腔镜技术在胃肠道手术中的应用。

（张　琪　陈伟平）

第三节　腹腔镜胃肠手术的团队建设及培训

近年来，以腹腔镜技术为代表的微创手术在胃肠肿瘤的治疗中得到了快速发展。腹腔镜胃肠手术的成功开展实施，离不开经验丰富的团队及先进的微创设备。完善腹腔镜手术团队建设和培训在腹腔镜手术团队的成长过程中非常重要，其既可以提高团队技术水平，提升配合默契度，还能与时俱进，了解腹腔镜胃肠手术各个领域的最新理念和进展，以便更快应用于临床。

一、团队建设

由主刀医师、第一助手和扶镜手组成的专科团队是腹腔镜胃肠手术团队的核心，麻醉医师、病房护士、手术护士、设备管理人员等是顺利完成手术的重要保障。整个团队成员要统一思想、相互熟悉、建立默契、团结协作。团队成员应对患者及陪护人员开展健康宣教，就快速康复外科相关知识、腹腔镜手术具体操作和微创优势进行宣教，术前模拟告知心肺功能锻炼、有效咳嗽的方法，告知合理的麻醉方式及自控式镇痛泵应用，减轻患者焦虑、恐惧情绪。专科团队成员应熟悉解剖知识、手术原则、具体步骤、成员间的操作习惯，以主刀医师为核心，呈现良好的手术视野，充分暴露、保持手术部位的张力，预知主刀医师的下一步操作，为其创造流畅的手术操作体验。同时，主刀医师应在术前和团队成员讨论手术的入路、切除范围、重点关注点等，术中讲解重要解剖结构、每一步需要注意的细节，术后分享手术经验，与团队成员一起观看手术录像回顾手术过程，查漏补缺，增强团队成员的经验积累。麻醉医生需要及时与手术团队沟通，在处理重要大血管时应关注患者基本生命体征，包括血压、心率、氧合变化，为病人生命保驾护航。手术室护士应熟悉手术团队的操作习惯及习惯使用的器械种类、型号，保持高度的手术关注度，及时询问手术进程、保持有效沟通，减少术中等待时间，为手术的顺利进行提供物质保障。病房护士需要了解手术大致过程，熟悉术后各种管道的护理，记录各管道引流量，及时向医师汇报病人术后情况，掌握术后造瘘口的护理，减少术后切口污染、降低病人心理负担，为病人术后快速恢复创造有利条件。

在团队建设上，首先，尽可能保持相对固定的手术配合团队，在手术组及手术护士方面，建立亚专科手术组，这样尽可能在短时间内互相熟悉和建立默契。其次，至少定期举行一次外科、麻醉和护理人员的座谈，加深相互了解，化解潜在矛盾，统一思想。邀请麻醉科和手术室相关人员培训授课，内容即团队配合，在共同讨论和学习中达成一致，继而形成相对成熟有效的配合模式。挖掘和培养"有心人、勤快人"。对善动脑、勤动手的护士，有意识地进行培养。如针对台上器械多、管线乱的状况，和护士充分沟通，讲明诉求。腹腔镜技能训练不能放松，依托各种腹腔镜训练平台，在进行腹腔镜胃肠手术规范化培训同时也进行团队成员的技能培训，重点练习视野平稳转换和双手轻巧配合，努力达到手眼协调，眼到手到。将手术团队各项建设内容标准化、规范化、书面化，统一标准，提高效率。再次，多组织现场手术观摩教学。每一次现场观摩，对于手术团队既是应考，也是汇报，在压力下进行工作常使得团队成长得更快更好。最后，团队建设的成败，很大程度上取决于领导者的管理方法，尤其体现在选人用人和处理团队内部矛盾上。在选人用人上，强调团结和协作精神优先，鼓励个性，人尽其才，遇到矛盾和争端，通过讨论解决问题，从而化解矛盾。

二、培训

（一）与时俱进，紧跟时代潮流

随着腹腔镜胃肠外科手术的快速发展，围绕"以病人为中心"理念，以技术升级和设备迭代为支撑，以创伤最小化、功能保留最大化和生命质量最优化为目标，不断优化手术技术。在手术上，从传统 5 孔腹腔镜辅助切口手术到完全腹腔镜手术和单孔腹腔镜手术，从扩大化和标准化手术切除到个体化和精准化手术切除，以及创新的手术入路和术后消化道重建方式。在设备上，从 2D 腹腔镜到 3D 及 4K 腹腔镜系统。从基于大体解剖和肉眼观察的术中决策，到基于多光子成像及光学相干断层扫描的术中精准规划，再到基于计算机辅助外科技术和光学跟踪系统的术中实时导航，腹腔镜手术不论是手术方式还是硬件设备方面都发生了巨大变革。在胃肠手术培训推广的同时，可进行多学科综合治疗（MDT）模式、快速康复外科及围手术期营养支持等综合治疗模式的推广。因此，腹腔镜技术培训内容也必须与时俱进。

（二）线上线下相结合，构建形式多样诊治培训平台

随着各级医疗机构对学习和开展微创技术的需求逐渐增加，传统的线下培训模式已无法满足日益增长的培训需求。随着移动互联网的快速发展，移动学习、在线学习等平台正在改变培训模式，依托互联网学习平台开展培训也逐渐成为趋势。利用移动终端和碎片化时间随时随地进行学习也成为人们尤其是年轻一代喜爱的一种学习形式。因此，培训模式需要适应当前大多数青年医师和基层医师的学习习惯，这样才能更好地提高腹腔镜技术培训效率和效果。此外，培训学习的方式及形式，也需要线上和线下、纸质媒体和移动媒体相结合，让培训学员可在线预习、在线讨论、在线测试，并且在线下培训时由带教老师现场演示操作与答疑解惑。通过移动化、模块化、交互等一系列培训方式的创新，最大限度保证培训效果。

（三）完善系统性的培训体系

随着中国住院医师规范化培训制度和住院医师、专科医师培训一体化制度的顺利实施，腹腔镜技术已正式列入住院医师和专科医师培训计划。既往腹腔镜培训项目存在重复性、

分散性问题，需要针对培训体系进行系统性优化。由于胃肠腹腔镜技术在不同学科、地区间及医疗单位间的发展极不平衡，对不同层次的胃肠外科医生应该因材施教，制定不同的针对性的培训内容，最大限度提高培训效果。因此，大致可以把培训归类为 3 类：

1. 针对没有任何腹腔镜及开腹手术经验的住院医师或者低年资医师，培训课程和考核内容参照美国胃肠内镜外科医师协会腹腔镜外科学基础项目，对住院医师开展腹腔镜基本技能培训工作，针对性地开展腹腔镜基本技能操作培训。通过采用专业模块及离体器官模型等方式重点培训腹腔镜手术手眼配合、器械正确使用、腹腔镜下传递配合及缝合打结等基本功。

2. 针对具有一定腹腔镜及开腹手术经验，但刚开展腹腔镜胃肠外科手术的中级胃肠外科医师。培训要求在完成住院医师腹腔镜基本技能培训基础上，进一步采用实验动物模型模拟腹腔镜手术。培训内容包括在实验动物模型上完成常见的胃肠手术，实现从模拟操作到实际操作的进阶。

3. 针对已经开展一定例数的腹腔镜胃肠手术的高年资专科医师（进修医师），以解决临床实际问题为导向构建继续教育项目。通过个性化定制腹腔镜胃肠手术培训方案，培训主刀医师对腹腔镜手术团队的指挥能力及团队配合能力，从而提高主刀医师及其手术团队处理术中复杂和紧急情况的应变能力，以平稳度过腹腔镜手术学习曲线阶段。培训课程设计包括现场手术观摩、理论授课（根据培训前调查设计 3 ～ 4 个重点主题）、学员手术视频点评、经验分享和课程评估等内容。以上针对不同层次胃肠外科医师培训均含有培训前问卷调查、培训后随访，以便更有针对性地进行培训内容的设计，旨在确保受训者能够持续参加培训，同时也可使培训体系不断优化。

随着腔镜外科技术和理念不断革新进步，胃肠腹腔镜技术培训也需要在内容与模式上与时俱进。借助互联网及移动终端设备，应用新媒体介质等新兴技术建立虚拟手术模拟与培训系统，在人机交互模式帮助下，实现身临其境的实际操作效果，可为安全、快速提高医师腹腔镜手术技能提供高效途径，从而起到积极的推动作用。

（程向东　胡　灿）

第四节　腹腔镜基本操作技术

一、病人体位

腹腔镜手术术野主要靠病人体位和气腹来暴露，一般原则是通过变动病人的体位抬高靶器官，使其周围脏器因重力作用而产生张力，从而暴露术野。上腹部手术病人需要采用头高足低位，倾斜 10° ～ 20°，肠管在重力作用下移向下腹部盆腔，利于术野暴露与操作，根据手术所需再行右侧稍上抬或左侧稍上抬的体位。下腹部手术病人一般需要采用头低足高位，手术台向头侧倾斜 10°～30°，有利于腹内内脏移至上腹部，盆腔空虚，利于术野显露与操作，根据手术所需再行右侧稍上抬或左侧稍上抬的体位。此外，病人有时还可以取 Lyold－Davis 体位，双下肢分开，膝部稍屈曲，两腿放在支架上，适于做腹腔镜直肠癌前切除。这种体位也适用于行上腹部及甲状腺的腹腔镜手术，术者站在病人两腿之间比站在一侧操作起来更舒适，助手站在两侧，便于协助操作。

二、气腹的建立

1. 闭合式充气法　闭合式充气法中气腹针充气法是最常用的方法。穿刺点的选择原则要求插入腹腔镜后便于观察腹腔内手术部位和探查腹内其他部位、穿刺点血管少、穿刺点没有与腹壁粘连的肠管。一般多取脐的上缘或下缘为穿刺点。穿刺时病人仰卧，用两把巾钳在穿刺点的两侧对应钳夹筋膜与皮肤，充分提起腹壁，使腹壁与脏器间有足够的空间，在穿刺点做一纵行（沿腹白线）或弧形（脐上缘或脐下缘）1cm 小切口，用右手拇指和示指轻捏气腹针，进针时腕部用力捻动插入，穿破腹膜后有一落空感。进针过程中不要用力过猛，以防针突入腹腔过深而损伤肠管。要证实气腹针有否刺入腹腔，一是可用注射器抽吸少量水，接上气腹针，水被吸入，说明已刺入腹腔；二是将充气导管与气腹针连接好后，低流量充气，若腹内压在 3mmHg 左右，也说明已刺入腹腔；三是充气时，注意腹部是否均匀对称膨胀，对称说明已刺入腹腔，不对称则未刺入腹腔。

2. 开放式充气法　开放式充气法是在穿刺点做一个 2cm 左右的小切口，并逐层切开至切透腹膜，然后用两把巾钳在切口两侧提起腹壁，用 10mm 钝头套管轻轻插入腹腔后，两侧缝线打结，使套管与腹壁固定，同时也防止气体漏出，钝头套管上也设置有进气开关。使用钝头套管充气法可避免意外性腹腔肠管的损伤。钝头套管又称 Hasson 套管，这种方法是在直视下放管，比较安全，因此，只要手法正确，几乎不存在肠损伤的危险，一般多用于腹内有粘连的病人。

三、穿刺套管的置管技术与定位

腹腔镜手术必须建立入腹通道，包括观察镜通道、手术通道和显露通道。观察镜通道就是供插入腹腔镜的通道。手术通道供插入电凝钩、解剖剪、超声刀、切割器，是操作的主要通道，又称"主操作孔"。显露通道供插入无损伤抓钳、牵开器以牵引暴露操作对象，又称"辅助操作孔"。建立入腹通道，首先必须进行穿刺套管的插入。

1. 穿刺套管的插入　常用的穿刺套管有 3 种基本类型：重复使用的尖头穿刺套管、带安全鞘的一次性穿刺套管和钝头穿刺套管。重复使用的尖头穿刺套管不带安全鞘，其尖头在整个穿刺过程中始终外露，使用这种穿刺套管做经脐的第一穿刺有损伤腹腔脏器或腹膜后大血管的危险。一次性穿刺套管附有安全鞘，可减少腹腔脏器损伤的概率。第一套管多用来插入腹腔镜，常在脐周，多采用闭合插管法。置管时，用两把布巾钳分别夹住切口两侧的皮肤和皮下组织，并向腹部两侧平拉以固定腹壁，术者用右手掌顶住套管针锥的掌侧膨大部，使针锥尖端突出套管前端以便穿刺，右手示指伸直并放在套管的侧方，以防套管突入腹内过深而损伤腹内脏器，其余四指分别把住套管，用腕力转动和臂力下压套管，当有1～2次突破感后，打开套管的侧孔或拔出针锥，如有气体逸出则证明套管已进入腹腔。估计腹内脏器与腹壁有粘连者，可采用开放进腹方法。第二、第三、第四穿刺过程，由术者在腹腔镜下直视操作。

2. 穿刺套管的定位　穿刺套管的定位对于腹腔镜手术的顺利与否有很大影响。穿刺套管的定位不但要有利于手术，而且要有隐蔽及美容效果。应注意避开腹壁较大神经、血管及膀胱等脏器。穿刺口应尽可能做皮肤横切口，与皮纹方向一致。第一穿刺套管通常供观察镜出入，其位置多选在脐部。经第一套管置入腹腔内的腹腔镜先做腹腔视诊，根据视诊的结果，再决定其他穿刺套管的定位，具体应根据手术来确定。一般来说，大多数腹腔镜手术把观察镜出入套管的位置选在脐部是比较理想的。如果要从不同视角观察手术野时，观察镜也可转至其他套管进入腹腔。手术器械出入孔尽可能选在观察镜出入孔的两侧，根据等分三角原理，两操作臂夹角以直角最为理想，观察镜轴应正好将两操作臂夹角等分，这样有利于术者在二维图像上把握方向，操作更为方便。

四、腹腔镜的扶持

观察镜进入腹腔时不应太快，需要小心缓慢地进入，定位应选在无关脏器及器械干扰少的地方，影响视野的腹内脏器应通过合适的病人体位或牵开器械移开，避免干扰手术野。摄像头上设有精细的焦距调节钮，可手动调节。观察镜抵达手术部位可获得一个近距离图像，而拉远时获得的就是一个广角或"全景"的图像。

观察镜在腹腔内移动应缓慢而小心，移动太快了会使图像错位、抖动，还会使手术组人员产生"晕船症"样感觉。持镜的手要稳，否则图像就会上下晃动，也会使人眩晕。

观察镜面起雾是术中常遇到的问题，原因是腹腔和镜面的温度不同，使水汽在镜面凝集所致，简单的处理办法就是在插入腹腔前先用50℃热水加热镜子，或用防雾液体涂抹镜面，再用干净纱布擦干，可避免观察镜面起雾。

五、分离技术

与常规开腹手术一样，腹腔镜手术中分离技术是手术中的最基本操作之一，通过分离把要切除的病变组织与周围的正常组织分离开。腹腔镜下分离主要有钝性分离、锐性分离、电刀分离、超声刀分离等。

1. 钝性分离　是通过用分离钳将要分离的组织分离，也可用分离棒甚至冲洗管等进行分离。分离时应尽量从能看出的组织间隙或疏松组织开始，用分离钳插入间隙进行扩张，扩张时用力要适度，逐渐进入，避免撕破相邻的血管和脏器。

2. 锐性分离　腹腔镜手术的锐性分离常用长弯剪刀进行。在无或少血管的组织可用剪刀分离、剪开，遇有小血管的组织可先用剪刀夹住，通过电凝凝固后再剪断。锐性分离比钝性分离更精细，操作时要精确，要在视野清晰的前提下进行，避开血管，以免大出血。

3. **电刀分离**　是腹腔镜外科中最常见的分离方法，它有凝固血管和切断组织的作用，大多数情况下用电钩分离。分离时先薄薄钩起要分离的组织，确认无重要的组织结构后再通电电切，切勿大块组织电灼分离及连续通电分离或电凝，以免对周围的重要组织造成热灼伤。

4. **超声刀分离**　超声刀使腹腔镜胃肠道等操作比较复杂的出血量和手术时间明显下降，手术困难度下降，在胃肠腹腔镜手术中广泛应用。对于直径 2mm 以下的小血管，不需要先将血管分离出来，可以选择钝面刀头及中速档位，使用剪刀型刀头一次剪切开；对于直径 2～3mm 较大的动静脉血管，可采用防波堤技术，即在准备切断处的血管近侧先用剪刀型刀头进行凝固但不切断，反复进行几次，组织变为白色可确认已经使其血管凝固，根据血管的粗细决定凝固血管的长度，血管较粗的凝固较长，一般可达 5～10mm，然后再于拟切断处凝固切断血管。在靠近重要结构（如血管、神经等）分离时，超声刀的功能刀头面要注意避开这些结构并用快速档切割分离。

六、结扎技术

腹腔镜手术和常规开腹手术一样，大血管等管状组织结构需要采用结扎的办法。结扎的方式有夹闭法、线环结扎法和体内打结法。

1. **夹闭法**　腹腔镜手术中最简便的结扎方式是夹闭法。夹闭法一般只用于小血管和较细的胆囊管的结扎。有金属夹和生物可吸收夹两种。金属夹有时会滑脱，因而多用双重夹闭比较稳妥。生物可吸收夹前端有一倒钩，钳夹后不易脱落，因而夹一枚就够了。无论用哪一种夹子，施夹时，一定要判断预夹闭的结构能够被完全夹闭，且夹子应与预夹闭结构相互垂直，勿成斜角。夹闭之前，术者一定要看清楚夹子的尾端，防止误夹预夹闭结构深面的其他组织。

2. **线环结扎法**　Roeder 结带有一根可滑动的缝线，当用线环结扎某结构的一端时，线环可用导入器进入腹腔，这种导入器是一根空心的细管子，线环和预制的 Roeder 结就放在这根管子里。进入腹腔后，线环伸出导入器，悬在待结扎的结构上，用抓持钳穿过此线环提起待结扎的结构，线环就轻轻地滑落在待结扎的位置上。线结推棒可用来推动 Roeder 结，线结一经推动就会越来越小，最后紧紧地套在待结扎结构上将其扎紧。把线结上多余的线剪掉，去掉导入器后，可再做第二个线环结扎。一般需要保留的结构残端要做两道结扎，而欲切除的那一侧末端只需要做一道结扎就够了。

3. **体内打结法**　随着腹腔镜外科手术范围的不断扩大，原来单靠钛夹结扎或体外打结的方法显然是行不通了，体内打结则应用得更广泛。体内打结与传统打结法一样，也主要打外科结。与开放手术的打结不同之处在于，腹腔镜手术中由于立体视觉变成了平面视觉，原靠双手或传统持针器打结变成了长杆器械远距离操作，这就要求腹腔镜外科医生要通过长时间的训练方能熟练掌握。打结需要用两把抓持钳或持针钳，结扎线的短臂置于预结扎结构的某一侧，并处于视野之内，左手抓持钳提起结扎线的长臂，右手抓持钳或持针钳在结扎线的长臂上绕线环后，再用右手抓持钳或持针钳经此线环抓住短臂，左右抓持钳拉紧后即打好了第一个结。将已转至对侧的长臂再绕成线环短臂穿过此线环做成第二个结，重复此动作便可做出一个三叠结了。

七、缝合技术

随着腹腔镜外科手术范围的不断扩大，腹腔镜镜下缝合技术也显得相当重要。初学者在进行临床腹腔镜手术缝合之前，应先在模拟训练设备下做反复的练习。

1. 间断缝合　缝合前，用持针器抓住针眼后的缝线，不要夹住缝针，使其可活动自如，根据针弯度直径的大小，如果针弯度直径偏大，可把缝针稍扳直，然后顺着 10mm 或 5mm 套管纵向滑入，这样缝针就会跟着缝线进入腹腔。缝针到达缝合部位后，先用左手抓持钳夹住缝针，再用右手的针持夹在针体的中段，使针尖朝上，左手用无创抓持钳抓住欲缝合的组织的边缘，使其有一定张力，便于进针，针尖以适当的角度刺入进针点，右手腕按顺时针方向旋转，将缝针穿过组织，在适当的出针点穿出，再用左手抓持钳抓住针尖，拔出缝针。拔出的缝针要放在附近可看得见的地方，以免寻不到针。将缝针上的缝线渐次拉出组织，直到可以做体内打结时为止，按上面所述的方法进行体内打结，将多余的线头剪断后连同缝针一起移出。注意针移出套管时，持针器也必须夹住针眼后的缝线并将其移出。

2. 连续缝合　连续缝合的第一针与间断缝合是一样的，如果有三个操作孔，助手可以使用一把抓持钳帮助拉紧缝合线，防止缝合线不紧；如果只有两个操作孔，在缝合中间，将连续缝合线拉紧后可以暂时用一枚钛夹将缝合线夹住，防止缝合线不紧，再继续进行缝合，待缝合结束打结完成后再取下钛夹。连续缝合结束时的体内打结手法和间断缝合时相同。也可在连续缝合结束时，末端夹一枚钛夹或者可吸收夹固定缝合线。

八、切割、吻合与钉合技术

腹腔镜手术中，胃肠切除吻合的操作不再是应用手术刀及丝线进行，而是要应用腹腔镜的特殊器械，如切割闭合器和吻合器等。主要包括两种，一种是线型切割闭合器，另一种是圆形吻合器。

1. 线型切割闭合器钉合法　切割组织时，切割闭合器的长度应足以横跨预切断的组织，闭合器的两爪末端应超出该组织一小部分，以确保充分的切割和钉合。如果因组织太厚或切割闭合器太短而无法做到这一点，应越过已钉合的部分再次击发钉合。钉合时切割闭合器要与肠管相互垂直。若只是钉合而不切除组织，则必须在钉合前先取出中间的那把刀刃。

2. 圆形吻合器钉合法　圆形吻合器多用于空腔脏器之间的吻合。它有一个可拆开的头部，能导入切断部位的近端，以荷包缝合定位，切割吻合器的主体插入后与头部对合，击发后打出两排钉子，并切掉一小圈组织，完成吻合。器械头外径一般有 20mm、25mm、29mm、31mm、33mm 供选择。

九、手术标本的取出

胃、结直肠等实质性脏器取出较为困难，必须延长切口才能取出脏器，考虑到美容及隐蔽性，以延长脐部切口最为适宜。脐部是人们公认的最具隐蔽性的地方，加上其位置居中，适当延长弧形切口，只要应用标本袋，术毕紧密缝合腹白线，不会增加切口感染和切口疝的发生率。标本取出后，缝合切口重建气腹再继续手术。

十、腹腔镜手术中的腹腔冲洗

腹腔镜手术中的腹腔冲洗和常规开腹手术中的冲洗有一些不同，它的优点是可以在直视下冲洗腹腔的各个部位，冲洗效果比较确切，操作比较精细，对腹腔深部、隐藏部位的各个角落（如盆腔、膈顶等）冲洗效果都比较好，通过细长的冲洗管就可以有效冲洗干净积液、积血，同时对腹腔其他器官干扰小，冲洗液体不会污染腹壁的切口。气腹状态下，肠管受气体的挤压，腹腔内的液体都流向盆腔等低位间隙，肠管之间一般不会积聚液体，比较容易吸干净腹腔中的积液。

十一、腹腔镜手术中腹腔引流管的放置

腹腔镜手术中是否放置腹腔引流管的指征和开腹手术的指征相同，放管指征：

1. 坏死病灶未能完全切除。
2. 术后发生胆漏或肠漏等。
3. 手术部位的渗血、渗液较多。
4. 已形成局限性脓肿。

十二、胃肠肿瘤手术的无瘤原则

腹腔镜下胃肠肿瘤根治术时应遵循无瘤原则。先在血管根部结扎静脉、动脉，同时清扫淋巴结，然后分离并切除标本。术中操作轻柔，应用锐性分离，少用钝性分离，尽量做到不直接接触肿瘤，以防止癌细胞扩散和局部种植。此外，在根治肿瘤的基础上，尽可能保留功能。

（胡 灿）

■ 参考文献

[1] 郑民华，马君俊，吴超. 微创外科近 20 年进展及未来发展趋势 [J]. 中国实用外科杂志，2020, 40(01): 23-26+32.

[2] Japanese Gastric Cancer Treatment Guidelines 2018 (5th edition)[J]. Gastric Cancer, 2021, 24(1): 1-21.

[3] HAKKENBRAK N A G, JANSMA E P, VAN DER WIELEN N, et al. Laparoscopic versus open distal gastrectomy for gastric cancer: A systematic review and meta-analysis[J]. Surgery, 2022, 171(6): 1552-1561.

[4] LOU S, YIN X, WANG Y, et al. Laparoscopic versus open gastrectomy for gastric cancer: A systematic review and meta-analysis of randomized controlled trials[J]. Int J Surg, 2022, 102: 106678.

[5] WASHINGTON K. 7th edition of the AJCC cancer staging manual: stomach[J]. Ann Surg Oncol, 2010, 17(12): 3077-3079.

[6] SEEVARATNAM R, BOCICARIU A, CARDOSO R, et al. How many lymph nodes should be assessed in patients with gastric cancer? A systematic review[J]. Gastric Cancer, 2012, 15 Suppl 1: S70-88.

[7] ZHAO B, ZHANG J, CHEN X, et al. The retrieval of at least 25 lymph nodes should be essential for advanced gastric cancer patients with lymph node metastasis: A retrospective analysis of single-institution database study design: Cohort study[J]. Int J Surg, 2017, 48: 291-299.

[8] ZHANG W, HUANG Z, ZHANG J, et al. Long-term and short-term outcomes after laparoscopic versus open surgery for advanced gastric cancer: An updated meta-analysis[J]. J Minim Access Surg, 2021, 17(4): 423-434.

[9] LI Z, SHAN F, YING X, et al. Assessment of laparoscopic distal gastrectomy after neoadjuvant chemotherapy for locally advanced gastric cancer: A randomized clinical trial[J]. JAMA Surg, 2019, 154(12): 1093-1101.

[10] BAO H, XU N, LI Z, et al. Effect of laparoscopic gastrectomy on compliance with adjuvant chemotherapy in patients with gastric cancer[J]. Medicine (Baltimore), 2017, 96(21): e6839.

[11] KIM R H, KAVANAUGH M M, CALDITO G C. Laparoscopic colectomy for cancer: Improved compliance with guidelines for chemotherapy and survival[J]. Surgery, 2017, 161(6): 1633-1641.

[12] YAMANASHI T, NAKAMURA T, SATO T, et al. Laparoscopic surgery for locally advanced T4 colon cancer: The long-term outcomes and prognostic factors[J]. Surg Today, 2018, 48(5): 534-544.

[13] KUMAMOTO T, TODA S, MATOBA S, et al. Short- and long-term outcomes of laparoscopic multivisceral resection for clinically suspected T4 colon cancer[J]. World J Surg, 2017, 41(8): 2153-2159.

[14] EDGE S B, COMPTON C C. The American Joint Committee on Cancer: the 7th edition of the AJCC cancer staging manual and the future of TNM[J]. Ann Surg Oncol, 2010, 17(6): 1471-1474.

[15] VELDKAMP R, GHOLGHESAEI M, BONJER H J, et al. Laparoscopic resection of colon cancer: Consensus of the European Association of Endoscopic Surgery (EAES)[J]. Surg Endosc, 2004, 18(8): 1163-1185.

[16] YANG Z F, WU D Q, WANG J J, et al. Short- and long-term outcomes following laparoscopic vs open surgery for pathological T4 colorectal cancer: 10 years of experience in a single center[J]. World J Gastroenterol, 2018, 24(1): 76-86.

[17] LIU Z H, WANG N, WANG F Q, et al. Oncological outcomes of laparoscopic versus open surgery in pT4 colon cancers: A systematic review and meta-analysis[J]. Int J Surg, 2018, 56: 221-233.

[18] VÖLKEL V, DRAEGER T, GERKEN M, et al. Long-term oncologic outcomes after laparoscopic vs. open colon cancer resection: A high-quality population-based analysis in a Southern German district[J]. Surg Endosc, 2018, 32(10): 4138-4147.

[19] FEINBERG A E, CHESNEY T R, ACUNA S A, et al. Oncologic outcomes following laparoscopic versus open resection of pT4 colon cancer: A systematic review and meta-analysis[J]. Dis Colon Rectum, 2017, 60(1): 116-125.

[20] SCHEIDBACH H, GARLIPP B, OBERLÄNDER H, et al. Conversion in laparoscopic colorectal cancer surgery: Impact on short- and long-term outcome[J]. J Laparoendosc Adv Surg Tech A, 2011, 21(10): 923-927.

[21] WHITE I, GREENBERG R, ITAH R, et al. Impact of conversion on short and long-term outcome in

laparoscopic resection of curable colorectal cancer[J]. Jsls, 2011, 15(2): 182-187.

[22] BUUNEN M, VELDKAMP R, HOP W C, et al. Survival after laparoscopic surgery versus open surgery for colon cancer: Long-term outcome of a randomised clinical trial[J]. Lancet Oncol, 2009, 10(1): 44-52.

[23] LIU Q, LUO D, LIAN P, et al. Reevaluation of laparoscopic surgery's value in pathological T4 colon cancer with comparison to open surgery: A retrospective and propensity score-matched study[J]. Int J Surg, 2018, 53: 12-17.

[24] WANG H, CHEN X, LIU H, et al. Laparoscopy-assisted colectomy as an oncologically safe alternative for patients with stage T4 colon cancer: A propensity-matched cohort study[J]. BMC Cancer, 2018, 18(1): 370.

[25] LEON P, IOVINO M G, GIUDICI F, et al. Oncologic outcomes following laparoscopic colon cancer resection for T4 lesions: A case-control analysis of 7-years' experience[J]. Surg Endosc, 2018, 32(3): 1133-1140.

[26] OHTANI H, TAMAMORI Y, ARIMOTO Y, et al. A meta-analysis of the short- and long-term results of randomized controlled trials that compared laparoscopy-assisted and open colectomy for colon cancer[J]. J Cancer, 2012, 3: 49-57.

[27] TEI M, OTSUKA M, SUZUKI Y, et al. Initial experience of single-port laparoscopic multivisceral resection for locally advanced colon cancer[J]. Surg Laparosc Endosc Percutan Tech, 2018, 28(2): 108-112.

[28] AKIYOSHI T. Technical feasibility of laparoscopic extended surgery beyond total mesorectal excision for primary or recurrent rectal cancer[J]. World J Gastroenterol, 2016, 22(2): 718-726.

[29] SYN N L, KABIR T, KOH Y X, et al. Survival advantage of laparoscopic versus open resection for colorectal liver metastases: A meta-analysis of individual patient data from randomized trials and propensity-score matched studies[J]. Ann Surg, 2020, 272(2): 253-265.

第二章

腹腔镜胃肠肿瘤术前准备

第一节　胃肿瘤术前准备

一、术前准备

在进行腹腔镜胃癌根治手术之前，需要对患者进行全面的检查，包括胃镜检查明确病灶位置，胃镜病理明确诊断，心电图、肝肾功能、凝血功能、血常规等检查排除手术禁忌证，腹部增强 CT 明确分期，必要时需要行 MRI、PET–CT 及超声内镜检查以进一步分期。

二、麻醉

术前由麻醉医生对患者进行手术前全身麻醉评估，麻醉成功后开始实施手术。

三、手术

1. 器械准备　包括高清摄像与显示系统、气腹机、冲洗吸引装置、录像和图像储存设备。腹腔镜器械，包括 5～12cm 套管穿刺针（Trocar）、无创抓钳、分离钳、长钳、剪刀、吸引器、持针器、可吸收血管夹施夹器、可吸收血管夹、超声刀、电凝钩、切割闭合器、圆形吻合器等。

2. 患者体位　通常采用仰卧分腿位，患者呈"人"字形或"才"字形（图 2-1-1）。术中患者呈头高足低位，当行脾门淋巴结清扫和重建时，体位略向右倾斜 20°～30°；当行十二指肠残端包埋时，体位略向左倾斜 20°～30°。

3. 术者站位　主刀位于患者左侧，助手位于患者右侧，扶镜手位于患者两腿之间（图 2-1-2）。在重建时主刀和助手交换位置，即术者位于患者右侧，助手位于患者左侧，扶镜手仍位于患者两腿之间。

4. Trocar 孔位置　通常采用五孔法，即在剑突下方 18cm（脐下 2cm）处留置 10mm Trocar 孔作为观察孔（图 2-1-3）；左侧腋前线肋缘下留置 12mm（或 5mm）Trocar 孔作为主操作孔；左侧锁骨中线平脐上 2cm 置入 5mm（或 12mm）Trocar 孔作为辅助孔；右侧腋前线肋缘下留置 5mm Trocar 孔，右侧锁骨中线平脐上 2cm 置入 12mm Trocar 孔作为助手操作孔。

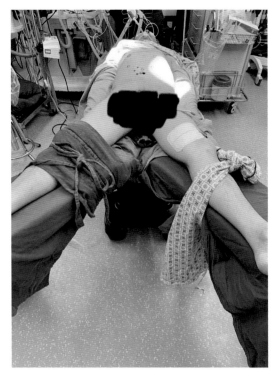

图 2-1-1 "人"字形分腿平卧位

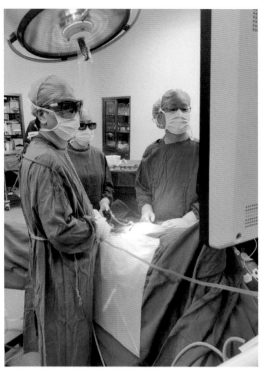

图 2-1-2 主刀位于患者左侧，助手位于患者右侧，扶镜手位于患者两腿之间

置入 Trocar 时应顺势置入，不应采用暴力，以免损伤肠管或肠系膜。尤其是观察孔置入时，应用布巾钳提起腹壁，当有突空感时说明 Trocar 孔已穿刺入腹腔，此时拔出管芯，建立气腹。其余 Trocar 孔置入均在腹腔镜观察下进行。

对于既往有腹部手术史的患者，尽量避免在手术瘢痕处置入观察孔，可能会损伤粘连的小肠，如手术确有必要，则可在直视下进腹。

5. 气腹建立　腹腔镜手术的手术视野和操作空间的形成有赖于气腹。目前使用的气体为二氧化碳，其性质稳定，不易燃，容易获取，且被机体吸收后可通过正常碳酸代谢途径排除。二氧化碳气腹压力建议位置在 12 ～ 15mmHg，对于有基础疾病或高龄患者

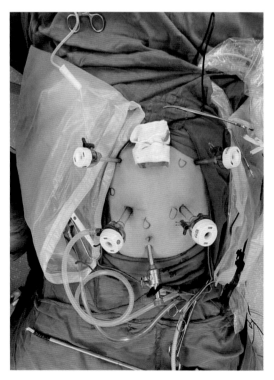

图 2-1-3 Trocar 孔布局

可适当降低气腹压。为了避免二氧化碳持续进入降低 Trocar 孔温度导致镜头起雾，可以将气腹管进气位置接在主操作孔上。由于超声刀或电凝钩工作时可能出现的烟雾导致术野不清，可以在辅操作孔接入排烟管，持续低流量吸引，排出烟雾，保持术野清晰度，但不可将排烟速度设置过快，以免造成气腹压不足。

6. 术前探查　手术开始时镜头首次置入腹腔内，因腹腔内外的温差效应，常出现镜头起雾而导致镜头视野模糊。如为电子镜，随着手术的进行，镜头温度升高后镜头起雾会大大缓解，另外，术者可选用超过 70℃ 的生理盐水浸泡镜头约 10 秒，然后用干纱布擦拭干净后迅速置入腹腔。腹腔镜探查时应观察腹腔内腹膜种植转移情况，小肠系膜转移情况，原发灶肿瘤部位、范围、浸润程度、淋巴结转移情况等。准确的腹腔镜探查有助于更精准的 TMN 分期。TMN 分期较晚者建议中转开腹手术，以避免腹腔镜手术超声刀灼伤侵犯周围脏器的肿瘤或淋巴结时造成肿瘤播散和种植转移。

（叶泽耀）

第二节　结直肠肿瘤术前准备

结直肠肿瘤患者的术前准备，是整个手术过程的重要一环，其目的在于便于术中操作，加速患者康复和减少诸如吻合口漏、腹腔感染、切口感染等术后并发症的出现。术前准备恰当，可减少手术部位感染和术后胃肠功能障碍，加快康复；若准备不当，则可加重已有或潜在的肠道梗阻，增加中转开腹、手术部位感染甚至吻合口漏等不良事件的发生。

一、术前饮食及营养准备

（一）术前饮食控制

术前 2 ～ 3 天可给予半流质饮食，术前 1 天患者可摄入流质饮食或禁食。术前过早开始限制饮食，一方面会造成各种营养素及能量的摄入不足，影响术后组织修复和切口愈合；另一方面，机体的饥饿状态可导致肠黏膜萎缩、黏膜屏障功能损害，增加肠道菌群移位的发生率，易导致腹腔内感染，多种因素使患者的手术耐受性下降。目前提倡，术前 3 天普通饮食，术前 1 天进食半流质饮食，避免产生饥饿感，提高患者依从性，保证肠道清洁达到满意效果。术前饮食中应予高蛋白、高热量、高维生素、易于消化的少渣饮食。对有不完全性肠梗阻的患者，给予流质饮食，静脉补液，必要时静脉输入白蛋白、血浆，纠正体液失衡和补充营养，增强手术耐受力。

（二）肠内营养

有研究指出，术前 3 天口服肠内营养剂代替传统流质饮食进行术前肠道准备，能保证肠道清洁度，改善患者营养状态，减少术后并发症的发生。肠内营养制剂联合微生物制剂可缓解老年患者全身炎症反应，改善营养，减少并发症发生，促进术后快速康复。肠内营养制剂，如能全素、瑞素、安素等营养完全均衡的肠内营养支持配方，不含乳糖，可避免部分患者由乳糖引起腹泻，食用后肠道内无食物残渣，且能提供患者每天所需热量和各种营养素，较静脉营养支持能更好地改善患者营养状况及免疫功能。

二、术前肠道准备

术前肠道准备主要是对肠道细菌和食物残渣的清洁，是一种机械性的肠道准备。主要包括清洁灌肠法和口服药物进行的全肠道清洁法。

（一）清洁灌肠法

传统的清洁灌肠法的工具为灌肠筒和一次性肛管。方法为：使直肠和结肠处于同一水平面上，液体的一部分流入直肠，另一部分流入结肠，当灌肠液引起直肠内压力增高，引起神经反射，使患者产生便意，灌肠终止后进行排便，此时由于结肠内粪便尚未被完全软化，因此无法被完全清理，需要进行反复的操作。反复灌肠可造成肠道黏膜损伤，在生理上引起肛管水肿，导致药液外流。对患者心理同样产生不良影响，因为灌肠手术会引起污物外流污染床单，导致患者焦虑，在心理层面抵触手术。有研究指出，机械式的灌肠会导致癌细胞发生脱落转移，这是非常危险的。也有一些医院采用改良后的灌肠方法，主要是通过调节患者体位，将结肠位置低于直肠，控制导管插入深度和肠内压力，将灌肠液充盈于整个肠腔，充分软化粪便，避免过分刺激肠道，减轻排便刺激，减轻患者痛苦。

（二）全肠道清洁法

肠道清洁法常用口服泻药，在临床上已经基本代替了传统的灌肠法。相对于机械式灌肠法因多次插入肛管所导致的直肠黏膜损伤引起出血及肛门括约肌疼痛等不良反应，口服泻药进行全肠道清洁在临床应用上具有更大的优势。通过口服泻药的方法相对于机械式的插入导管，对人体的损伤更轻，特别是对有肛门疾患的患者，可减轻其不适和恐惧心理，更容易让人接受。但是口服药物在替代机械式的清洁方法上也存在一些缺陷，如口服药物的味道让患者难以接受，成分过于复杂。常用的口服泻剂主要有如下几种：

1. 甘露醇　是高渗性脱水剂。通过服用甘露醇可以引起渗透性腹泻。需要注意的是，对于身体虚弱，心脏、肾脏等重要脏器功能障碍和肠梗阻的患者应避免使用。常规的甘露醇使用方法是在手术前 12 小时开始口服，通过引导腹泻，达到清洁肠道的功效。因为甘露醇在肠道内可被肠道细菌酵解，产生大量甲烷气体，为了避免爆炸发生，需要在手术中禁用电刀、电凝。

2. 硫酸镁　也是一种具有渗透性的导泻药，具有刺激性小、简便易行的特点。口服硫酸镁很难被肠道吸收，因此导致肠道内压增高，刺激肠道内水分增多，导致粪便软化，由于肠道内容物体积增大，刺激肠壁，增加排便次数，达到清洁肠道的目的。由于硫酸镁可刺激十二指肠引起缩胆囊素的分泌增多，使肠蠕动速度加快，增加排便次数。故应用此方法清洁肠道能达到较为理想的效果，而且准备时间短，一般 2 小时左右可排出半流体或水样粪便。

3. 磷酸钠溶液　是一种具有良好口感的渗透性导泻药，患者易于接受，临床上有良好的依从性和肠道清洁效果。有研究认为，磷酸钠术前 1 天准备法可替代传统的术前 3 天准备法，对大肠癌患者术前肠屏障功能无明显损害，可适当缩短肠道准备时间，降低患者的不适程度和术后菌群紊乱的发生，减轻肠屏障的损害。在术前 1 天使用磷酸钠进行肠道清理，可以减轻患者痛苦，避免发生严重的肠道菌群失调，对患者术后康复具有优势。

4. 电解质溶液　是一种在临床广泛使用的方法。但是由于部分的电解质溶液可通过肠道被吸收，导致患者心脏负担加重或引起水钠潴留，对于有心脏、肾及肠梗阻的患者应避免使用这种方法。

5. 聚乙二醇　聚乙二醇是一种非吸收性、非分泌性、等渗的口服肠道清洗液。有研究认为聚乙二醇的机械性肠道准备与术后吻合口漏等并发症的发生相关，应予摒弃。而另一些研究则认为大肠癌患者应用聚乙二醇加肠内营养素的术前肠道准备可减少不良反应发生，对患者全身情况影响小，准备时间短，不需要饮食限制。

6. 中药制剂　主要包括番泻叶、蓖麻油、大黄制剂、芒硝制剂等，此外还有三承气汤冲剂、胃肠复原汤等，都有一定的临床应用价值。

三、其他准备

（一）术前备皮

除常规清洁身体及手术区域外，因腹腔镜手术常在脐部放置套管，故需要重视脐窝的清洗，以避免套管孔感染。脐窝常藏有大量污垢和细菌，通常先用肥皂水浸泡清洗，软化污垢，再用乙醇棉签清洗消毒数次，操作时动作要轻柔，以免损伤脐部皮肤。拟行直肠 TME 和 Miles 术的患者，建议将肛周毛发剃净。

（二）术前留置尿管

涉及盆腔的结直肠手术和估计需时较长的手术都应在术前留置尿管，使膀胱处于空虚状态，利于暴露术野，避免膀胱损伤，并可在术中观察尿量和颜色，作为监控循环状况和泌尿道损伤的指标。建议将尿管带入手术室，麻醉后再放置，以避免患者出现疼痛不适。

（三）血管通道准备

在腹腔镜胃肠道手术中，为保证输液、输血顺利进行，术前通常在前臂粗直、富有弹性、易于固定的大血管处置入静脉留置针。此外，还需要考虑根据不同术式选择不同血管，以避免术中主刀医生站位和麻醉医生操作相互影响，如胃和小肠手术宜选择右前臂血管，左半结肠、乙状结肠和直肠手术宜选择左前臂血管。留置针可保留 3 天，可减少反复穿刺的血管损伤，也可减轻患者痛苦。对恶性肿瘤预期行术后静脉化疗的患者，可考虑留置经外周静脉穿刺的中心静脉导管（PICC 或输液港），兼顾近期和长期输液。

（四）手术部位标记

行腹腔镜手术的患者，主管医生应在签署各种同意书时或术前 1 天在患者体表用记号笔标记病灶位置及腹腔镜戳卡孔位置，以避免出错。

（五）其他情况

择期手术前如出现发热、妇女月经来潮等情况，应推迟手术。术前应取下患者的可活动义齿，以免脱落误吸。吸烟患者术前应戒烟至少 2 周，并指导其多做深呼吸，掌握正确的咳嗽咳痰方法，进行胸式呼吸训练。鼓励患者提前适应卧位大小便等。

四、抗菌药物的应用

口服抗菌药物的术前准备应该以有效的肠道准备为前提。目前，部分术前准备阶段已转到门诊完成，减少了口服抗菌药物的使用，对预防大肠手术后患者手术部位感染有重要作用。然而，一些研究指出，术前口服非吸收性抗生素会导致艰难梭菌的感染率增加，可能是该类抗生素影响了肠道正常的菌群环境，故不推荐在术前用非吸收的抗生素。另有一种观点认为连续数日口服抗生素不但达不到最佳效果，还易引起肠道真菌过度繁殖而增加并发症。肠道准备的目的在于减少肠内细菌数，防止可能发生污染后引起的感染。可吸收抗生素多在上消化道被吸收，到达大量细菌存在的大肠时浓度已经很低，因而达不到预期的效果。联合使用抗生素的效果优于单纯使用不吸收抗生素。现代抗生素预防感染的原则强调，术前 2 小时静脉注射，保证手术时切口渗出的血液和组织液中有较高的浓度，才能达到最佳效果。

五、加速康复外科的应用

加速康复外科（enhanced recovery after surgery，ERAS）是一种基于循证医学的多模式围手术期优化措施，对术前、术中及术后一系列干预措施进行优化，减轻手术患者生理、心理的创伤与应激反应，进而减少术后并发症，加速患者康复。ERAS 主张缩短禁食禁饮时间与取消机械性肠道准备（mechanical bowel preparation，MBP）等，该理念与临床传统观念相悖，虽然得到大量临床研究结果的支持，但在推广应用过程中仍有较多困难。

（一）基于 ERAS 理念的禁食禁饮

术前禁饮禁食的目的是降低术中误吸风险，保证麻醉安全。传统的术前禁饮禁食方案规定患者在术前需要禁饮 4 ～ 6 小时、禁食 8 ～ 12 小时，这种方案在国内外沿用了几十年。美国麻醉医师协会之后提出了新的禁饮禁食方案，即择期手术患者术前（麻醉诱导前）6 小时禁食乳制品及淀粉类固体食物，术前 8 小时禁食油炸、脂肪及肉类食物，术前 2 小时可饮适量清饮料（推荐 12.5% 碳水化合物饮料，≤ 5ml/kg）后禁饮。新的禁饮禁食方案需要排除胃肠功能减退（如胃排空障碍、消化道梗阻、胃食管反流或胃肠道手术史等）、糖尿病、吞咽困难、困难气道者，该方案有助于缓解患者术前口渴症状，减轻焦虑情绪，减少术后胰岛素抵抗及恶心、呕吐的发生。

（二）基于 ERAS 理念的肠道准备

术前机械性肠道准备最先应用于结直肠手术患者，目的是减少肠道内细菌残留，预防手术切口感染。2009 年，ERAS 合作组更新了实施方案，在术前肠道准备方面，拟行择期的位于腹膜反折之上的结肠切除术的患者无须接受常规肠道准备，但准备实施低位直肠切除术且计划造瘘的患者应考虑行术前肠道准备。ERAS 为临床提供了规范化的术前肠道准备指导，以减少术后并发症及肠道准备本身引起的不良事件。但对于患有特殊病情，如梗阻急诊手术、高龄、合并其他疾病、瘫痪、肠造口等，则可能影响以上方案的实用性，对于这部分患者，建议医生结合每例患者的具体情况，采取个性化的肠道准备。

　　理想的肠道清洁方法，应当在保证安全的前提下，具有高效、经济、方便的优点，同时应减免不良反应的发生，以及避免刺激肿瘤减少肿瘤转移的优点。加速康复外科和传统术前准备差别较大的方面不仅是术前禁食、禁饮的时间，还包括术前的肠道准备方面。传统观念认为肠道菌群较多，清洁灌肠可以降低感染及吻合口漏发生的风险。大量多中心证据表明相对于未行机械灌肠的患者，机械灌肠的患者并不具有更低的术后感染及吻合口漏的发生率。传统术前准备认为留置胃管可以降低术后肠道压力，降低术后吻合口漏的发生率。加速康复外科与此却有不同的观点，认为胃肠减压并不会降低吻合口漏的发生率，而且有导致肺炎、咽喉疼痛等的风险。尽管胃肠减压可减少急性胃扩张的发生，但急性胃扩张发生率较低，治疗简单，且对于大部分患者，胃肠减压会导致更多的术后并发症。术后留置胃肠减压管可导致患者拒绝咳嗽咳痰，进而提高肺炎发生的风险。

　　结直肠手术中大肠内容物的存在与术后肠吻合口漏关系密切，且富含细菌的大肠内容物污染是术后感染的重要原因。肠道清洁而血运良好的状态，为手术的顺利实施和术后良好的恢复提供了可靠保障。

（周鹏扬　钟丽辰）

■ 参考文献

[1] ROLLINS K E, AVANMARD-EMAMGHISSI H, LOBO D N. Impact of mechanical bowel preparation in elective colorectal surgery: A meta-analysis [J]. World J Gastroenterol, 2018, 24(4): 519-536.

[2] TORGERSEN Z, BALTERS M. Perioperative nutrition [J]. Surg Clin North Am, 2015, 95(2): 255-267.

[3] SHEN Y, ZHAO X, ZHAO H, et al. Clinical application of enteral nutrition combined with microbial preparation for intestinal preparation in elderly patients with colorectal cancer [J]. Med Sci Monit, 2022, 28: e935366.

[4] BLANC M C, SLIM K, BEYER-BERJOT L. Best practices in bowel preparation for colorectal surgery: a 2020 overview [J]. Expert Rev Gastroenterol Hepatol, 2020, 14(8): 681-688.

[5] ASKARPOUR S, PEYVASTEH M, DASTYAR A A, et al. Bowel preparation for colorectal surgery: with and without mannitol [J]. Prz Gastroenterol, 2013, 8(5): 305-307.

[6] KIM J, KIM H G, KIM K O, et al. Clinical comparison of low-volume agents (oral sulfate solution and sodium picosulfate with magnesium citrate) for bowel preparation: the EASE study [J]. Intest Res, 2019, 17(3): 413-418.

[7] MAKKAR R, SHEN B. What are the caveats to using sodium phosphate agents for bowel preparation [J]? Cleve Clin J Med, 2008, 75(3): 173-176.

[8] DE MIRANDA NETO A A, DE MOURA D T H, HATHORN K E, et al. Efficacy and patient tolerability of split-dose sodium picosulfate/magnesium citrate (SPMC) oral solution compared to the polyethylene glycol (PEG) solution for bowel preparation in outpatient colonoscopy: An evidence-based review [J]. Clin Exp Gastroenterol, 2020, 13: 449-457.

[9] WREN S M, AHMED N, JAMAL A, et al. Preoperative oral antibiotics in colorectal surgery increase the rate of Clostridium difficile colitis [J]. Arch Surg, 2005, 140(8): 752-756.

[10] MENDELSON C L. The aspiration of stomach contents into the lungs during obstetric anesthesia [J]. Am J Obstet Gynecol, 1946, 52: 191-205.

[11] AKBUĞA G A AND BA ER M. Effect of preoperative oral liquid carbohydrate intake on blood glucose, fasting-thirst, and fatigue levels: a randomized controlled study [J]. Braz J Anesthesiol, 2021, 71(3): 247-253.

第三章

腹腔镜胃肠手术麻醉管理

第一节　麻醉的术前准备

麻醉相关药物、麻醉技术、手术创伤、患者自身复杂的病情等影响着围手术期患者的安全。随着微创技术（腹腔镜技术、3D 腹腔镜技术、机器人技术）、多学科诊疗团队、加速康复外科等新技术及新理念在临床的广泛应用，对麻醉医师的术前准备也提出了更新、更全面的要求。麻醉医师应在麻醉手术前对患者全身情况和重要器官功能做出评估，以降低麻醉及手术的风险，使患者做好麻醉手术的准备，总的目的是提高患者的麻醉手术耐受性和安全性，保证手术顺利进行和术后快速康复。参照美国麻醉医师协会（American Society of Anesthesiologists, ASA）的麻醉前评估建议，结合目前微创技术下胃肠恶性肿瘤手术的发展，麻醉前准备主要包括患者的各方面准备；重点检查气道、心肺功能；既往病史的回顾；相关辅助检查；麻醉的选择及药品器械准备等。本节主要讨论以下几方面的麻醉前准备。

一、一般情况评估

（一）精神状态方面的评估

大多数准备手术的患者，在麻醉前本能地会有不同程度的思想顾虑，如恐惧、焦虑或紧张，对自身所患疾病的麻醉的担心，以及对手术预后的悲观等。需要对患者的紧张程度及其原因加以分析和评估。过度的精神紧张、情绪激动或彻夜失眠，会降低中枢神经系统的兴奋阈值，破坏机体内环境的平衡，可能引起慢性疾病的恶化。如高血压患者可引起血压的剧烈波动而诱发心脑血管意外，严重影响患者对麻醉和手术的耐受力。所以，麻醉手术前良好的精神状态对手术的成功非常重要。准备重点是围手术期医护团队共同帮助患者减轻恐惧的心理，消除患者的顾虑，增强其信心。同时，应对患者提出的各种问题给予耐心而合理的解释，告知患者当前的麻醉技术和麻醉药物都有着极高的安全性，麻醉医师也会尽全力仔细地做好麻醉，使患者能够放心。此外，麻醉医师也可将麻醉过程向患者做简要说明，取得患者的配合，告知患者手术完毕麻醉药物停用后要进行吸痰拔管，告诉患者相应的配合动作。对过度紧张而不能自控的患者，手术前数日起即可服用适量的神经安定类药物，或采取治疗（如星状神经节阻滞）以帮助患者术前维持稳定的自主神经功能状态。

然而，就目前的医疗环境和医疗法规状况及形势，应结合患者的病情，实事求是告诉患者及其家属麻醉手术可能会发生的情况，切忌随意承诺什么事情都不会发生。总之，麻醉医师作为围手术期医护团队重要的组成人员，首先应完善自身的专业修养，注重自身的言行态度，让患者信任自己，放心配合地接受麻醉。

（二）营养评估及支持

营养是促进机体组织生长和修复、维持正常生理功能的物质基础，是患者得以康复不可缺少的条件。胃肠道是人体正常生理条件下直接进行营养物质消化和吸收的部位，对于胃肠道恶性肿瘤患者，大多数存在不同程度的营养不良，而营养不良的患者术后易发生切口裂开、切口愈合不良，感染率增加，胃肠道排空延迟，恢复缓慢等并发症。因此，术前进行营养评估筛查，并在条件允许情况下进行营养支持在加速康复外科策略中具有重要意义。

根据《营养风险筛查 2002》（Nutritional Screening 2002），对存在重度营养风险的患者应尽可能经口给予营养支持。胃肠道恶性肿瘤属于限期手术，在时间充裕的情况或者患者不能或不愿经口饮食，应考虑增加肠外营养，严重贫血患者术前应合理输血，低蛋白血症可给予血浆、人血白蛋白、复合氨基酸等进行纠正，最终的目的是使患者的营养状况得以改善，增加机体抵抗力和对麻醉手术的耐受力。

（三）病史评估

1. 现病史　明确患者当前的外科疾病，以及该疾病相继而来的病理生理改变，并与外科医生沟通，明确手术目的、部位、切除范围，手术难易程度，手术预估时间，预计出血量等，是否需要特殊麻醉技术的支持等。

2. 个人史　包括饮酒吸烟史、药物滥用史、过敏史、有无妊娠以及评价心肺功能的活动耐量等。

（1）饮酒吸烟史：询问每日摄取量及持续时间。术前患者至少戒烟 2 个月以上，术前停止吸烟 24 小时对患者也是有益的。饮酒、长期饮用兴奋饮料，麻醉后可能出现戒断症状。

（2）药物滥用史：询问患者既往有无使用违禁药品，使用量及时间，有无形成习惯，围手术期应预防和治疗戒断综合征。对已出现戒断综合征的患者，除急诊手术外，应延期手术。对既往长期滥用阿片类药物的患者，围手术期可考虑增加其用量。

（3）过敏史：对既往的任何药物和食物的过敏史都应该有详细的记录，并判断过敏反应的真实性和严重程度。围手术期最常见的过敏反应是由术前抗生素、肌松药和脂肪乳剂等引起的。对既往有麻醉药过敏史的患者，术前在过敏学专家的会诊下慎重行过敏试验。

（4）活动耐量：术前应对患者行充分的心肺功能评估，运动能力良好的患者即能耗 ≥ 4MET（代谢当量，metabolic equivalents）的患者。

3. 既往史　充分了解患者的既往所患疾病，了解既往手术、麻醉史特别是与麻醉相关的合并症。详细参见本节"合并症评估"。

4. 用药史　详细询问患者用药情况。合并内科疾病的患者，可能长期使用降压药、抗凝药、糖皮质激素、洋地黄、利尿药、β 受体阻滞剂等治疗，需要了解药名、用量及使用时间，决定是否需要继续或停止用药；明确目前所用药物与麻醉药之间有无相互作用等。

（四）基本检查的评估

麻醉前需要对患者做全面的体格检查和必要的辅助检查，为麻醉医师的术前评估提供客观指标。

1. 体格检查　麻醉前的体格检查应包括：全身情况，基本生命体征（血压、心率、呼吸和血氧饱和度），身高体重指数（BMI），心功能、肺功能、气道的评估，相关神经功能检查。其重点是心肺功能、气道的评估。

（1）心肺功能评估：麻醉前对患有急慢性呼吸系统疾病或呼吸功能减退的患者，做详尽的体格检查和必要的治疗，可以降低围手术期呼吸系统并发症的发生率。对心脏的检查包括心率、心律、是否有心脏杂音、颈外静脉充盈等特殊情况。

（2）气道评估：对所有拟行麻醉的患者，术前均须对气道做重点评估，包括牙齿的情况（有无松动、义齿、缺牙）、张口度、颈椎活动度、颞颌关节活动度等。对可能存在困难气道的患者做出预先准备，降低发生紧急气道的风险。

2. 辅助检查　麻醉前评估通常要做的具体辅助检查包括：三大常规（血常规、尿常规、大便常规）、生化（电解质、肝功能、肾功能）、凝血；心电图、胸部 X 线（必要时胸部 CT）、肺功能（存在可疑肺部疾患）、心脏疾病相关检查（心脏超声、24 小时动态心电图、冠脉 CTA 等）。对存在多种合并症的患者，需要做相应的综合性实验室检查。

（五）合并症评估

胃肠道肿瘤患者的发病年龄普遍趋向于中老年人，手术患者常并存一些内科疾病，麻醉医师应该充分认识这些并存疾病的病理生理特点及其对麻醉手术的不良影响，积极治疗，争取在不延误最佳手术时机的同时，将内科合并症调整到最佳的状态。主要的内科合并症包括：

1. 心血管疾病　心血管疾病是一大类疾病的总称，心血管并发症是围手术期严重的不良事件，它是非心脏大手术患者术后 30 天内约 45% 的死亡病因。

（1）高血压：术前高血压与心血管并发症的风险增加相关，但对于收缩压小于 180mmHg 或舒张压小于 110mmHg 的患者，这种相关性通常不显著，没有确切的数据表明这类患者推迟手术以优化血压的控制可以改善患者的预后，因此，一些国家性的指南支持在收缩压小于 180mmHg 和（或）舒张压小于 110mmHg 的情况下进行手术。一般来说，除了血管紧张素转换酶抑制剂（ACEI）和血管紧张素受体阻滞剂（ARB）之外，所有的长期降压治疗都应持续到手术当天。近年来，随着更多的血管活性药物进入临床，未经控制的高血压已不再是推迟手术的指征。

（2）心力衰竭：是术前评估风险分层模型中极为重要的危险因素。麻醉前关于是否手术或何时手术，应完整地了解患者的既往病史、治疗经过、目前的服药情况、药物的作用等。亦可采用心电图、心脏超声、心脏生物标志物如 [脑钠肽（BNP）或 N- 末端脑钠肽前体（NT-pro-BNP）]、高敏肌钙蛋白 T 等辅助检查协助评估心力衰竭的程度，综合评价腔镜下胃肠肿瘤手术的围手术期状况。

（3）冠状动脉疾病：冠状动脉粥样硬化性心脏病（简称冠心病）是引发围手术期心肌缺血、心肌梗死及死亡的危险因素。冠心病的轻重及是否在稳定期等对围手术期的影响差距甚大。术前麻醉评估重点在于识别极少数合并不稳定或严重冠心病的患者，心肌梗死 6 个月内行非心脏手术的患者，围手术期心肌再发梗死的发生率会显著提高。近年来，随着溶栓和再通等急性心肌梗死的介入治疗的发展，冠心病患者接受手术的时机选择原则已有所变化，特别是针对限期或急诊手术。

（4）心律失常：心律失常种类繁多，不同类型的心律失常及其不同程度对围手术期的影响也不一样。麻醉医生术前评估应充分了解患者的病情，对有症状的显著心动过缓、有临床症状的室性心律失常、三度房室传导阻滞等要认真评估是否与基础心脏疾病有关，以及是否需要术前再行进一步的检查和治疗。室上性心动过速、无症状室性心律失常及无症状的心房颤动的围手术期风险暂不明确。对稳定的非快速率和非慢速率房颤患者，除需要调整抗凝方案，通常无其他特殊处理；对快速率或慢速率心房颤动患者，术前需要认真加以评估，必要时请心内科医师协助评估。

（5）心脏瓣膜疾病：通常来说，患者对反流性瓣膜病变（如主动脉瓣关闭不全、二尖瓣关闭不全）的耐受程度大于狭窄性瓣膜疾病（如主动脉狭窄、二尖瓣狭窄）。对有机械瓣膜的患者，要了解其抗凝药的使用情况。最大程度地降低瓣膜病患者的围手术期风险的措施：准确诊断瓣膜疾病的类型和严重程度，合适的麻醉方案及手术方式，更全面地监测（动脉导管、经食管超声心动图、肺动脉导管等）。

（6）心内植入式电子装置：对有心内式起搏器的患者，术前应了解患者植入心脏起搏器的原因、目前的心功能状况及起搏器的类型和目前的使用情况，并与护理团队、外科医师沟通，确认术中各类型电刀的使用对起搏器功能是否存在影响。

2. 肺部疾病　这类患者行 CO_2 腹腔镜手术呼吸道管理困难，且呼吸意外的发生率显著增高，术前应充分评估，认真准备。肺部疾病主要是指哮喘、慢性阻塞性肺疾病（chronic obstructive pulmonary disease,COPD）、限制性肺病及阻塞型睡眠呼吸暂停综合征（obstructive sleep apnea，OSA）等。

（1）COPD：是公认的术后肺部并发症的高危因素。患有 COPD 的患者多因肺气肿或慢性支气管炎造成通气障碍。对急性发作的患者需要严格控制其感染症状；慢性患者麻醉前呈低氧血症，术前需要给氧治疗，结合手术时间和手术方式评估患者是否耐受充 CO_2 气腹腹腔镜手术方式。预测患者术后肺功能不全的指标包括：用力肺活量、第一秒用力呼气容积和最大通气量。

（2）哮喘：支气管哮喘患者气道反应性增高，应减少各种不良刺激以免促发哮喘发作，其气流受限可发生在麻醉的任何阶段。麻醉前评估，应详细明确患者哮喘的严重程度、控制情况、过敏源、诱发因素、哮喘药物的使用情况等。对急性发作和控制欠佳的患者，应选择行择期手术；对控制良好、病情稳定的患者，可继续常规给予哮喘治疗方案至手术当日，茶碱类药物术前一晚停用。麻醉医师在气道操作前 30 分钟可给予患者短效 β_2 受体激动剂治疗；对焦虑患者为减少支气管痉挛的发生率，麻醉前可给予右托咪定或小剂量咪唑等镇静药物；麻醉前可根据患者情况给予抗胆碱药物（如阿托品、盐酸戊乙奎醚），以减少气道分泌物。

（3）OSA：针对 OSA 患者，围手术期应警惕气道梗阻、低氧血症、肺不张、肺炎、心血管合并症等危险因素。对 OSA 患者的麻醉前评估应包括：近期睡眠情况、OSA 治疗情况、当前的症状和体征及是否合并其他疾病。

3. 脑血管疾病　脑血管疾病患者通常合并其他心血管疾病，围手术期心脑血管事件的风险增加。对近期脑卒中和脑出血患者，应考虑手术时机延迟择期手术；对胃肠道恶性肿瘤等限期手术，也应评估当前的利弊，行 MDT 讨论选择最佳治疗方案。

4. 内分泌疾病　内分泌疾病中最为主要及常见的是糖尿病。糖尿病是发生术后并发症的危险因素，包括心脏事件、急性肾损伤和手术部位感染。对糖尿病患者进行行术前评估期间，麻醉医师应记录疾病的类型（即 1 型与 2 型），当前血糖控制水平，低血糖病史，当前治疗及任何终末器官并发症的严重程度。另外，糖化血红蛋白（glycosylated hemoglobin, HbA1c）的浓度可以帮助了解患者前 3 个月内的平均血浆葡萄糖浓度，其围手术期的判断比患者自我报告病史及空腹血糖和随机血糖更有助于识别先前存在的血糖控制水平。理想情况下，所有糖尿病病人都应在清晨进行手术，大多数非胰岛素糖尿病药物（二甲双胍，磺酰脲类，瑞格列奈，GLP-1 激动剂，DPP-4 抑制剂）的正常治疗方案都应持续至手术前 1 天，手术当日晨应停药，但 SGLT2 抑制剂可能是例外。内分泌疾病还包括甲状腺疾病，甲状旁腺疾病，下丘脑 - 垂体 - 肾上腺疾病，多发性内分泌肿瘤综合征，以及嗜铬细胞瘤等。所有内分泌疾病在完善基本的检查后，均应对患者目前的病情做出综合判断，在不延误手术时机的同时，调整至最佳状态，为患者获取最大利益。

5. 其他内科相关疾病　包括肾脏疾病、肝脏疾病、血液系统疾病、神经系统疾病及静脉血栓栓塞性疾病等。麻醉医师在术前评估时都应充分掌握各类疾病的病理生理特点，对患者目前的症状、治疗情况、用药情况等进行全面了解，以判断患者是否需要进一步的检查或是否能耐受麻醉手术。

二、麻醉前特殊准备

胃肠道肿瘤属消化系统疾病，会导致机体的生理功能紊乱及全身营养状态恶化。为保证麻醉手术的安全性，减少术后并发症，麻醉前应根据患者的病理生理改变及伴随疾病的不同，积极调整治疗方案，以改善全身状况，提高对麻醉手术的耐受性。对术前因肿瘤梗阻被动禁食、呕吐、腹泻等导致体液大量丢失者，术前纠正酸碱失衡和电解质紊乱至关重要。CO_2 气腹是目前腹腔镜手术人工气腹的常用方法，其对呼吸的影响较大，包括呼吸动力学改变，肺循环功能影响，CO_2 吸收导致的呼吸性酸中毒等。针对腹腔镜胃肠道肿瘤患者麻醉前的准备，还应着重从以下几点准备。

（一）CO₂ 人工气腹

人工气腹造成的腹内高压引起膈肌向头端移位，胸肺顺应性减小，功能残气量减少和气道压上升，通气 / 血流分布异常，因此腹腔镜手术大多数选择气管内插管全身麻醉。一般情况而言，腹内压不超过 14mmHg 伴头高或头低 10°～ 20° 不会明显影响生理无效腔，对无心血管疾病患者也不增加肺内血右向左的分流。针对腹腔镜手术的患者，除常规术前评估和准备外，应判断患者对人工气腹的耐受性。人工气腹的相对禁忌证包括颅内高压、低血容量等。心脏病患者应考虑腹内压增高和体位要求对血流动力学的影响，一般对缺血性心脏病的影响程度比对充血性或瓣膜性心脏病轻。对患有较严重的心肺疾病而内科治疗不满意的患者，术中可能无法耐受气腹和二氧化碳吸收引起的呼吸循环改变，应考虑放弃腹腔镜手术。腹内压增高对肾血流不利，肾功能不全的患者应加强血流动力学管理，并避免应用有肾毒性的麻醉药物。

（二）胃肠道的准备

腹腔镜胃肠恶性肿瘤手术多为限期手术，除少数因梗阻、肿瘤破溃出血行急诊手术外，余手术均可按照择期手术准备。均须常规禁食、禁饮，排空胃。胃的排空时间，正常人为 4～6 小时。情绪激动、焦虑恐惧、疼痛应激或创伤等可致胃排空的时间显著延长，且个体差异大，常很难正确评估。对于"饱胃"患者，在不耽误手术治疗的前提下，应抓紧时间做好充分的准备，术前一般要求置入胃管。选择麻醉方式时，一般考虑采用"清醒气管插管"来控制呼吸道，以避免和减少呕吐、误吸的发生。如考虑快速诱导气管插管，则应由助手配合压迫环状软骨以降低反流误吸的风险。

（三）其他准备

其他准备还包括口腔准备及将相关事项告知患者，以及取得患者心理接受度的准备。麻醉时上呼吸道的一般性细菌容易被带入下呼吸道，在术后抵抗力低下的情况下，可能引起肺部感染等并发症。为此，应嘱患者注意口腔卫生，麻醉前应检查患者口腔、鼻腔和牙齿的状况，应取下义齿，检查有无松动或即将脱落的牙齿，以避免麻醉诱导时落入呼吸道。此外，还应告知患者术后适应性训练方法，有关术后大小便、切口疼痛或其他不适等情况，术前可酌情将其临床意义向患者讲明，让患者有充分的思想准备，以取得其配合。如果术前患者心理准备不充分，术后躯体不适，对预后缺乏信心，容易产生焦虑心理，加重术后疼痛等不适。可在完善的术后镇痛前提下，从稳定情绪入手，提供有针对性的、有效的心理疏导。术后深呼吸及咳嗽、咳痰的重要性必须向患者讲解清楚，使患者从主观上认识这一问题的重要性，特别是腔镜胃肠肿瘤手术，又有其特殊的体位，手术中大多数对肺功能属限制性的，术后肺功能的早期锻炼就更加必要，克服恐惧心理，积极配合治疗，并训练正确的执行方法。疼痛是导致患者术后不敢用力咳嗽的一个主要原因，因此镇痛治疗十分重要。

三、麻醉诱导前的准备

麻醉诱导前即指患者进入手术室，麻醉诱导开始前 10～15 分钟的时期，是围手术期过程中极其重要的环节。

（一）常规工作准备

麻醉医师在麻醉诱导前接触患者时，首先需要向患者问候致意，表现出关心体贴，听取主诉和具体要求，使其感到安全、有依靠，对麻醉手术充满信心。对紧张不能自控的患者，可经静脉给予少量镇静药。明确有无义齿和松动牙，做好记录。复习最近一次病程记录，包括：①体温和基本生命体征；②术前用药的种类、剂量，用药时间及效果；③最后一次进食进饮时间，饮食内容和数量；④已静脉输入的液体种类、数量；⑤最近一次实验室检查结果；⑥手术及麻醉知情同意书的签署意见；⑦患者提出的专门要求的具体项目（如拒用库存血，要求术后不痛等）。为保证术中静脉输注畅通，需要注意：①备妥口径合适的静脉穿刺针，或外套管穿刺针；②按手术部位选定穿刺路径，如腹腔、盆腔手术应取上肢径路输注；③估计手术出血量，决定是否行中心静脉穿刺或有创动脉血压监测。

（二）器械准备

麻醉诱导前应对已备妥的器械、用具、药品等再做一次全面检查与核对，重点包括气的检查如氧气源与麻醉气体气源，麻醉机的检查如流量表及流量控制钮，麻醉剂的密闭程度及是否漏气，吸气与呼气导向活瓣是否活动自如，氧浓度分析仪是否工作正常等，检查呼吸器并预设置参数，检查麻醉机、呼吸器及监测仪的电源。另外还需要对喉镜、气管导管、牙垫、吸引装置、听诊器、通气道、快速输液装置、血液加温装置，以及各种监护仪、有创监测设备、脑功能监测仪、麻醉肌松监测仪等进行确认。

（三）手术方面的准备

麻醉医师与手术医师之间要始终保持相互默契，意见统一。在麻醉诱导前，应与外科医师、护理团队共同核实：患者姓名、住院号、手术部位、切口范围、手术体位等；外科医师对麻醉的临时特殊要求及对术中意外并发症的处理意见等。特别是在手术体位的问题上，要与术者取得一致的意见。在麻醉状态下，患者全部或者部分知觉丧失、肌肉松弛无力、保护性反射作用大部分消失或减弱，基本上已经失去了自主调节能力，因此，术中体位很重要，若不加以注意和及时调整，最终可导致缺氧、二氧化碳蓄积、低血压、心动过速及神经损伤或麻痹等并发症，轻者会增加患者的痛苦，延迟康复；重者可导致呼吸循环衰竭，甚至残疾、死亡。因此，手术体位是麻醉患者的重要问题，麻醉医师对其潜在的危害要有充分的认识，具备鉴别能力，做到正确安置手术体位，防止发生各种并发症或后遗症。对手术拟采用的特殊体位，麻醉医师应尽力配合，但要求不引起呼吸循环等功能过分干扰。

总的来说，麻醉医师致力于和外科医师团队、护理团队、患者自身共同做好每一名患者的术前准备，从各个方面将患者的身心状态调整至最佳，共同努力，以顺利、安全地完成手术。

（谢雨逸孜）

参考文献

[1] SU X, YANG H. Continuous development of laparoscopic surgery for gastrointestinal carcinoma based on process optimization and technical innovation[J]. Zhonghua Wei Chang Wai Ke Za Zhi, 2014, 17(8): 741-746.

[2] TOBIAS JD. Preoperative anesthesia evaluation[J]. Semin Pediatr Surg, 2018, 27(2): 67-74.

[3] ZEMLA AJ, NOWICKA-SAUER K, JARMOSZEWICZ K, et al., Measures of preoperative anxiety[J]. Anaesthesiol Intensive Ther, 2019, 51(1): 64-69.

[4] VOLIANSKYI OM, KRASNOPOLSKA T, LEVIT IR. Assessment of the tension of heart regulatory mechanisms during mental activity[J]. Lik Sprava, 2006, (3): 30-35.

[5] MIZUGUCHI T. Psychological preparation of preoperative surgical cancer patients[J]. Masui, 1984, 33(7): 747-753.

[6] JIE B, ZHU-MING JIANG, MARIE T, et al. Impact of preoperative nutritional support on clinical outcome in abdominal surgical patients at nutritional risk[J]. Nutrition, 2012, 28(10): 1022-1027.

[7] ERDIM A, AKTAN AO. Evaluation of perioperative nutritional status with subjective global assessment method in patients undergoing gastrointestinal cancer surgery[J]. Turk J Surg, 2017, 33(4): 253-257.

[8] PEREZ-CRUZ E, CAMACHO-LIMAS CP. Association of nutritional status and functional capacity in gastrointestinal cancer patients[J]. Gac Med Mex, 2017. 153(5): 575-580.

[9] Implementing a Visual Management System to Improve Compliance to Enhanced Recovery After Surgery (ERAS) Guidelines[J]. J Nurs Care Qual, 2021, 36(3): 248.

[10] LUKOSIUTE A, KARMALI A, COUSINS JM. Anaesthetic preparation of obese patients: current status on optimal work-up[J]. Curr Obes Rep, 2017, 6(3): 229-237.

[11] NESEK-ADAM V. Pathophysiologic effects of CO_2-pneumoperitoneum in laparoscopic surgery[J]. Acta Med Croatica, 2007, 61(2): 165-170.

第二节　术中麻醉的管理要点

一、麻醉方式和麻醉药物的选择

麻醉方案及管理建议，选择全身麻醉联合切口浸润麻醉或全身麻醉联合中胸段硬膜外阻滞或外周神经阻滞等麻醉方式。全身麻醉联合硬膜外阻滞、外周神经阻滞及切口局部浸润镇痛不仅是有效的抗应激措施，还有助于降低阿片类药物用量，减缓阿片类药物对麻醉苏醒及术后胃肠功能的不良影响。推荐常用的局部麻醉药物为 0.5% ～ 1.0% 利多卡因联合 0.25% ～ 0.50% 罗哌卡因。全身麻醉作为最常用的麻醉方法广泛用于胃肠手术。硬膜外麻醉也具有独特的优势，其可促进术后胃肠功能恢复，有利于术后镇痛。开放的结直肠手术，硬膜外镇痛较静脉阿片类药物镇痛效果更好，恶心、呕吐等副反应少，且有利于肠道血流灌注。对于腹腔镜手术，不建议硬膜外镇痛，因鞘内吗啡、局部浸润麻醉及患者自控镇痛等与之效果相当。腹横肌平面阻滞、椎旁神经阻滞、竖脊肌平面阻滞等外周神经阻滞均能提供有效的术后镇痛，减少术后应激反应，降低阿片类药物用量。与周围神经阻滞相比，切口浸润麻醉操作简单，术后不良反应发生率低，镇痛强度接近腹横肌平面阻滞。无论是开放还是腹腔镜手术，均推荐切口浸润麻醉。对于经肛门手术，可联合骶管镇痛。

　　麻醉药物的选择应以手术结束后患者能够快速苏醒、无药物残留效应和快速气管拔管为原则。因此，短效镇静药、短效阿片类镇痛药及肌松药为全身麻醉用药的首选，如丙泊酚、瑞芬太尼、舒芬太尼等。在此基础上根据术中脑电双频谱指数（bispectral index，BIS）值（40～60）调整丙泊酚靶控输注浓度或连续静脉输注速率，连续静脉输注瑞芬太尼 0.2～0.4μg/（kg·min）或者靶控输注瑞芬太尼 6～8μg/L。对于手术时间 ≥ 3 小时的患者，连续静脉输注舒芬太尼可导致术后苏醒延迟并影响肠功能恢复。术中低阿片多模式镇痛策略有利于术后肠功能的快速恢复，包括：①在切皮前30分钟给予 NSAID 预防炎性痛；②麻醉或手术开始前实施椎管内阻滞或外周神经阻滞或切口局部浸润镇痛，以控制切口痛；③腹部手术合并内脏痛的强度超过切口痛，切皮前预防性给予 κ 受体激动剂有助于增强术中及术后内脏痛的镇痛效果。右美托咪定具有抗应激、镇静、抗炎、免疫保护及改善肠道微循环等效应，对于创伤大、手术时间长及合并缺血再灌注损伤的腹部手术，可复合连续静脉输注右美托咪定。

二、肌肉松弛药物合理应用、肌松监测与残余肌松效应处置

　　现在常用的肌松药如罗库溴铵、顺式阿曲库铵等，可以有效地实现肌松管理。术中肌松监测，术后可使用肌松拮抗药物，可有效避免肌松残余，确保神经肌肉功能的充分恢复，避免使用长效神经肌肉阻滞药物。肌松监测有助于进行精确的肌松管理，术毕采用舒更葡糖钠可快速拮抗罗库溴铵的残余肌松效应，并降低术后肺部并发症。腔镜手术肌松管理良好的肌松状态可提供最佳手术视野，深度肌松可在低气腹压 [8～10mmHg（1mmHg=0.133kPa）] 下满足外科腔镜操作的空间需求，同时降低内脏缺血风险和对心肺功能的影响。近期研究发现，在腹腔镜胃切除术中，深度肌松与中度肌松术后恢复质量相似，对于 BMI 正常的患者，不需要深度肌松。对于预估术野暴露困难的腹腔镜手术应实施深肌松管理，手术结束时应将神经肌肉功能恢复至术前水平，避免肌松残余；术后使用新斯的明或特异性拮抗剂能有效避免肌松残余。体温对预防肌松残余及神经肌肉功能恢复至关重要，低体温可直接影响神经肌肉功能，延长神经肌肉阻滞药物的作用时间。

三、常规监测

　　术中常规监测应该包括心电图（ECG）、心率/心律、无创血压/连续无创动脉血压/有创动脉血压、脉搏血氧饱和度（SpO_2）、体温、呼吸频率/节律、尿量等。如果实施全身麻醉，应进一步监测吸入氧浓度（FiO_2）、呼气末二氧化碳分压（$PETCO_2$）、麻醉气体吸入和呼出浓度、气道压力、潮气量等。术中使用脑电监测能减少麻醉药物用量，缩短麻醉复苏时间，减少术后恶心、呕吐等并发症；现有的证据表明，脑电双频指数（BIS）监测能有效降低术后谵妄的发生。

四、肺功能监测和呼吸管理

（一）肺功能监测

1. 气道压力　在潮气量相对恒定的状态下，患者气道在麻醉、外科及药物作用下，更易发生因肺容积改变（体位改变、气腹、胸廓塌陷、单肺通气等），或气道痉挛，或肺水（肺组织内积聚的体液）增加等因素导致的气道压力升高，可以针对发生原因进行针对性处理。

2. 呼气末二氧化碳波形及 $PETCO_2$ 监测　若发生支气管痉挛，结合肺部听诊及气道压力升高，呼气末二氧化碳波形呈现梯形改变可以诊断，可经分次静脉给予肾上腺素 $5 \sim 50\mu g$ 及糖皮质激素（甲泼尼龙、氢化可的松）加以治疗；如果呼气末二氧化碳波形消失，气道压力急剧增加，且肺部无任何呼吸音，可以诊断为静默肺，需要迅速给予肾上腺素与糖皮质激素治疗。老年患者，特别是合并慢性气道/肺部疾病、二氧化碳气腹时，$PETCO_2$ 准确反映动脉血二氧化碳分压（$PaCO_2$）的能力会受到限制，通气水平是否合适，需要监测动脉血气加以校准。

3. 氧合指数[动脉氧分压/吸入氧浓度（PaO_2/FiO_2）]监测　是对肺通气功能及心肺交互效应的综合评定，正常值 $> 300mmHg$。如果术前正常，术中出现低于 $300mmHg$ 的状况，应行病因诊断与处理，早发现、早干预对于降低患者呼吸系统并发症、快速苏醒拔管或者术后早期脱机至关重要。

4. 呼吸频率与节律监测　对非机械通气患者及苏醒期拔管前患者进行肺功能综合评估十分重要，患者呼吸中枢的驱动力容易受到镇静镇痛药物的残余效应影响，导致氧合较差；拔管期可以通过呼气末二氧化碳波形图、呼吸频率、节律监测观察有无镇静镇痛药物或肌松药残余效应导致的呼吸抑制、呼吸暂停，以期准确判断患者拔管的时机；非插管患者经鼻呼气末二氧化碳监测可以提供帮助，传统方法也比较有效。

（二）术中呼吸管理与肺功能保护策略

1. 对于术前伴有哮喘病史，近期上呼吸道感染（$2 \sim 3$ 周内）等高气道反应性患者，麻醉诱导前可经静脉滴注甲泼尼龙 $1 \sim 2mg/kg$ 或者琥珀酸氢化可的松 $100 \sim 200mg$，可有效预防术中支气管痉挛的发生。

2. 机械通气患者实施低潮气量+中度呼气末正压（PEEP）$5 \sim 8$ cmH$_2$O（1 cmH$_2$O=0.098 kPa）策略，低潮气量为标准体重 $6 \sim 8ml/kg$；每小时给予连续 $3 \sim 5$ 次的手控膨肺。腔镜手术二氧化碳气腹以及特殊体位，可能影响 $PETCO_2$ 评估 $PaCO_2$ 的准确性，在气腹后应测定动脉血气以指导通气参数的调整，避免潜在严重高碳酸血症；注意低血容量、严重肺气肿或慢性阻塞性肺疾病患者实施肺复张策略期间，可能发生低血压。因此，应谨慎考虑肺复张策略的潜在风险，持续实时监测血流动力学和 SpO_2，并确保血流动力学稳定。在实施肺复张策略后，个体化调整 PEEP 水平，以避免肺泡过度扩张或塌陷。

3. FiO_2 不超过 60%，以防止吸收性肺不张。

4. 吸呼比例 $1:(2.0 \sim 2.5)$。

5. 术中实施目标导向液体治疗（GDFT）联合预防性缩血管药物或者限制性液体管理

方案。

6. 术前合并严重心肌收缩功能障碍（EF < 50%）的患者，术中通过监测 SV 及心输出量，维持其正常，以避免肺静脉淤血，甚至发生急性心源性肺水肿而严重损害肺通气/血流比值（V/Q），导致肺氧合恶化。

（三）术中肺通气与换气功能监测

气道压力、呼气末二氧化碳波形，以及分压监测、吸气呼气流量环、配合肺部视触叩听等，可对围手术期患者的肺通气功能进行监测与病因判定。肺部的换气功能是肺通气与肺血流状态交互作用的结果，心脏的功能状态对于肺部换气功能的影响不可忽视。衡量老年患者换气功能的指标包括肺氧合指数（PaO_2/FiO_2）、肺内分流量、死腔通气量等，但临床常用的指标为 PaO_2/FiO_2，如果 $PaO_2/FiO_2 < 300mmHg$，应分别对患者的通气功能、肺血管阻力以及肺动脉压、心脏功能状态进行分析和处理。

五、心功能监测和循环管理

对于那些术前常合并多种心脏疾病的患者，导致心脏功能降低，使其对于围手术期心律失常、低血压、容量过负荷等事件异常敏感，极易出现围手术期严重心脑肾并发症，甚至心搏骤停。我们应关注如下指标：

1. ECG 监测　对于围手术期诊断心率异常、心律失常、心肌缺血等事件十分必要。术中心律失常多表现为室性期前收缩、阵发性室上性心动过速、心房颤动、房室传导阻滞等，出现后应结合基础疾病状况、术中医疗状况、麻醉因素等做综合分析，针对病因进行及早干预。

2. 血压监测　对于术后风险增加的患者，更加严格的术中血压控制（收缩压控制在术前平静血压 ±10% 内）能减少术后重要脏器功能的损害，或根据术前血压基线采用个体化的血压控制目标对预后可能有益。

3. 心脏前负荷监测　包括每搏量变异度（SVV）、脉压变异度（PPV）、脉搏波变异指数（PVI）、收缩压变异度（SPV）；液体反应性指标包括液体冲击试验（△SV）等。可以采用上述指标实施目标导向液体管理（GDFT）。心房颤动、窦性心动过速、严重心脏瓣膜狭窄/关闭不全、心脏解剖结构显著改变的心脏疾病、严重肺部疾病等会影响 SVV/PPV 反映心脏容量状态的准确性，此种状态应将 SVV/PPV 与经胸/经食管心脏超声图（TTE/TEE）联合监测，指导容量管理。

4. 心输出量（CO）和每搏量（SV）监测　SV 指数为反映心脏射血功能的金标准，正常值为 25 ～ 45ml/（kg·m^2）。特别是并存高龄、陈旧性心肌梗死、既往心力衰竭史等情况的患者，术前 SV/CO 正常值均低于成年人的范围，因此可以借助术前超声心动图测定的 SV/CO 值作为术中参照的个体化基线值。Swan-Ganz 导管由于其混合静脉血氧饱和度（$SmvO_2$）及肺动脉压、肺血管阻力及肺动脉楔压（PAWP）监测的特异性，对需要在 CO 及 SV 基础上监测这些特异性指标的危重患者，如心、肺、肝移植患者，可以考虑使用。

5. $SmvO_2$ 和上腔静脉血氧饱和度（$ScvO_2$）监测　$SmvO_2$ 为全身氧供需平衡监测指标，

正常值为 60%～75%，低于 50% 预示患者的全身氧供需严重失衡，需要分析影响氧供（DO_2）与氧耗（VO_2）因素后加以处理，避免因全身氧供需失衡导致代谢性酸中毒及脏器功能衰竭发生；$ScvO_2$ 可以替代 $SmvO_2$ 反映全身氧供需平衡状态，正常值应高于 70%，如果低于 70% 应行病因学分析，以尽快逆转全身氧供需失衡。

六、神经功能监测和麻醉深度监测

监测麻醉深度的神经电生理指标，如 BIS、Narcotrend 指数、听觉诱发电位（AEP）、熵、脑功能状态指数（CSI）等可以作为全身麻醉意识状态或大脑功能状态的监测指标。对于老年患者这一高危人群，强烈建议使用麻醉深度监测，特别是对于接受静脉麻醉和神经肌肉阻滞剂的老年患者，以减少术中知晓的发生，避免镇静过深可能导致的围手术期血流动力学波动、术后苏醒延迟及术后并发症的增加，降低术后谵妄的发生率及死亡率。

连续、局部近红外光谱 rSO_2 监测可以判断围手术期脑氧供需平衡状况，该监测结果反映大脑前动脉和大脑中动脉供应脑组织 70% 静脉血的血氧饱和度。如果 $rSO_2 < 60\%$，或者低于基线值 20% 提示脑缺血风险，应该进行积极干预。

七、液体输注管理

术中输液及循环管理提倡以目标导向液体治疗（goal-directed fluid therapy，GDFT）联合预防性缩血管药物指导围手术期液体治疗，维持等血容量（体液零平衡）。推荐适当使用 α 肾上腺素能受体激动剂，如苯肾上腺素或低剂量去甲肾上腺素等缩血管药物，维持术中血压不低于基线血压的 80%，老年患者及危重患者不低于基线血压的 90%。对于肾功能未见异常的患者，术中可给予胶体溶液，如 130/0.4 羟乙基淀粉溶液等。危重及复杂手术患者建议实施有创动脉血压监测，必要时实施功能性血流动力学监测；心功能较差或者静脉内气栓高危患者建议实施经食管超声心动图监测。在缺乏目标导向液体监测的条件时，腹腔镜手术建议维持液体用量为 1～2ml/（kg·h），开腹手术为 3～5ml/（kg·h），并结合尿量、术中出血量和血流动力学参数等进行适当调整。

（一）液体类型选择

患者围手术期首选液体类型仍推荐晶体液，如乳酸林格溶液或醋酸林格溶液等复合电解质溶液。有效循环血容量减少时，晶体和胶体溶液均可用于扩容，使用胶体液补充血管内容量是合理的，大型手术围手术期给予晶体或胶体溶液对患者预后的影响无明显差异。对于肾功能受损的老年患者，不推荐使用羟乙基淀粉治疗；对脓毒症或脓毒性休克患者，不建议使用羟乙基淀粉进行血管内容量扩充，术前有低蛋白血症的脓毒症患者，可以采用白蛋白进行液体复苏，维持血清白蛋白水平 30g/L 以上。

（二）GDFT 治疗联合预防性缩血管药物

实施 GDFT 管理策略联合预防性缩血管药物对于降低患者围手术期心、肺、脑、肾及肠道并发症，改善患者术后转归方面具有重要作用。液体治疗策略应遵循个体化原则，除常规血流动力学监测指标外，GDFT 管理指标包括 PPV、SVV、PVI 及液体冲击试验 + 维持液体输注量方案等。

SVV、PPV、PVI 主要用于机械通气下目标导向液体管理，PPV 或 SVV > 13% 时认为心脏前负荷不足，需要加快输液直至 PPV 或 SVV < 13%，随后输液维持速率应为 1 ～ 2ml/（kg·h）；但需要注意不同体位、腹内压及胸内压增加等因素会影响诊断心脏前负荷不足的阈值，自主呼吸、心律失常、窦性心动过速、气腹和小潮气量通气也均可能影响 PPV 和 SVV 的准确性，对于这些患者行液体冲击试验可以较好地反映该状态下的心脏前负荷，结合常规血流动力学监测进行综合判断。SVV、PPV 等指标目前可能更适合用于指导何时停止输液，即使在自主呼吸或存在心律失常的情况下，当任一参数值 < 5% 时，基本可排除容量不足的可能。

全身麻醉时预防性连续给予去氧肾上腺素 0.5 ～ 1.0μg/（kg·min），或给予小剂量去甲肾上腺素 0.05 ～ 0.10μg/（kg·min），或甲氧明 1.5 ～ 2.0μg/（kg·min），可降低为维持血流动力学平稳而对液体输注的过度依赖。GDFT 联合 α_1 肾上腺素能受体激动剂治疗可稳定重要器官的灌注，避免液体过度输注，同时降低术后总体并发症发生率，促进胃肠功能恢复，缩短住院时间，有助于非心脏手术老年患者术后快速康复。

一般腔镜手术术中维持的液体输注量不超过 3 ～ 5ml/（kg·h），开放性手术术中维持的液体输注量不超过 5 ～ 7ml/（kg·h）。对于椎管内麻醉，选择单侧腰麻或者硬膜外麻醉，硬膜外麻醉时的局部麻醉药液中建议加入适当的麻黄碱（1.0g/L），有助于防止因交感神经阻滞导致的血流动力学不稳定，防止液体过度输注。

八、输血和凝血管理

异体血输注的近远期风险均较大，应尽量采用微创手术或局部使用止血药以降低围手术期出血风险，减少异体血输注。血红蛋白（Hb）> 100g/L，无须输入红细胞悬液；Hb < 70g/L，应考虑输注红细胞悬液；Hb 70 ～ 100g/L，应主要根据患者心肺代偿能力、机体代谢和耗氧情况及是否存在进行性出血，决定是否输入红细胞悬液。此外，非肿瘤患者大量出血可采用自体血液回收、快速等容性血液稀释等技术；肿瘤患者术中大出血的状况下，输血的原则为在维持全身基本氧供需平衡的前提下，尽量减少异体血输注，或者实体肿瘤患者术前采用介入方法降低肿瘤的血液供应，达到降低出血以及降低异体血输注的风险。肿瘤患者输注异体血的量与术后肿瘤复发率及不良预后密切相关，可能存在剂量依赖关系，大量输血时，肿瘤术后复发率更高。

在没有活动性出血或有明确的凝血障碍实验室证据前，不应输注血浆。在术中大出血状况下，容易因过度依赖输注浓缩红细胞和晶、胶体溶液而发生稀释性凝血病。新的凝血管理指南推荐输注红细胞与输注新鲜冷冻血浆的比例为 2∶1，并强调了输注纤维蛋白原和凝血酶原复合物在增强凝血功能方面的重要性。

在条件允许时，输注异体血建议行以下监测：在作出输注红细胞悬液的决定前，最好进行快速血气分析来监测 Hb 浓度来确定是否需要进行输血；进行实时凝血功能监测，在血栓弹力血流图（TEG）或 Sonoclot 凝血功能监测的指导下输注凝血物质；在血容量急剧改变的状况下，患者的体温会出现快速下降，低体温会导致患者凝血酶原活力降低及纤维蛋白原的合成功能受到抑制，由此增加患者的出血量及异体红细胞的输注量，应尽可能对输血及输液进行加温处置。同时应进行体温监测，并进行积极的复温，目标是将患者体温维持在 36℃以上。

九、血糖管理

非心脏手术患者术后应激性高糖血症发生率为 20% ～ 40%，心脏手术患者术后应激性高糖血症发生率高达 80%，与围手术期病死率、急性肾衰竭、急性脑卒中、术后伤口感染及住院时间延长等具有相关性。围手术期血糖管理的核心要点包括：①术前将糖化血红蛋白水平控制在 7.0% 以下；②术中实施有效抗应激管理，监测并调控血糖浓度不超过8.33mmol/L；③术后尽快恢复经口饮食，严格进行血糖管理。

十、体温监测和保护

老年患者术中极易发生低体温，会增加患者术后感染、静脉血栓、寒战、异体血输注、脓毒症、伤口感染的发生率，导致术后苏醒期和住院时间延迟，甚至导致远期肿瘤复发率升高。术中建议常规进行体温监测，将体温维持在 36℃以上，建议使用保温毯、热风机、液体加温仪等设备对患者进行保温。

十一、抗应激和抗炎管理

麻醉手术过程中，疼痛、创伤等伤害性刺激激惹中枢神经系统，以及中枢神经系统激惹相关的快反应系统和慢反应系统（神经内分泌反应），可能导致心、肺、肾、肠道等器官损伤。围手术期多种原因可致过重的炎症反应，包括创伤、术中缺血再灌注损伤、麻醉管理不当相关的脏器缺血缺氧、循环不稳定导致全身氧供需失衡及外科感染相关的炎症反应等因素。炎性因子的过度释放，会导致术后谵妄/认知功能障碍、慢性疼痛、血栓形成，甚至肿瘤转移加速等风险增加。研究表明，围手术期过重的炎症反应严重影响患者的术后转归和长期生存。因此，围手术期应积极实施抗应激、抗炎管理，并优化麻醉方案，以减轻脏器功能的损害，防止机体内环境紊乱，促进术后快速康复。

1. 保证脏器氧供需平衡是基础。在大型手术中，联合使用乌司他丁、糖皮质激素、非甾体抗炎药，可以减轻液体向组织间质转移，防止组织水肿，维护液体平衡。

2. 防止肠道微循环紊乱，避免术前长时间禁饮与灌肠处理，术前 2 小时推荐口服不超过 400 ml 的碳水化合物饮料。

3. 联合应用全身麻醉和广义区域阻滞麻醉技术（硬膜外麻醉、外周神经阻滞、局部麻醉药伤口浸润），使用短效阿片类药物，有效管控急性疼痛应激。目前的研究发现，使用全身麻醉复合外周神经阻滞或右美托咪定，既可有效抗应激，又可降低阿片类药物用量，有利于实施低阿片麻醉维持方案，加速术后康复进程。

4. 采用充分抗应激状态下的循环管理策略，即联合实施 GDFT 治疗和预防性缩血管药物干预。对于危重手术患者，特别是冠状动脉粥样硬化的患者，GDFT 管理和围手术期抗炎管理可以降低其术后心肌缺血、急性心肌梗死的发生率。

5. 建议控制围手术期血糖浓度 < 10.0mmol/L，降低患者术后伤口感染等并发症发生率。

十二、手术方式的选择

1. 手术方式与手术质量　根据患者、肿瘤分期以及术者的技术等状况，可选择腹腔镜手术、机器人手术或开放手术等。创伤是患者最主要的应激因素，而术后并发症直接影响术后康复的进程，提倡在精准、微创及损伤控制理念下完成手术，以降低创伤应激。术者尤应注意保障手术质量并通过减少术中出血、缩短手术时间、避免术后并发症等环节促进术后康复。

2. 鼻胃管留置　择期腹部手术不推荐常规留置鼻胃管减压，有助于降低术后肺不张及肺炎的发生率。如果在气管插管时有气体进入胃中，术中可留置鼻胃管以排出气体，但应在患者麻醉苏醒前拔除。

3. 腹腔引流　腹部择期手术患者术后预防性腹腔引流并不降低吻合口漏及其他并发症的发生率或减轻其严重程度，因此，不推荐对腹部择期手术常规放置腹腔引流管。而对于存在吻合口漏的危险因素如血运差、张力高、感染、吻合不满意等情况时，建议留置腹腔引流管。

4. 导尿管的留置　导尿管一般术后 24 小时后应予拔除。行经腹低位直肠前切除术的患者可留置导尿管 2 天左右或行耻骨上膀胱穿刺引流。

（张润泽）

参考文献

[1] SULTAN P, PATEL S D, JADIN S, et al. Transversus abdominis plane block compared with wound infiltration for postoperative analgesia following cesarean delivery: a systematic review and network meta-analysis[J]. Can J Anaesth, 2020, 67(12): 1710-1727.

[2] YANG S, XIAO W, WANG S, et al. Parecoxib shortens the duration of acute postoperative pain after laparoscopic-assisted vaginal hysterectomy[J]. Front Pharmacol, 2019, 10: 689.

[3] LI Y, WANG B, ZHANG L L, et al. Dexmedetomidine combined with general anesthesia provides similar intraoperative stress response reduction when compared with a combined general and epidural anesthetic technique[J]. Anesth Analg, 2016, 122(4): 1202-1210.

[4] KIM H J, LEE K Y, KIM M H, et al. Effects of deep vs moderate neuromuscular block on the quality of recovery after robotic gastrectomy[J]. Acta Anaesthesiol Scand, 2019, 63(3): 306-313.

[5] BOGGETT S, CHAHAL R, GRIFFITHS J, et al. A randomised controlled trial comparing deep neuromuscular blockade reversed with sugammadex with moderate neuromuscular block reversed with

neostigmine[J]. Anaesthesia, 2020, 75(9): 1153-1163.

[6]　SHANDER A, LOBEL G P, MATHEWS D M. Brain monitoring and the depth of anesthesia: another goldilocks dilemma[J]. Anesth Analg, 2018, 126(2): 705-709.

[7]　YOUNG C C, HARRIS E M, VACCHIANO C, et al. Lung-protective ventilation for the surgical patient: international expert panel-based consensus recommendations[J]. Br J Anaesth, 2019, 123(6): 898-913.

[8]　YANG D, GRANT M C, STONE A, et al. A meta-analysis of intraoperative ventilation strategies to prevent pulmonary complications: is low tidal volume alone sufficient to protect healthy lungs[J]. Ann Surg, 2016, 263(5): 881-887.

[9]　SERPA NETO A, HEMMES S N, BARBAS C S, et al. Protective versus conventional ventilation for surgery: a systematic review and individual patient data meta-analysis[J]. Anesthesiology, 2015, 123(1): 66-78.

[10]FENG S, YANG S, XIAO W, et al. Effects of perioperative goal-directed fluid therapy combined with the application of alpha-1 adrenergic agonists on postoperative outcomes: a systematic review and meta-analysis[J]. BMC Anesthesiol. 2018, 18(1): 113.

[11]BARBARA K, SESSLER DANIEL I, et al. Effect of intraoperative goal-directed balanced crystalloid versus colloid administration on major postoperative morbidity: a randomized trial[J]. Anesthesiology, 2019, 130(5).

[12]ZARYCHANSKI R, ABOU-SETTA A M, TURGEON A F, et al. Association of hydroxyethyl starch administration with mortality and acute kidney injury in critically ill patients requiring volume resuscitation: a systematic review and meta-analysis[J]. JAMA, 2013, 309(7): 678-688.

[13]PROWLE J R, PEARSE R M. Is it the end of the road for synthetic starches in critical illness? No place for hydroxyethyl starch solutions in treatment of patients with sepsis[J]. BMJ, 2013, 346: f1805.

[14]MARIK P E, CAVALLAZZI R, VASU T, et al. Dynamic changes in arterial waveform derived variables and fluid responsiveness in mechanically ventilated patients: a systematic review of the literature[J]. Crit Care Med, 2009, 37(9): 2642-2647.

[15]MACDONALD N, AHMAD T, MOHR O, et al. Dynamic preload markers to predict fluid responsiveness during and after major gastrointestinal surgery: an observational substudy of the OPTIMISE trial[J]. Br J Anaesth. 2015, 114(4): 598-604.

[16]MACDONALD N, PEARSE R M. Are we close to the ideal intravenous fluid[J]. Br J Anaesth, 2017, 119(suppl 1): i63-i71.

[17]LOPEZ-AGUIAR A G, ETHUN C G, PAWLIK T M, et al. Association of perioperative transfusion with recurrence and survival after resection of distal cholangiocarcinoma: a 10-institution study from the US Extrahepatic Biliary Malignancy Consortium[J]. Ann Surg Oncol, 2019, 26(6): 1814-1823.

[18]LATIF M J, TAN K S, MOLENA D, et al. Perioperative blood transfusion has a dose-dependent relationship with disease recurrence and survival in patients with non-small cell lung cancer[J]. J Thorac Cardiovasc Surg, 2019, 157(6): 2469-2477.e10.

[19]KANG Z Q, HUO J L, ZHAI X J. Effects of perioperative tight glycemic control on postoperative outcomes: a meta-analysis[J]. Endocr Connect, 2018, 7(12): R316-R327.

[20]SESSLER D I. Perioperative thermoregulation and heat balance[J]. Lancet, 2016, 387(10038): 2655-2664.

[21]YI J, LEI Y, XU S, et al. Intraoperative hypothermia and its clinical outcomes in patients undergoing general anesthesia: National study in China[J]. PLoS One, 2017, 12(6): e0177221.

[22]STEPHENSEN B D, REID F, SHAIKH S, et al. C-reactive protein trajectory to predict colorectal anastomotic leak: PREDICT study[J]. Br J Surg, 2020, 107(13): 1832-1837.

[23]WEINDELMAYER J, MENGARDO V, VELTRI A, et al. Should we still use prophylactic drain in gastrectomy for cancer? A systematic review and meta-analysis[J]. Eur J Surg Oncol, 2020, 46(8): 1396-1403.

第三节　麻醉恢复期的监测和管理

腹腔镜胃肠肿瘤手术是一类经腹壁小切口施行的微创手术。气管插管全身麻醉是最常用和安全的麻醉方式。手术和麻醉结束时，因手术的创伤、麻醉药物的残留影响，患者的生理功能尚未完全恢复正常。腹腔镜胃肠肿瘤术后的恢复和管理与常规全身麻醉手术一样，都需要在麻醉后监测治疗病房（postanesthesia care unit, PACU）进行严密生命体征监测，直到患者的生理状态恢复稳定，防止恢复期并发症的发生。腹腔镜手术还有其特殊性，人工气腹会影响腹腔各个脏器的生理功能。麻醉手术后的恢复期可能出现因 CO_2 气腹带来的特殊的生理功能的改变。

一、术后恶心呕吐的预防与治疗

一项研究连续收入 PACU 的 18 473 例患者，麻醉恢复期并发症的总发生率为 23.7%，其中术后恶心呕吐（postoperative nausea and vomiting, PONV）占 9.8%，为 PACU 最常见的并发症。普外科患者 PONV 的发生率约为 30%，在高危患者组或高危手术中 PONV 的风险可高达 80%。PONV 显著延长患者 PACU 的停留时间，增加意外入院的可能，降低患者的满意度。腹腔镜胃肠肿瘤手术 PONV 的预防和治疗原则与开腹手术一致，可通过风险评估、基线风险预防及药物预防来实现。

了解 PONV 危险因素将有助于更好地进行风险评估及更好地降低围手术期风险。应利用 PONV 危险因素进行风险评估和指导 PONV 管理。腹腔镜手术是 PONV 的明确相关的危险因素之一。

PONV 风险评分可以用于指导和预防 PONV 发生。麻醉患者最常用的评分为 Apfel 评分。Apfel 简化风险评分基于 4 个危险因素：女性、PONV 或晕动病史、非吸烟状态和术后阿片类药物的使用情况（表 3-3-1）[2]。存在 0、1、2、3 和 4 个危险因素的 PONV 的发病率分别约为 10%、20%、40%、60% 和 80%。将具有 0～1 项、2 项、3 项及以上危险因素的患者定义为"低"、"中"和"高"风险组。

表 3-3-1　简化 Apfel 的风险评分预测 PONV

危险因素	分值
女性	1
非吸烟状态	1
PONV 或晕动病史	1
术后阿片类药物的使用情况	1
合计	0～4

降低 PONV 基线风险的建议策略包括：①使用区域阻滞，避免全身麻醉；②麻醉中使用丙泊酚诱导和维持；③手术时间大于 1 小时的手术避免使用氧化亚氮；④避免使用吸入麻醉药物；⑤尽量减少术中及术后阿片类药物的使用；⑥充分补液；⑦使用舒更葡糖钠代替新斯的明拮抗肌松。

目前指南建议对有一个或多个危险因素的患者使用多模式预防，以减少预防不足的风险；应根据患者和手术因素综合评估多模式的益处和风险。联合用药应由不同类别的药物组成，使用最小有效剂量，药物选择取决于患者因素、医疗机构政策和药物的可获得性。成人 PONV 预防用药中地塞米松、格拉司琼、昂丹司琼在防治 PONV 的剂量和给药时机都有比较强的证据支持，地塞米松推荐剂量 4 ～ 8mg IV，诱导时给药；格拉司琼 0.35 ～ 3mg IV，手术结束时使用；昂丹司琼 4mg IV 或 8mg PO，手术结束时使用。成人 PONV 预防的联合治疗方案其中 5-HT$_3$ 受体拮抗剂 + 地塞米松的组合最常用。

二、腹腔镜胃肠肿瘤手术后肌松残余的防治

良好的肌松有助于降低腹腔镜结直肠肿瘤手术的气腹压，同时为术者提供更好的手术空间。因此，肌松药的使用是腹腔镜手术麻醉不可或缺的部分。然而，术后早期肌松残余是一个非常普遍的现象，容易引起术后上呼吸道梗阻、增加呼吸系统并发症，严重者可危及生命，是患者术后死亡的一个重要危险因素。腹腔镜手术后的肌松残余问题应引起麻醉医师的足够重视。

术后肌松残余的定义：四个成串刺激比值（train-of-four ratio, TOF）< 0.9，是确定术后呼吸系统并发症的危险因素，即使是轻度的肌松残余（TOF=0.7 ～ 0.9）也与上气道梗阻、低氧血症、咽喉部肌肉功能障碍相关。

最近的一项研究显示，全身麻醉后气管拔管时肌松残余的发生率高达 63.5%，患者到 PACU 后肌松残余率仍高达 56.6%。PACU 期间出现上呼吸道梗阻的患者，如全身麻醉期间使用过肌松药均应考虑肌松残余的可能。由于膈肌的恢复早于咽喉部的肌肉，保留气管导管时患者的潮气量和呼吸频率可能显示通气充分，但仍不能保证患者的上呼吸道的通畅和通气保护反射的恢复。残余的肌松对咽喉部肌肉的阻滞影响气道的保护机制。

恰当的神经肌肉阻滞管理可降低甚至避免残余阻滞作用的发生，从而降低以上术后不良事件的发生率。首先，我们要加强神经肌肉功能的监测，这是预防术后肌松残余最为有效的方法之一。通过神经肌肉阻滞状态的监测，可以有效降低术后低氧血症、肺功能不全等呼吸系统的并发症。其次，我们需要合理使用肌松拮抗药。传统的肌松拮抗药胆碱酯酶抑制剂，如新斯的明、依酚氯铵能够抑制乙酰胆碱的分解，增加神经肌肉接头部乙酰胆碱浓度。0.03 ～ 0.07mg/kg 新斯的明可拮抗轻至中度神经肌肉阻滞，是临床工作中最常用的胆碱酯酶抑制剂。这些药物必须在自主呼吸恢复时方可考虑使用，不能逆转深度肌松。尽管推荐使用传统的神经肌逆转药物新斯的明，但它的使用似乎没有显著降低肌松残余的发生率。新型肌松拮抗药剂舒更葡糖钠是一种改良的 γ - 环糊精，通过与甾类肌松药形成

1:1紧密结合物使其失活并迅速从肾排泄而发挥拮抗肌松的作用。2mg/kg与4mg/kg的舒更葡糖钠分别能逆转轻中度、深度神经肌肉阻滞；16mg/kg的舒更葡糖可迅速逆转罗库溴铵的极深度神经肌肉阻滞作用。舒更葡糖钠比新斯的明可更快地逆转神经肌肉阻滞，且不良事件较少；彻底逆转深度肌松，可降低术后肌松残余的发生率。舒更葡糖钠这一特点无疑更适合用于腹腔镜手术，无须担心肌松残余的发生，深度肌松可以改善腹腔镜手术视野，提高外科医师的操作体验。舒更葡糖钠被推荐为大型腹腔镜手术首选的肌松拮抗药。

三、CO_2气腹相关并发症的防治

随着微创外科的不断发展，腹腔镜胃肠手术以其创伤小、术后疼痛轻、恢复快等优点被广泛应用于临床。腹腔镜结直肠癌根治术中需要建立CO_2气腹，会产生一系列不良的生理病理改变。气腹对机体的影响包括：①全身CO_2的吸收；②气腹压增加引起一系列脏器血流动力学和生理改变。如何预防CO_2气腹引起的术后并发症是腹腔镜需要重点关注的问题。

CO_2通过腹膜表面吸收进入体循环可导致术后的高碳血症和呼吸性酸中毒，可引起心律失常和肺血管收缩。腹腔镜手术后高碳酸血症的发生率为5.5%。腹腔镜手术麻醉中可以使用呼气末二氧化碳分压（$PETCO_2$）作为高碳酸血症的标志。为了预防术后高碳酸血症，术中密切监测$PETCO_2$或动脉血二氧化碳分压（$PaCO_2$）是必要的。在手术期间，应进行适当的通气改变，以消除增加的CO_2负荷，防止全身酸中毒。一项对接受腹腔镜Roux-en-Y胃旁路手术患者的研究发现，通过增加25%的呼吸频率和21%的分钟通气来进行呼吸调节，可以预防CO_2负荷的增加和防止术中术后的呼吸性酸中毒。

因人工气腹导致术后皮下气肿的发生率为2.3%，气胸和纵隔气肿的发生率为1.9%。腹腔镜手术患者术后发生高碳酸血症、皮下气肿、气胸、纵隔气肿的危险因素包括：$PETCO_2 \geqslant 50mmHg$；手术时间大于200分钟；年龄超过65岁；Nissen胃底折叠术；手术操作孔$\geqslant 6$个。皮下气肿、气胸、纵隔气肿的可能原因包括：建立气腹时，因穿刺层次不当，气腹针进入腹膜前充气；腔镜套管针放置不当，CO_2漏入皮下组织直接引起皮下气肿。手术类型及膈肌周围和腹膜后间隙的剥离程度也是一个重要的原因。高碳酸血症和呼吸性酸中毒是皮下气肿最常见的并发症，可以直接诱发心律失常，还可以刺激自主神经系统，导致心动过速和血压增高。气腹进腹谨慎选取进针位置，对气腹参数进行个体化的设置，麻醉医师应密切关注手术进程，不定时检查皮下是否触及捻发感，时刻关注$PETCO_2$和$PaCO_2$是否异常升高。一旦发生大面积皮下气肿，要提醒术者检查穿刺针位置，调整气腹参数。气胸和纵隔气肿比较少见，但后果严重，气体进入胸腔若不及时处理会发生张力性气胸，导致纵隔扑动，严重影响循环功能，所以应立即进行胸腔闭式引流。纵隔气肿会压迫心脏大血管，导致循环障碍，一旦发生，需要立即行穿刺排气。

气腹导致急性腹内压力升高，对股静脉回流和肾、肝、心、肺功能产生一系列影响。腹内压影响心功能，包括前负荷、后负荷、心脏收缩力、心率和心肌顺应性。腹腔镜手术可影响术中心功能的特定因素包括腹内压升高、反Trendelenburg位和高碳酸血症，腹内

压升高是主要因素。腹内压升高减少了门静脉的回流，可导致肝灌注不足和急性肝细胞损伤。气腹已被证明会降低呼吸顺应性并增加气道压力，这些生理变化的机制是腹内压升高与横膈朝头侧移位。急性腹内压升高可以导致少尿的发生，与气腹减少肾血流量有关。在腹腔镜手术中腹内压的升高和反向 Trendelenburg 体位已被证明可以减少股静脉流量，可能与术后深静脉血栓的形成有关。

外科医生对患者进行腹腔镜手术时，应根据上述生理数据选择合适的患者以避免因 CO_2 气腹造成的术中及术后并发症。适当的术中处理可减少腹腔镜手术的不良后果。欧洲内镜外科协会腔镜手术气腹的临床实践指南指出，推荐在允许的足够暴露的手术视野下，最低的气腹压优于常规的气腹压。目前大量文献指出，腹腔镜手术，术中维持深度肌松可以在较低的气腹压下为手术医生提供同样广阔的视野、充足的操作空间，减少气腹带来的不良影响。

四、腹腔镜胃肠肿瘤手术后急性疼痛的处理

腹腔镜胃肠肿瘤手术在治疗胃肠肿瘤方面取得了显著进展。腹腔镜手术与传统开放手术相比具有切口小和创伤少的优点，但患者在腹腔镜手术后仍有不同程度的疼痛和不适感。术后急性疼痛控制仍然是腹腔镜手术后的一个难题。据报道，多达 80% 的患者在腹腔镜胆囊切除术后需要使用阿片类药物控制疼痛。最佳的术后镇痛可使肠道功能早期活动和恢复，同时减少手术应激。随着加速康复外科（ERAS）理念的推广，腹腔镜手术术后急性疼痛的管理越来越受到重视。

术后急性疼痛会引起机体一系列病理生理反应，导致免疫损伤和交感神经激活。术后疼痛控制不佳时，可导致有害的急性影响（即不良生理反应）和慢性影响（即远期康复延迟和慢性疼痛）。术后疼痛控制不良可能延长住院时间和提高治疗总费用，并增加术后肺炎的发生率。然而，腹腔镜手术后的疼痛不同于开腹手术后的疼痛。腹腔镜手术可以导致 3 种不同类型的急性疼痛：切口疼痛（浅表腹痛，容易定位），腹腔深部的疼痛（腹部深处钝痛，难以定位），以及肩膀牵涉痛。腹腔镜手术中导致术后疼痛的两个主要因素是 CO_2 吸收和腹内压升高，可能的机制包括腹膜和膈肌的拉伸，肠的牵引，以及腹部器官缺血。

术后疼痛治疗有多种选择，包括静脉或口服（阿片类与非阿片类药物）镇痛药和区域阻滞（即椎管内和外周神经阻滞）。术后疼痛的发生是多机制的，单一的镇痛方法无法达到满意的效果。目前围手术期建议多模式镇痛，联合应用不同机制药物、局部麻醉或区域阻滞及静脉使用阿片类药物，实现镇痛的协同作用，提供充分的镇痛。术后疼痛管理时，采用患者自控镇痛（静脉或硬膜外给药）可实现镇痛药物的个体化给药。

阿片类药物镇痛仍是术后急性疼痛治疗的主要方法，同时应用不同作用机制的药物产生协同镇痛效应，减少阿片类药物的不良反应，特别是胃肠道的副作用，加快肠道功能的恢复。这些药物包括非甾体抗炎药、对乙酰氨基酚、加巴喷丁类、氯胺酮、曲马多等。建议使用外周神经阻滞技术，可有效地治疗术后疼痛，同时使用上述的多模式药物方案，以优化疗效和最小化不良反应。

五、围手术期神经认知功能障碍

2018 年国际会议建议将"围手术期神经认知功能障碍（perioperative neurocognitive disorders）"作为术前或术后认知障碍的一个重要术语。将术前诊断的认知功能下降称为神经认知功能障碍（neurocognitive disorder）；术后新发的任何形式的急性事件称为术后谵妄（postoperative delirium）；术后 30 天内诊断的认知功能下降称为神经认知功能延迟恢复（delayed neurocognitive recovery）；术后 30 天至术后 1 年诊断的认知功能下降称为术后神经认知功能障碍（postoperative neurocognitive disorder）。

围手术期神经认知功能障碍被认为是由多种因素引起的脑功能障碍，可以影响广泛的认知领域，包括记忆、信息处理和执行功能。它通常持续几周到几个月，罕见的病例可能持续数年。高龄和既往认知功能障碍是围手术期神经认知功能障碍主要的危险因素。老年患者非心脏大手术术后认知功能障碍的发生率术后 1 周为 21.7% ～ 25.8%，术后 3 个月为 9.9% ～ 12.7%。发病机制尚未完全明确，目前普遍认为神经炎症在其中发挥了重要作用。手术麻醉后引起的全身炎症反应，造成炎症细胞过度激活和炎症因子的瀑布样级联反应，通过各种途径进入脑组织（直接通过血脑屏障或破坏血脑屏障后通过）或通过多重信号通路将炎症信号传入中枢，诱发中枢的炎症反应。

越来越多的证据表明，不同的麻醉因素可能影响术后患者的认知功能。2010 年一项 meta 分析比较全身麻醉和非全身麻醉对术后认知功能的影响，非全身麻醉包括椎管内麻醉和局部麻醉。与非全身麻醉的患者相比，全身麻醉患者术后认知功能障碍增加的趋势不显著[47]。在接受肿瘤根治术的老年患者中，与七氟醚为基础的吸入麻醉相比，丙泊酚为基础的全凭静脉全身麻醉可降低老年患者癌症术后 1 周延迟认知功能恢复的发生率。其机制可能与吸入麻醉药可以产生脑内 Aβ 蛋白的沉积和细胞毒性有关。研究表明，与用于镇静的苯二氮䓬类和（或）丙泊酚相比，右美托咪定可降低重症监护室谵妄的发生率。一项关于心脏手术术后认知功能的研究显示，糖皮质激素对炎症反应的抑制可能会降低术后认知功能障碍的发生率或严重程度。该研究发现术前给予地塞米松可降低炎症反应，从而降低心脏手术后早期认知功能障碍的风险。术后疼痛通过调节海马体内 N- 甲基 -D- 天冬氨酸受体影响术后认知。有研究认为使用阿片类药物治疗癌症术后的急性疼痛，大概有 1/3 的患者会发生认知功能障碍，阿片类药物使用量越大，发生认知功能障碍的风险越高。术中脑灌注和血氧饱和度与术后认知功能相关，多项关于心脏手术术后认知功能的研究发现，术中脑灌注和氧饱和度降低与术后早期认知功能下降之间有很强的相关性，改善脑灌注后，神经心理测试得分提高。

术后认知功能障碍是老年患者手术麻醉后管理的重大挑战。随着 ERAS 理念的推广，腔镜手术日益普及，临床上越来越多的老年患者需接受腹腔镜胃肠肿瘤手术的治疗。围手术期的医务人员需要熟悉围手术期认知功能障碍的危险因素及相关后果，以减轻高危患者的风险。

六、小结

腹腔镜胃肠手术相比开放手术创伤小、恢复快，临床应用越来越广泛，但腹腔镜胃肠手术的特殊体位、二氧化碳气腹、手术时长也给手术麻醉后的恢复带来一定的挑战。因此，加强对腹腔镜胃肠手术麻醉后生理功能改变的认识和管理十分重要，安全有效的恢复期管理是增强术后快速康复的基石。

（顾　斌）

参考文献

[1] HINES R, BARASH P G, WATROUS G, et al. Complications occurring in the postanesthesia care unit: a survey[J]. Anesth Analg, 1992, 74:503-509.

[2] APFEL C C, LAARA E, KOIVURANTA M, et al. A simplified risk score for predicting postoperative nausea and vomiting: conclusions from cross-validations between two centers[J]. Anesthesiology, 1999, 91:693-700.

[3] GAN T J, BELANI K G, BERGESE S, et al. Fourth Consensus Guidelines for the Management of Postoperative Nausea and Vomiting[J]. Anesth Analg, 2020, 131:411-448.

[4] APFEL C C, PHILIP B K, CAKMAKKAYA O S, et al. Who is at risk for postdischarge nausea and vomiting after ambulatory surgery[J]? anesthesiology, 2012, 117:475-486.

[5] SCHRAAG S, PRADELLI L, ALSALEH A J O, et al. Propofol vs. inhalational agents to maintain general anaesthesia in ambulatory and in-patient surgery: a systematic review and meta-analysis[J]. BMC Anesthesiol, 2018, 18:162.

[6] APFEL C C, KRANKE P, KATZ M H, et al. Volatile anaesthetics may be the main cause of early but not delayed postoperative vomiting: a randomized controlled trial of factorial design[J]. Br J Anaesth, 2002, 88:659-668.

[7] OHKURA Y, HARUTA S, SHINDOH J, et al. Effectiveness of postoperative intravenous acetaminophen (Acelio) after gastrectomy: A propensity score-matched analysis[J]. Medicine (Baltimore), 2016, 95:e5352.

[8] JEWER J K, WONG M J, BIRD S J, et al. Supplemental perioperative intravenous crystalloids for postoperative nausea and vomiting[J]. Cochrane Database Syst Rev, 2019, 3:CD012212.

[9] HRISTOVSKA A M, DUCH P, ALLINGSTRUP M, et al. Efficacy and safety of sugammadex versus neostigmine in reversing neuromuscular blockade in adults[J]. Cochrane Database Syst Rev, 2017, 8:CD012763.

[10] WANG J J, HO S T, TZENG J I, et al. The effect of timing of dexamethasone administration on its efficacy as a prophylactic antiemetic for postoperative nausea and vomiting[J]. Anesth Analg, 2000; 91:136-139.

[11] WILSON A J, DIEMUNSCH P, LINDEQUE B G, et al. Single-dose i.v. granisetron in the prevention of postoperative nausea and vomiting[J]. Br J Anaesth, 1996, 76:515-518.

[12] SUN R, KLEIN K W, WHITE P F. The effect of timing of ondansetron administration in outpatients undergoing otolaryngologic surgery[J]. Anesth Analg, 1997, 84:331-336.

[13] MURPHY G S, BRULL S J. Residual neuromuscular block: lessons unlearned. Part I: definitions, incidence, and adverse physiologic effects of residual neuromuscular block[J]. Anesth Analg, 2010, 111:120-128.

[14] SUNDMAN E, WITT H, OLSSON R, et al. The incidence and mechanisms of pharyngeal and upper esophageal dysfunction in partially paralyzed humans: pharyngeal videoradiography and simultaneous manometry after atracurium[J]. Anesthesiology, 2000, 92:977-984.

[15] FORTIER L P, MCKEEN D, TURNER K, et al. The RECITE Study: A Canadian Prospective, Multicenter Study of the Incidence and Severity of Residual Neuromuscular Blockade[J]. Anesth Analg, 2015, 121:366-372.

[16] HRISTOVSKA A M, DUCH P, ALLINGSTRUP M, et al. The comparative efficacy and safety of sugammadex and neostigmine in reversing neuromuscular blockade in adults. A Cochrane systematic review with meta-analysis and trial sequential analysis[J]. Anaesthesia, 2018, 73:631-641.

[17] JONES R K, CALDWELL J E, BRULL S J, et al. Reversal of profound rocuronium-induced blockade with sugammadex: a randomized comparison with neostigmine[J]. Anesthesiology, 2008, 109:816-824.

[18] BRUINTJES M H, VAN HELDEN E V, BRAAT A E, et al. Deep neuromuscular block to optimize surgical space conditions during laparoscopic surgery: a systematic review and meta-analysis[J]. Br J Anaesth, 2017, 118:834-842.

[19] MURDOCK C M, WOLFF A J, Van Geem T. Risk factors for hypercarbia, subcutaneous emphysema, pneumothorax, and pneumomediastinum during laparoscopy[J]. Obstet Gynecol, 2000, 95:704-709.

[20] NGUYEN N T, ANDERSON J T, BUDD M, et al. Effects of pneumoperitoneum on intraoperative pulmonary mechanics and gas exchange during laparoscopic gastric bypass[J]. Surg Endosc, 2004, 18:64-71.

[21] KALHAN S B, REANEY J A, COLLINS R L. Pneumomediastinum and subcutaneous emphysema during laparoscopy[J]. Cleve Clin J Med, 1990, 57:639-642.

[22] WOLF J S, JR. MONK T G, MCDOUGALL E M, et al. The extraperitoneal approach and subcutaneous emphysema are associated with greater absorption of carbon dioxide during laparoscopic renal surgery[J]. J Urol, 1995, 154:959-963.

[23] NGUYEN N T, WOLFE B M. The physiologic effects of pneumoperitoneum in the morbidly obese[J]. Ann Surg, 2005, 241:219-226.

[24] JAKIMOWICZ J, STULTIENS G, SMULDERS F. Laparoscopic insufflation of the abdomen reduces portal venous flow[J]. Surg Endosc, 1998, 12:129-132.

[25] LINDGREN L, KOIVUSALO A M, KELLOKUMPU I. Conventional pneumoperitoneum compared with abdominal wall lift for laparoscopic cholecystectomy[J]. Br J Anaesth, 1995, 75:567-572.

[26] NGUYEN N T, PEREZ R V, FLEMING N, et al. Effect of prolonged pneumoperitoneum on intraoperative urine output during laparoscopic gastric bypass[J]. J Am Coll Surg, 2002, 195:476-483.

[27] IDO K, SUZUKI T, KIMURA K, et al. Lower-extremity venous stasis during laparoscopic cholecystectomy as assessed using color Doppler ultrasound[J]. Surg Endosc, 1995, 9:310-313.

[28] NEUDECKER J, SAUERLAND S, NEUGEBAUER E, et al. The European Association for Endoscopic Surgery clinical practice guideline on the pneumoperitoneum for laparoscopic surgery[J]. Surg Endosc, 2002, 16:1121-1143.

[29] OZDEMIR-VAN BRUNSCHOT D M D, SCHEFFER G J, VAN DER JAGT M, et al. Quality of recovery after low-pressure laparoscopic donor nephrectomy facilitated by deep neuromuscular blockade: a randomized controlled study[J]. World J Surg, 2017, 41:2950-2958.

[30] OZDEMIR-VAN BRUNSCHOT D M D, BRAAT A E, VAN DER JAGT M F P, et al. Deep neuromuscular blockade improves surgical conditions during low-pressure pneumoperitoneum laparoscopic donor nephrectomy[J]. Surg Endosc, 2018, 32:245-251.

[31] MADSEN M R, JENSEN K E. Postoperative pain and nausea after laparoscopic cholecystectomy[J]. Surg

Laparosc Endosc, 1992, 2:303-305.

[32] WU C L, RAJA S N. Treatment of acute postoperative pain[J]. Lancet, 2011, 377:2215-2225.

[33] CARR D B, GOUDAS L C. Acute pain[J]. Lancet, 1999, 353:2051-2058.

[34] ERGUN M, BERKERS A W, VAN DER JAGT M F, et al. Components of pain assessment after laparoscopic donor nephrectomy[J]. Acta Anaesthesiol Scand, 2014, 58:219-222.

[35] BARCZYNSKI M, HERMAN R M. Low-pressure pneumoperitoneum combined with intraperitoneal saline washout for reduction of pain after laparoscopic cholecystectomy: a prospective randomized study[J]. Surg Endosc, 2004, 18:1368-1373.

[36] NIMMO S M, FOO I T H, PATERSON H M. Enhanced recovery after surgery: Pain management[J]. J Surg Oncol, 2017, 116:583-591.

[37] American Society of Anesthesiologists Task Force on Acute Pain Managment. Practice guidelines for acute pain management in the perioperative setting: an updated report by the American Society of Anesthesiologists Task Force on Acute Pain Management[J]. Anesthesiology, 2012, 116:248-273.

[38] GU B, FANG J, LIAN Y, et al. Effect of deep versus moderate neuromuscular block on pain after laparoscopic colorectal surgery: A randomized clinical trial[J]. Dis Colon Rectum, 2021, 64:475-483.

[39] EVERED L, SILBERT B, KNOPMAN D S, et al. Recommendations for the nomenclature of cognitive change associated with anaesthesia and surgery-2018[J]. Br J Anaesth, 2018, 121:1005-1012.

[40] BERGER M, NADLER J W, BROWNDYKE J, et al. Postoperative cognitive dysfunction: minding the gaps in our knowledge of a common postoperative complication in the elderly[J]. Anesthesiol Clin, 2015, 33:517-550.

[41] MOLLER J T, CLUITMANS P, RASMUSSEN L S, et al. Long-term postoperative cognitive dysfunction in the elderly ISPOCD1 study. ISPOCD investigators. International Study of Post-Operative Cognitive Dysfunction[J]. Lancet, 1998, 351:857-861.

[42] MONK T G, WELDON B C, GARVAN C W, et al. Predictors of cognitive dysfunction after major noncardiac surgery[J]. Anesthesiology, 2008, 108:18-30.

[43] CHAN M T, CHENG B C, LEE T M, et al. BIS-guided anesthesia decreases postoperative delirium and cognitive decline[J]. J Neurosurg Anesthesiol, 2013, 25:33-42.

[44] VARVEL N H, NEHER J J, BOSCH A, et al. Infiltrating monocytes promote brain inflammation and exacerbate neuronal damage after status epilepticus[J]. Proc Natl Acad Sci U S A, 2016, 113:E5665-5674.

[45] TERRANDO N, ERIKSSON L I, RYU J K, et al. Resolving postoperative neuroinflammation and cognitive decline[J]. Ann Neurol, 2011, 70:986-995.

[46] CIBELLI M, FIDALGO AR, TERRANDO N, et al. Role of interleukin-1beta in postoperative cognitive dysfunction[J]. Ann Neurol, 2010, 68:360-368.

[47] MASON S E, NOEL-STORR A, RITCHIE C W. The impact of general and regional anesthesia on the incidence of post-operative cognitive dysfunction and post-operative delirium: a systematic review with meta-analysis[J]. J Alzheimers Dis, 2010, 22 Suppl 3:67-79.

[48] ZHANG Y, SHAN G J, ZHANG Y X, et al. Propofol compared with sevoflurane general anaesthesia is associated with decreased delayed neurocognitive recovery in older adults[J]. Br J Anaesth, 2018, 121:595-604.

[49] SU X, MENG Z T, WU X H, et al. Dexmedetomidine for prevention of delirium in elderly patients after non-cardiac surgery: a randomised, double-blind, placebo-controlled trial[J]. Lancet, 2016, 388:1893-1902.

[50] GLUMAC S, KARDUM G, SODIC L, et al. Effects of dexamethasone on early cognitive decline after cardiac surgery: A randomised controlled trial[J]. Eur J Anaesthesiol, 2017, 34:776-784.

[51] GONG G L, LIU B, WU J X, et al. Postoperative cognitive dysfunction induced by different surgical

methods and its risk factors[J]. Am Surg, 2018, 84:1531-1537.

[52] KURITA G P, SJOGREN P, EKHOLM O, et al. Prevalence and predictors of cognitive dysfunction in opioid-treated patients with cancer: a multinational study[J]. J Clin Oncol, 2011, 29:1297-1303.

[53] DE TOURNAY-JETTE E, DUPUIS G, BHERER L, et al. The relationship between cerebral oxygen saturation changes and postoperative cognitive dysfunction in elderly patients after coronary artery bypass graft surgery[J]. J Cardiothorac Vasc Anesth, 2011, 25:95-104.

[54] SLATER J P, GUARINO T, STACK J, et al. Cerebral oxygen desaturation predicts cognitive decline and longer hospital stay after cardiac surgery[J]. Ann Thorac Surg, 2009, 87:36-44; discussion 44-35.

[55] CHERNOV V I, EFIMOVA N Y, EFIMOVA I Y, et al. Short-term and long-term cognitive function and cerebral perfusion in off-pump and on-pump coronary artery bypass patients[J]. Eur J Cardiothorac Surg, 2006, 29:74-81.

第四节　加速康复外科理念在麻醉中的实践

加速康复外科（ERAS）是以多学科团队诊疗合作为基础的临床新思维、新路径，围手术期管理的一种新理念，在我国已有二十多年的发展历史。近年来，ERAS 的理念及路径在我国得到迅速普及和广泛应用。目前 ERAS 的定义是以循证医学证据为基础，以减少手术病人的生理及心理的创伤应激反应为目的，通过外科、麻醉、护理、营养等多学科协作，采用腹腔镜下的手术、短效的麻醉药、最佳的疼痛控制和止吐，以及积极的术后康复，包括早期的进食和活动，旨在优化围手术期处理的临床路径、减少围手术期应激及术后并发症、促进身体机能早日康复，并通过缩短住院时间来降低医疗成本。ERAS 贯穿于住院前、手术前、手术中、手术后、出院后，其核心是强调以病人为中心的诊疗理念。

临床广泛应用的微创外科技术是 ERAS 的重要组成技术之一，也是外科手术治疗技术整体治疗观念为核心的体现。腹腔镜技术作为微创外科技术最为主要和重要的组成部分，具有手术切口小、微创创伤及术后应激反应轻等特点，目前已成为胃肠道肿瘤外科手术操作的标准方法，是术后加速康复策略的重要内容之一。

一、ERAS 与术前评估准备

腹腔镜胃肠道肿瘤手术气腹的建立会对呼吸循环及其他器官功能产生一系列影响，导致相应的病理生理改变。充分的术前评估和术前准备是保证手术和麻醉安全性的前提，在此基础上，根据病人及手术情况制定麻醉策略，促进术后康复。

围手术期的宣传教育是加速康复外科指南及专家共识中极力推荐执行的。术前宣教是一个多学科团队，包括外科医生、麻醉医生，最重要的是护士和保健辅助人员与病人和家属的会面，所有相关医护团队在入院前指导患者手术相关经验，强调麻醉医生的早期介入，对患者进行个体化的麻醉风险评估。术前宣教的目的是缓解病人焦虑、恐惧情绪，使病人及其家属充分了解自己在 ERAS 路径中的重要作用，以更好地配合项目实施，包括术后早期进食、早期下床活动等，促进术后的加速康复。

为了使患者能安全度过围手术期，麻醉医生应在手术前对患者的全身情况和重要脏器做出评估。参照美国麻醉医师协会（ASA）的麻醉前评估实践建议，仔细询问病人病史，系统地进行体格检查，按需开展术前辅助检查。术前将病人调整至最佳状态，以降低围手术期严重并发症的发生率。

不良的术前身体状况已被证明是严重的术后并发症的高危因素。术前应提供一个机会，以增加对手术预期的生理储备，改善预后和加速康复。"预康复（pre-habilitation）"是基于ERAS优化理念提出的术前管理新策略，对拟行腹腔镜胃肠肿瘤手术的患者，通过术前一系列干预措施改善其生理及心理状态，在术前有效地优化患者的整体功能状态，以提高患者对手术应激的反应能力，进而加速术后康复。

对于腹腔镜胃肠肿瘤手术行气管插管全身麻醉的患者，若无胃肠动力障碍或胃肠道梗阻，可在术前2小时饮用透明饮料，但不能包含酒精；可在术前6小时摄入轻餐或奶制品（非人奶）。如果患者摄入了油炸食品、高脂肪食品或肉类，可能需要额外的禁食时间（如8小时或更长时间）。在确定适当的禁食时间时，要考虑摄入的食物的数量和种类。

术前宣教可以将患者的焦虑降低到可接受的水平，且不需要服用抗焦虑药物。术前不应常规给予长效镇静和阿片类药物，因为会延迟术后苏醒。如果必须给药，可谨慎给予短效镇静药物，以减轻硬膜外或蛛网膜下腔麻醉操作时病人的焦虑。老年病人术前应慎用抗胆碱药物及苯二氮䓬类药物，以降低术后神经认知功能障碍的风险。麻醉前用药可以是ERAS中多模式镇痛的一部分，减少术后阿片类药物的使用，减轻阿片类药物相关的不良反应（如恶心、呕吐、镇静、肠梗阻和呼吸系统抑制），并加快术后恢复。

二、ERAS 与麻醉方案

腹腔镜胃肠肿瘤手术应在个体化、精细化的原则上选择和实施麻醉方案，要求对患者的影响最小化，促进快速康复。气管插管全身麻醉是腹腔镜胃肠肿瘤手术最常用的麻醉方法。麻醉方案建议全身麻醉联合局部麻醉或区域阻滞（切口局部麻醉药浸润或筋膜平面阻滞），减少阿片类药物的使用，减轻手术应激，还可以提供术后满意的镇痛，对患者的早期康复起到积极的作用。全身麻醉联合硬膜外麻醉对腹腔镜胃肠肿瘤患者获益不大，甚至可能延长住院时间。

全身麻醉用药的选择上一般建议尽量避免苯二氮䓬类药物，使用短效的全身麻醉药，减少阿片类药物的使用。习惯上应用短效的丙泊酚诱导麻醉并维持麻醉，结合阿片类药物。使用短效的神经肌肉阻滞剂，避免使用长效的神经肌肉阻滞剂。如果选择使用吸入剂维持麻醉，建议使用短效的吸入麻醉药七氟醚或地氟醚，通常要避免使用氧化亚氮，因其可增加术后恶心呕吐（PONV）的风险。在麻醉结束时将药物的残留影响降至最低。

术中监测麻醉深度可以改善恢复并且在一定程度上避免术中知晓及麻醉过深的风险；术中监测肌松，术毕使用肌松拮抗剂，避免肌松残余，实现肌松的完全逆转。

腹腔镜胃肠肿瘤手术需要向腹腔注入CO_2，为手术创造空间。高腹内压可影响心肺功能。良好的肌松状态可以提供最佳的手术视野，还可以让外科医生在较低的气腹压下进行手术。腹腔镜手术中建议将气腹压力维持在 10 ～ 12mmHg 以下，可以降低气腹产生的生理效应，减轻后负荷、改善肾脏血流、降低气道压。肌松药的累积使用会增加术后肺部并发症的风险。术中肌松监测有助于精确的肌松管理。相比传统的抗胆碱酯酶肌松拮抗剂新斯的明，舒更葡糖钠可以通过与甾类肌松药形成 1 : 1 紧密结合物并迅速从肾排泄而发挥拮抗肌松的作用，并且可以逆转深度肌松。

三、ERAS 与体温保护

我们建议在腹腔镜胃肠肿瘤手术中常规监测体温并采取必要的体温调节措施。术后低温定义为全身麻醉和椎管内麻醉后核心温度低于 36℃。全身麻醉通过影响血管收缩和寒战反应影响体温调节，导致体温从核心向外周重新分配而使体温下降。低体温可增加心血管不良事件发生率，影响凝血功能，导致麻醉苏醒延迟，增加手术切口感染发生率，增加出血风险和异体血输血需求。低温常见的原因是手术室室温过低、切口长时间暴露于空气中，以及大量输入低温的液体。有效预防和治疗低温寒战已成为提高术后舒适度的重要步骤。

腹腔镜胃肠肿瘤患者术中都应进行可靠的温度监测，注意保温，避免体温过低。术中应常规监测病人体温直至术后，监测核心温度，如使用鼻咽温度监测，并采取必要的保温措施。保温的方法有很多，可以借助加温床垫、加压空气加热（暖风机）或循环水加温系统、输血输液加温装置等。例如：保持室温不低于 21℃，减少病人的身体暴露，加温静脉输液与腹腔冲洗的液体至 37℃，使用保温毯及充气暖风机等，对于长时间腹腔镜手术，CO_2 气体输出时应加温。术中保温是预防术后低温寒战最有效的措施。腹腔镜胃肠肿瘤手术中建议维持患者的核心体温不低于 36℃。

一旦发生寒战，许多药物如可乐定、哌替啶、曲马多、奈福泮和氯胺酮是最常报道的药理学干预措施。成年人最常用的是静脉注射哌替啶 2.5 ～ 25mg。目前还有研究表明，右美托咪定可预防术后寒战的发生，但与哌替啶、曲马多等其他抗寒战药物相比无明显差异。由于其相对较高的价格和潜在的副作用，不建议麻醉医师或围手术期医务人员单独使用右美托咪定治疗术后寒战。

四、ERAS 与肺保护策略

术后肺部并发症（postoperative pulmonary complication, PPC）导致术后的死亡率显著增加，据报道其发生率为 5% ～ 33%。一旦发生 PPC，患者 30 天死亡率可高达 20%。腹腔镜胃肠手术术中 CO_2 气腹、特殊体位对患者的生理功能将造成很大影响，气腹引起膈肌上抬，降低肺的顺应性，增加气道压，CO_2 吸收还可引起高碳酸血症导致呼吸性酸中毒。为了尽量减少腹腔镜胃肠手术对患者呼吸系统的干扰，术中的机械通气需要特别关注上述问题。如何在腹腔镜胃肠肿瘤手术中更好地提供肺保护是一个临床的关键问题。

术前评估应包括肺风险评估的专用评分，以确定 PPC 的危险因素。目前一致认为

PPC 的风险因素包括：年龄 > 50 岁、BMI > 40 kg/m^2、阻塞性睡眠呼吸暂停综合征、术前贫血、术前低氧血症、急诊或紧急手术，通气时间超过 2 小时，术中因素（如血流动力学障碍和低氧饱和度）。

个体化机械通气可改善呼吸力学和呼吸功能，预防术后肺部并发症，呼吸机的初始潮气量设置为 6 ~ 8 ml/kg（预测体重）和呼气末正压（PEEP）5cmH$_2$O。低潮气量（< 8ml/kg）与高潮气量（> 8ml/kg）相比，术后并发症显著减少。然而，使用低潮气量无适当 PEEP 可能增加肺不张的风险。肺保护性通气需要结合低潮气量和一定程度的 PEEP，PEEP 应该个体化。

机械通气中高浓度的氧可能增加氧化应激，收缩外周血管和冠脉，减少心输出量，增加术后肺不张，增加 PPC 发生率。建议术中机械通气时设置 FiO$_2$ ≤ 0.4，尽可能使用低浓度的吸入氧，维持 SPO$_2$ ≥ 94% 即可。术中要避免使用高浓度氧气。

全身麻醉促进肺不张的形成，对呼吸功能有负面影响，可能与随后的 PPC 有关。肺复张手法有助于重新开放塌陷的肺泡和改善呼吸力学。当进行肺复张时，应使用最低有效压力和最短有效时间或最少的呼吸次数。间断性肺复张性通气为防止肺不张的有效方法，应该至少在插管后、手术结束、拔管前实施 1 次。为尽量减少机械通气相关的风险，将呼吸机设置为使平台压尽可能低。

五、ERAS 与术中液体治疗

腹腔镜胃肠肿瘤手术因 CO$_2$ 气腹足以引起复杂的病理生理改变，心血管系统尤为显著，可以影响心脏的前后负荷、心肌收缩力，对液体平衡的影响也更为突出。患者术前的并存疾病、手术麻醉及术中的体位等都是影响血流动力学变化的重要因素。在 ERAS 理念下，腹腔镜手术中对液体管理的影响，液体管理的策略和技术，对胃肠道肿瘤患者围手术期的影响值得关注。

术中治疗性液体的种类包括晶体液、胶体液及血制品等，目的在于维持血流动力学稳定以保障器官及组织灌注、维持电解质平衡、纠正液体失衡和异常分布等。研究表明，液体治疗能够影响外科病人的预后，既应避免因低血容量导致的组织灌注不足和器官功能损害，也应注意容量负荷过多所致的组织水肿增加吻合口漏和术后并发症的发生率。

液体治疗的最佳选择应该是走"个体化"或优化的精准液体治疗之路。液体治疗和 ERAS 的共同核心理念是依据不同的治疗目的、疾病状态及阶段个体化制订并实施合理的液体治疗方案。通过微创监测技术手段准确评估机体容量状态及对液体终点疗效，以实施精准的液体管理，最终实现理想的目标，即目标导向液体治疗。目标导向液体治疗（goal directed fluid therapy，GDFT）作为 ERAS 理念下的核心技术，同样以"精准"为目标，旨在实现有效且精准的组织灌注，获取最优的需求。GDFT 是以血流动力学指标（如每搏心输出量，SV）为目标，通过液体负荷，维持围手术期 SV 最大化的方案，实现输液个体化，目的使机体组织器官获得最好的灌注和氧供。

围手术期液体治疗的目的是维持液体稳态，避免液体过剩和器官低灌注。我们提倡腹腔镜胃肠肿瘤手术以目标为导向联合预防性缩血管药物指导围手术期液体治疗，维持等血容量（零体液平衡），优化容量管理，加速术后康复。应避免液体过多导致围手术期体重增加超过 2.5 kg，应首选接近零体液平衡的方法。尤其在高危患者和手术中有大量血管内液体丢失（失血和蛋白质 / 液体转移）的患者应采用 GDFT。收缩力较差（CI < 2.5 L/min）的患者应考虑使用收缩药，特别是在高危患者和手术中出现大量血管内液体丢失（失血和蛋白质 / 液体转移）的患者。危重及复杂手术患者建议实施有创动脉血压监测，必要时实施功能性血流动力学监测，可以动态评估血流动力学指标。术中应用经食管多普勒超声准确评估和监测液体状态的血流动力学并引导液体治疗，已被证明可以减少腹部重大手术后的并发症和住院时间。对于心功能较差或者静脉内气栓高危患者，我们建议实施经食管超声心动图监测。

六、ERAS 与术后疼痛管理

术后镇痛能够有效地控制疼痛，这对于腹腔镜胃肠肿瘤手术的恢复至关重要。最佳的术后镇痛可使者早期活动，促进肠道功能早期恢复，同时减少手术应激，是重大手术术后快速康复的基石。对于腹腔镜胃肠肿瘤手术，我们推荐采用多模式镇痛方案，多种不同作用机制的药物改善术后疼痛，同时避免每种药物的副作用。联合对乙酰氨基酚、非甾体抗炎药、有效的阿片类药物和外周神经阻滞镇痛实现有效的镇痛。对乙酰氨基酚是多模式镇痛的基本组成部分。非甾体抗炎药在多模式镇痛中也是至关重要的部分，可以减少阿片类药物的用量，降低并发症的发生率，未显示增加结直肠手术术后吻合口漏的风险，应警惕出血、溃疡、肾功能损害等潜在风险。对乙酰氨基酚和 NSAID 两者通常联合应用，可以减少阿片类药物的使用。建议增加护胃药避免对胃黏膜的伤害。

开放胃肠肿瘤手术，胸段硬膜外镇痛有助于术后恢复，但对腹腔镜胃肠肿瘤手术患者的镇痛获益不大，甚至可能延长住院时间。在腹腔镜手术中，硬膜外镇痛在 ERAS 中的作用受到质疑，腹腔镜胃肠肿瘤手术一般不推荐使用胸段硬膜外镇痛。腹腔镜胃肠肿瘤手术，通过局部麻醉药区域阻滞技术，超声引导，可以在术前或术后建立腹壁阻滞，并通过放置导管、局部麻醉输注或定期给药持续数天，可使患者获益，有助于减少阿片类药物的用量和加快胃肠功能的恢复，常用的有腹直肌鞘阻滞、腹横肌平面阻滞、腰方肌平面阻滞、切口浸润等。

七、ERAS 与患者的转归

胃肠肿瘤手术后的并发症，通常会导致住院时间延长。ERAS 的目的是将循证医学纳入患者管理，以患者为中心，强调高质量的医疗与护理，减少术后应激并改善临床预后，包括最佳的疼痛控制，预防液体超载，积极的术后康复，早期恢复进食和下床活动，改善术后的恢复。手术的应激对术后功能状态的影响可以持续数周，影响肿瘤患者的预后和生存率，其机制可能是手术引起机体免疫功能抑制，并且改变免疫应答，增加肿瘤的复发率和远处转移率。ERAS 方案旨在减少围手术期应激，已经被证明可以降低术后并发症的发生率。

ERAS 在腹腔镜胃肠肿瘤手术中已经得到广泛应用，均取得良好的效果，并被证明对术后快速康复是有效的。腹腔镜结直肠肿瘤手术中，ERAS 被证明可以改善术后的短期以及长期预后。ERAS 显著缩短了住院时间，未增加再入院率，显著减少了非手术相关并发症，对手术相关并发症的影响不大。ERAS 方案还可以改善肿瘤患者的长期生存率，提高结直肠肿瘤手术 5 年癌症特异性生存率。有大量的证据证实了 ERAS 对腹腔镜胃肠肿瘤围手术期的益处和安全性。ERAS 对于胃肠肿瘤患者长期生存率的影响，需要进一步的研究去证实。

八、ERAS 的评估与总结

我们还需要建立 ERAS 评估系统，基于网络的数据输入与分析，监督相关路径的执行情况，评价其对临床转归的影响，建立反馈机制，不断调整修正，有助于调高 ERAS 路径的可行性及依从性。系统的审查是判断预后及评估依从性的重要方法，有利于对 ERAS 方案的成功执行。

上述 ERAS 源于临床实践，对既往围手术期诊疗措施进行了具有循证基础的优化，均具有较高级别的证据支持。但是，鉴于临床实践的复杂性及患者的个体差异性，实施 ERAS 过程中不可一概而论，仍须注重诊疗措施的个体化应用，以患者安全为首要原则，应结合患者自身情况、诊疗过程、科室及医院的实际情况，不可简单、机械地理解和实施 ERAS，在此基础上提升患者康复速度，降低医疗经济成本。开展 ERAS 过程中应注重缩短患者住院日，降低医疗费用，但更应注重提升患者的功能恢复，秉承安全第一、效率第二的基本原则，更为健康、有序地开展 ERAS。

（连燕虹）

参考文献

[1] GUSTAFSSON U O, SCOTT M J, SCHWENK W, et al. Guidelines for perioperative care in elective colonic surgery: Enhanced recovery after surgery [ERAS(R)] Society recommendations[J]. World J Surg, 2013, 37:259-284.

[2] LACY A M, GARCIA-VALDECASAS J C, DELGADO S, et al. Laparoscopy-assisted colectomy versus open colectomy for treatment of non-metastatic colon cancer: a randomised trial[J]. Lancet, 2002, 359:2224-2229.

[3] AASA A, HOVBACK M, BERTERO C M. The importance of preoperative information for patient participation in colorectal surgery care[J]. J Clin Nurs, 2013, 22:1604-1612.

[4] CARLI F, ZAVORSKY G S. Optimizing functional exercise capacity in the elderly surgical population[J].

Curr Opin Clin Nutr Metab Care, 2005, 8:23-32.

[5] Practice Guidelines for Preoperative Fasting and the Use of Pharmacologic Agents to Reduce the Risk of Pulmonary Aspiration: Application to Healthy Patients Undergoing Elective Procedures: An Updated Report by the American Society of Anesthesiologists Task Force on Preoperative Fasting and the Use of Pharmacologic Agents to Reduce the Risk of Pulmonary Aspiration[J]. Anesthesiology, 2017, 126:376-393.

[6] WILSON C J, MITCHELSON A J, TZENG T H, et al. Caring for the surgically anxious patient: a review of the interventions and a guide to optimizing surgical outcomes[J]. Am J Surg, 2016, 212:151-159.

[7] MYLES P S, LESLIE K, CHAN M T, et al. The safety of addition of nitrous oxide to general anaesthesia in at risk patients having major non-cardiac surgery (ENIGMA-II): a randomised, single-blind trial[J]. Lancet, 2014, 384:1446-1454.

[8] MORTENSEN K, NILSSON M, SLIM K, et al. Consensus guidelines for enhanced recovery after gastrectomy: Enhanced Recovery After Surgery [ERAS(R)] Society recommendations[J]. Br J Surg, 2014, 101:1209-1229.

[9] GUSTAFSSON U O, SCOTT M J, HUBNER M, et al. Guidelines for perioperative care in elective colorectal surgery: Enhanced Recovery After Surgery [ERAS(R)] Society recommendations: 2018[J]. World J Surg, 2019, 43:659-695.

[10] NGUYEN N T, WOLFE B M. The physiologic effects of pneumoperitoneum in the morbidly obese[J]. Ann Surg, 2005, 241:219-226.

[11] BRUINTJES M H, VAN HELDEN E V, BRAAT A E, et al. Deep neuromuscular block to optimize surgical space conditions during laparoscopic surgery: a systematic review and meta-analysis[J]. Br J Anaesth, 2017, 118:834-842.

[12] SODHA S, NAZARIAN S, ADSHEAD J M, et al. Effect of pneumoperitoneum on renal function and physiology in patients undergoing robotic renal surgery[J]. Curr Urol, 2016, 9:1-4.

[13] ABAD-GURUMETA A, RIPOLLES-MELCHOR J, CASANS-FRANCES R, et al. A systematic review of sugammadex vs neostigmine for reversal of neuromuscular blockade[J]. Anaesthesia, 2015, 70:1441-1452.

[14] WALTERS M J, TANIOS M, KOYUNCU O, et al. Intraoperative core temperature and infectious complications after colorectal surgery: A registry analysis[J]. J Clin Anesth, 2020, 63:109758.

[15] RAJAGOPALAN S, MASCHA E, NA J, et al. The effects of mild perioperative hypothermia on blood loss and transfusion requirement[J]. Anesthesiology, 2008, 108:71-77.

[16] PARK S M, MANGAT H S, BERGER K, et al. Efficacy spectrum of antishivering medications: meta-analysis of randomized controlled trials[J]. Crit Care Med, 2012, 40:3070-3082.

[17] LIU Z X, XU F Y, LIANG X, et al. Efficacy of dexmedetomidine on postoperative shivering: a meta-analysis of clinical trials[J]. Can J Anaesth, 2015, 62:816-829.

[18] CANET J, GALLART L, GOMAR C, et al. Prediction of postoperative pulmonary complications in a population-based surgical cohort[J]. Anesthesiology, 2010, 113:1338-1350.

[19] FERNANDEZ-BUSTAMANTE A, FRENDL G, SPRUNG J, et al. Postoperative pulmonary complications, early mortality, and hospital stay following noncardiothoracic surgery: a multicenter study by the perioperative research network investigators[J]. JAMA Surg, 2017, 152:157-166.

[20] YOUNG C C, HARRIS E M, VACCHIANO C, et al. Lung-protective ventilation for the surgical patient: international expert panel-based consensus recommendations[J]. Br J Anaesth, 2019, 123:898-913.

[21] YANG D, GRANT M C, STONE A, et al. A meta-analysis of intraoperative ventilation strategies to prevent pulmonary complications: is low tidal volume alone sufficient to protect healthy lungs[J]? Ann Surg, 2016, 263:881-887.

[22] STAEHR A K, MEYHOFF C S, HENNEBERG S W, et al. Influence of perioperative oxygen fraction on

pulmonary function after abdominal surgery: a randomized controlled trial[J]. BMC Res Notes, 2012, 5:383.

[23] HAQUE W A, BOEHMER J, CLEMSON B S, et al. Hemodynamic effects of supplemental oxygen administration in congestive heart failure[J]. J Am Coll Cardiol, 1996, 27:353-357.

[24] AUSTIN M A, WILLS K E, BLIZZARD L, et al. Effect of high flow oxygen on mortality in chronic obstructive pulmonary disease patients in prehospital setting: randomised controlled trial[J]. BMJ, 2010, 341:c5462.

[25] NETO A S, HEMMES S N, BARBAS C S, et al. Association between driving pressure and development of postoperative pulmonary complications in patients undergoing mechanical ventilation for general anaesthesia: a meta-analysis of individual patient data[J]. Lancet Respir Med, 2016, 4:272-280.

[26] BRANDSTRUP B, TONNESEN H, BEIER-HOLGERSEN R, et al. Effects of intravenous fluid restriction on postoperative complications: comparison of two perioperative fluid regimens: a randomized assessor-blinded multicenter trial[J]. Ann Surg,2003, 238:641-648.

[27] Lobo D N. Fluid overload and surgical outcome: another piece in the jigsaw[J]. Ann Surg, 2009, 249:186-188.

[28] VARADHAN K K, LOBO D N. A meta-analysis of randomised controlled trials of intravenous fluid therapy in major elective open abdominal surgery: getting the balance right[J]. Proc Nutr Soc, 2010, 69:488-498.

[29] BIJKER J B, VAN KLEI W A, VERGOUWE Y, et al. Intraoperative hypotension and 1-year mortality after noncardiac surgery[J]. Anesthesiology, 2009, 111:1217-1226.

[30] FELDHEISER A, CONROY P, BONOMO T, et al. Development and feasibility study of an algorithm for intraoperative goaldirected haemodynamic management in noncardiac surgery[J]. J Int Med Res, 2012, 40:1227-1241.

[31] THIELE R H, RAGHUNATHAN K, BRUDNEY C S, et al. American Society for Enhanced Recovery (ASER) and Perioperative Quality Initiative (POQI) joint consensus statement on perioperative fluid management within an enhanced recovery pathway for colorectal surgery[J]. Perioper Med (Lond), 2016, 5:24.

[32] ABBAS S M, HILL A G. Systematic review of the literature for the use of oesophageal Doppler monitor for fluid replacement in major abdominal surgery[J]. Anaesthesia, 2008, 63:44-51.

[33] NIMMO S M, FOO I T H, PATERSON H M. Enhanced recovery after surgery: Pain management[J]. J Surg Oncol, 2017, 116:583-591.

[34] ARRON M N N, LIER E J, DE WILT J H W, et al. Postoperative administration of non-steroidal anti-inflammatory drugs in colorectal cancer surgery does not increase anastomotic leak rate: A systematic review and meta-analysis[J]. Eur J Surg Oncol, 2020, 46:2167-2173.

[35] KALOGERA E, DOWDY S C. Enhanced recovery after surgery and acute postoperative pain management[J]. Clin Obstet Gynecol, 2019, 62:656-665.

[36] HOLMGREN L, O' REILLY M S, Folkman J. Dormancy of micrometastases: balanced proliferation and apoptosis in the presence of angiogenesis suppression[J]. Nat Med, 1995, 1:149-153.

[37] RUSHFELDT C, SVEINBJORNSSON B, SELJELID R, et al. Early events of hepatic metastasis formation in mice: role of Kupffer and NK-cells in natural and interferon-gamma-stimulated defense[J]. J Surg Res, 1999, 82:209-215.

[38] GRECO M, CAPRETTI G, BERETTA L, et al. Enhanced recovery program in colorectal surgery: a meta-analysis of randomized controlled trials[J]. World J Surg, 2014, 38:1531-1541.

[39] GUSTAFSSON U O, OPPELSTRUP H, THORELL A, et al. Adherence to the ERAS protocol is associated with 5-year survival after colorectal cancer surgery: A retrospective cohort study[J]. World J Surg, 2016, 40:1741-1747.

第四章

腹腔镜胃肠手术护理配合

第一节 护理团队术前准备

一、手术室隔离技术

2016年《手术室护理实践指南》中首次提出手术隔离技术的概念，明确手术中的无菌操作原则、手术隔离原则，为手术室护士在护理操作过程中提供统一规范的指导建议，防止或减少手术部位病原微生物的感染、播散及肿瘤的种植和转移。

（一）手术无菌操作原则

无菌技术（sterile technique）是指在医疗、护理操作中，防止一切微生物侵入人体和防止无菌物品、无菌区域被污染的操作技术。

1. 明确无菌概念、无菌区域 建立无菌区、相对无菌区、相对污染区。无菌区域内的物品必须灭菌合格，无菌操作台边缘以上为无菌区，无菌操作台边缘以下为有菌区，不得触碰和向上提拉使用，手术中下垂超过手术床边缘以下的物品一律不得再予使用。手术人员一经洗手，不得接触未消毒的物品。穿戴无菌手术衣和手套后，腰部以上、肩部以下、前臂为无菌区，手臂内收，不得高举过肩部、不得下垂过腰、不得交叉放于腋下。后背、腰部以下、肩部以上为有菌区，任何无菌包及容器的边缘视为有菌，取用无菌物品不得接触以上部位。

2. 保持无菌物品的无菌状态 无菌包破损、潮湿、可疑被污染时均视为污染。严禁跨越无菌区，有或者疑似被污染的物品按污染处理。手术中若手套破损或者接触有菌物品，应立即更换无菌手套；前臂或肘部污染立即更换手术衣或者加套无菌袖套；无菌区的布单被水或者血液浸湿，应及时加盖无菌巾或更换新的无菌单。

3. 保护皮肤切口 皮肤消毒后粘贴皮肤保护膜，切开皮肤和皮下脂肪层后，边缘应采用纱布垫保护，有条件的可采用切口保护器。凡与皮肤接触的刀片和器械不应再用，延长切口或者缝合皮肤前消毒皮肤。手术途中因故障暂停手术时，切口应用无菌巾覆盖。

4. 正确传递物品和调整位置 手术者或助手需要手术器械应由器械护士进行递给，不可在手术人员背部或者头顶方向传递器械及手术用物。手术过程中，手术人员面向无菌区，并在规定的区域内进行活动，同侧手术人员更换位置时应先退后一步，转过身背对背进行更换。

5. 减少空气污染、保持洁净效果　手术间保持关闭状态，环境安静，减少噪声。手术床在净化手术间的手术区域内，回风口无遮挡。手术参观人员不得超过 2 人（参考《外科护理学》），不得随意走动，不可靠近手术人员或者站得过高。术中口罩潮湿，应及时更换。

（二）手术隔离技术

手术隔离技术是指在无菌操作原则的基础上，外科手术过程中采取的一系列隔离措施，以防止或减少肿瘤细胞、种植细胞、污染源、感染源的脱落、种植和播散的技术。

1. 建立隔离区域　在无菌区域内建立隔离区域，设置相对污染区，隔离器械、辅料放置在隔离区域，污染或者疑似肿瘤接触后的用物分清放置，不得混用。

2. 隔离前准备　手术切口至手术器械台加盖无菌巾，隔离结束后撤除。明确隔离开始时间，确定进行肿瘤组织切开时、手术需要穿透空腔脏器时、组织修复器官移植手术开始时为隔离开始。

3. 隔离操作原则　手术操作过程中被污染的器械、敷料应放置在隔离区，禁止再用于正常组织；切除肿瘤或者空腔脏器后的断端应用纱布垫保护；手术标本采用取物袋取出至体外；术中保持吸引器通畅，吸引器不可污染其他部位；洗手护士不可用手直接接触隔离器械、区域、组织；洗手护士擦拭器械的湿纱布垫只能用于擦拭隔离器械。

4. 隔离后操作　立即撤除隔离区内物品，使用未被污染的容器盛装冲洗液彻底清洗手术野，更换被污染的无菌手套、器械、敷料，冲洗结束加盖无菌巾重置切口周围无菌区域。

5. 术后器械的处理　术后器械的预处理不仅可以杀死癌细胞，对病毒、细菌等亦起到初步消毒的作用，还可防止水污染。术毕将器械轴节打开，腹腔镜器械要拆卸到最小关节，分批浸泡于 0.1% 含氯消毒液中 15 分钟，再按酶洗—水洗—干燥—打包—灭菌等步骤处理，所有器械均按照感染器械标准处理。使用冷水和刷洗器械，禁用温热水，防止癌细胞遇热凝固，附着在器械上不易被清除。对于不能灭菌的腹腔镜辅助设备，如各种导线、器械等更应重视无瘤处理。

二、手术设备和手术器械

（一）腹腔镜外科常用手术设备

1. 腹腔镜摄像系统

（1）腹腔镜头：10mm 腹腔镜传递的光线强度比 5mm 腹腔镜强 5 倍，能提供较大的视野和更好的放大倍数，适合开展较复杂的手术。5mm 腹腔镜视野相对较小、光线偏暗，但更具微创特点，适合诊断或简单手术。分 2D 和 3D 镜头（图 4-1-1，图 4-1-2）。

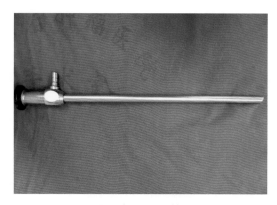

图 4-1-1　2D 镜头

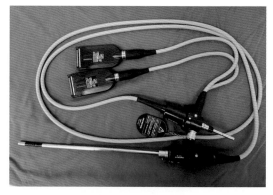

图 4-1-2　3D 镜头

（2）监视器：医师通过观察监视器图像进行手术操作。监视器放置高度与术者水平目视高度平行（图 4-1-3）。

（3）光源：光源现均为冷光源，其基本设备包括冷光源机和冷光源线（图 4-1-4）。

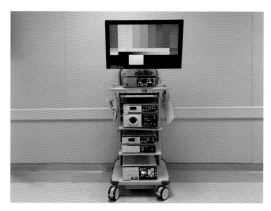

图 4-1-3　3D 显示器

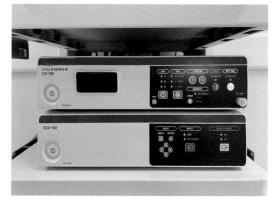

图 4-1-4　光源机

（4）摄像机：由摄像头、摄像电缆及信号转换器组成（图 4-1-5）。

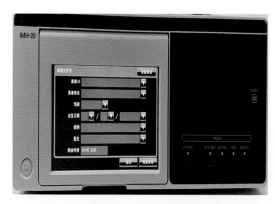

图 4-1-5　录像系统

2. 气腹系统　气腹机是向腹腔内充气的机械装置，是建立和维持气腹必不可缺的设备。全自动气腹机根据预设的腹内压力和充气速度，能自动向腹腔内充气，当达到预设腹内压力时，充气停止。有些全自动气腹机有气体加温功能，从而减少了腹腔镜镜头气雾的形成，有利于保持术野清晰（图 4-1-6）。

3. 切割止血系统

（1）高频电刀：是目前腹腔镜手术最常用的切割止血工具，使用十分方便、有效且经济，不仅在外科，在妇科腹腔手术中也被广泛应用。

（2）超声刀：超声刀的工作原理是通过超声频率发生器使金属刀头以 55.5 kHz 的超声频率进行机械振荡，使与刀头接触的组织内的水分子汽化、蛋白质氢键断裂、细胞崩解、组织被切开或者凝固、血管闭合，达到切割组织和止血的目的（图 4-1-7）。

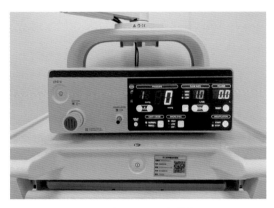

图 4-1-6　气腹机

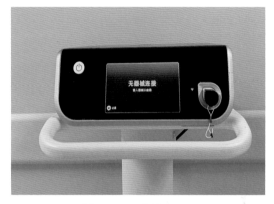

图 4-1-7　超声刀

4. 冲洗吸引系统　腹腔镜手术时必须要有良好的冲洗吸引设备，以保证术野的清晰。冲洗吸引系统包括冲洗吸引装置和冲洗吸引管。

5. 手术图像记录设备　为了便于教学和交流，或术后检查手术过程中有无失误以便日后提高，可将监视器所观察到的图像进行纪录。督促医生及时拷贝已刻录的视频，保存刻录机的刻录内存。

（二）腹腔镜手术器械

1. 气腹针　气腹针外径 2mm，针芯前端圆钝、中空、有侧孔，可以通过针芯注水、注气和抽吸。

2. 套管针　（戳卡）针芯为圆锥型或多刃型两种，套管为螺旋和光滑两种，有金属和一次性两种。

3. 无创抓钳　短直、长直、弯无创 3 种。

4. 分离钳　有直头与弯头两种。钳杆及柄绝缘，尖头及尾端导电，不通电时作为组织分离用，通电时可止血、牵引及缝合打结。

5. 分离剪　有弯、直、钩 3 种。钳杆及柄绝缘，尖头及尾端导电。

6. 电凝钩　是腹腔镜手术常用而重要的器械，可用于解剖、分离、电切和电凝止血。电凝钩是一种消耗性器械，使用时间久后绝缘层易磨损，应注意定期检查。

7. 施夹钳与金属钛夹钳　腹腔镜手术的血管、胆囊管等可用金属夹夹闭后离断，以替代结扎。常用施夹钳有大、中、小号，可根据组织的宽度灵活选用。

（三）设备、器械使用注意事项

1. 冷光源线和摄像电缆存放时，严禁成角折叠或过度弯曲。光源在使用中先打开电源开关，再根据需要调节强弱，关机前要将光源亮度调至最弱，待数分钟风扇散热后再关设备电源。在使用过程中，不要经常开关光源机。如果需要短暂停止使用，可将光源亮度调至最小，减少光源无效工作，延长氙灯的使用寿命，一个灯泡使用寿命一般为500小时。冷光源必须放置在通风良好的地方，光源上不能放置任何物品，以免影响散热。

2. 摄像头应预先进行白平衡调节，使白色背影带有柔和浅绿色为最佳。为了延长使用寿命，使用时外套无菌腔镜保护套。

3. 目前一般采用医用 CO_2 气体，术中气腹内压应维持在 $10 \sim 14mmHg$ 为宜，小儿为 $8 \sim 10mmHg$。充气时应先用低流量（1L/min）低压模式，防止腹压急骤升高影响心肺功能，然后改用中流量（$3 \sim 5L/min$）智能模式。需要关机时，应先关闭 CO_2，供气开关排尽余气让气腹机退出工作状态，再关掉电源。

4. 超声刀头使用时避免与金属接触，头端 2/3 操作。使用后及时用软布擦拭刀头，或浸泡在无菌灭菌水中震荡清洗，去除异物保持性能。

5. 腹腔镜器械在手术台上及时用无菌水擦净血迹，手术结束彻底进行清洗（水洗、酶洗、冲洗）。在清洗过程中做到镜头轻拿轻放，注意保护镜面，有内腔的器械用软毛刷和高压水枪清洗，打开或脱卸器械的各个关节，避免小零件丢失。

6. 腔镜器械比普通器械精细，正确的保养是保证器械良好性能、延长器械使用寿命的关键，任何器械在任何情况下均须轻取轻放，不得投掷、摩擦、相互碰撞及同时一手拿多样器械，安全放置。

（四）常见故障

1. 手术中图像色彩失真　分析处理在使用摄像机前需要自动或手动设置白色平衡，这样摄像机才能正确地调节产生白色的每一原色的亮度。由于手术中无意间调节了摄像机的白平衡导致色彩失真，可从腹腔取出镜头，用一块白色纱布重新调节白平衡，可排除故障。

2. 图像干扰　主要反映在监视器上出现水平条状杂波，影响手术。有两种原因可造成此故障。当手术过程中使用电刀、超声刀时出现干扰，一般属于电磁干扰，增加与电刀和超声刀的距离，避免它们的电源线插在同一个排插上，即可排除故障。另一种情况是干扰出现在晃动摄像头时，此种干扰出现的原因是摄像头连线内部接触不良。摄像头连线是由数十根信号线组成的一束，在长时间使用或保管不善的情况下会出现内部信号线折断、接触不良导致图像干扰，此时更换摄像头连线是可靠的维修手段。

3. 腹腔镜进入腹腔后图像模糊、视野不清晰　影响镜管显像清晰的因素不仅是血液和烟雾污染，更重要的是温度较低的镜管进入腹腔后表面起雾。所以在镜头进入腹腔前要用热水进行加温，使之接近体腔温度；也可使用镜头防雾剂。

4. 显示器无图像　一种是主机或显示器信号线松动，关机拧紧后故障排除。另一种是操作信号源主机的信号源被修改，重新调节后即可显示。

（何灿平　王丽芬）

第二节　胃手术护理配合

一、手术体位

采用平卧分腿位，左、右下肢各向两侧分开 30°，以与会阴形成的夹角位置正好能站入一人为宜。术中手术床呈头高足低位，头高 30°，游离脾区操作时，采取左侧抬高 20°～30°；游离幽门处及小弯侧操作时，采取右侧抬高 20°～30°（图 4-2-1）。

二、腹腔镜位置

腹腔镜屏幕置于患者头侧或双屏放置于患者头侧的左边或右边。主刀站于患者的左侧，助手站于患者的右侧，扶镜手站于患者两腿之间。游离结肠脾曲操作和消化道重建时，主刀站于患者的右侧，助手站于患者的左侧（图 4-2-2）。

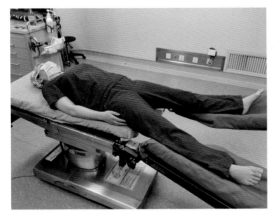

图 4-2-1　平卧分腿位

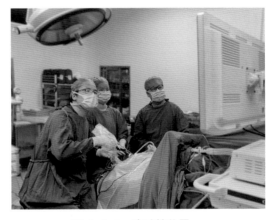

图 4-2-2　腹腔镜位置

三、洗手护士站位

洗手护士主操作台位于患者右下侧，铺置两个无菌托盘，一个无菌托盘放置于右下方，另一个无菌托盘放置于右上方（近患者头侧）。在手术野右上方建立无菌屏障。腔镜器械放置于右上方的无菌托盘，普通器械放置于右下方的无菌托盘（图 4-2-3）。

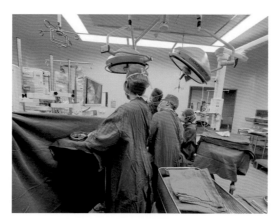

图 4-2-3　洗手护士站位

四、手术配合

（一）用物准备

洗手护士：

1. 腹腔镜器械　30° 内镜或 3D 镜头、3D 气腹管、排烟管、超声刀头、弯无创抓钳、施夹钳、米氏钳、持头钳。

2. 常规器械　胃肠器械包、腔镜器械包（图 4-2-4）、保温瓶、无菌钢尺。

3. 常规耗材　一次性曲罗卡套组 1 个（图 4-2-5）、进口荷包针 1 板、一次性电凝钩 1 把、10mm 和 5mm Hemolok 结扎夹 3～4 板、腔镜下直线切割闭合器及钉仓数枚、切口保护圈 1 个、3-0 倒刺线 405 4 枚、3-0 爱惜康线 774 1 枚、2-0 爱惜康线 602 1 枚、胃肠套针 1 包、10×40 纱条 1 包、3×10 腔镜下小纱条 1～2 包、22# 刀片 1 个、11# 刀片 1 个、14# 气囊导尿管 2 根、引流袋 1 只、10ml 针筒 1 副、长手控电刀 1 把、吸引器皮管 2 根、洁净袋 2 只、冲洗皮管 1 根。

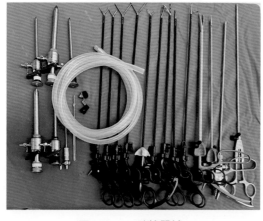

图 4-2-4　腔镜器械

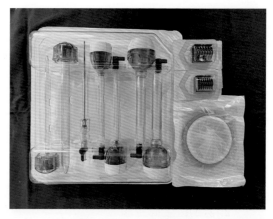

图 4-2-5　一次性耗材

巡回护士:

仪器准备 腔镜视屏车、超声刀、电刀、吸引器。

（二）清点

洗手护士与巡回护士:

1. 术前、关闭体腔前、关闭体腔后、离开手术室前共同清点器械、敷料、缝针及杂项物品的数量及完整性。

2. 腹腔镜手术器械种类繁多，腔镜器械配件螺丝较多，需要清点的时间长，手术结束时间短，必须把握腹腔镜手术清点的时机。术前 30 分钟提前洗手，洗手护士整理好器械完成术前清点。关闭体腔前的清点，在手术医生缝合小肠系膜即刻清点。关闭体腔后的清点，洗手护士提前规整器械，按类放置，与巡回护士快速完成关闭体腔后的清点。手术结束离室前，洗手护士再次清点手术用品，确保无误后方可离开手术室。

3. 管理术中使用的腔镜小纱布：使用可显影的腔镜小纱布；使用 2 块及以上时，及时向手术医生复述腔镜小纱布的使用量，必要时告知其部位；术中有出血使用较多腔镜小纱布时，及时与巡回护士进行清点，做到心中有数（图 4-2-6）。

4. 术中使用的亚甲蓝小棉球、手套边、手套指套等，巡回护士及时登记在手术清点单上，巡回护士与洗手护士双方确认后方可丢弃（图 4-2-7）。

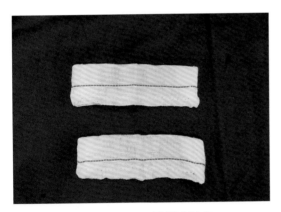

图 4-2-6 腔镜小纱布

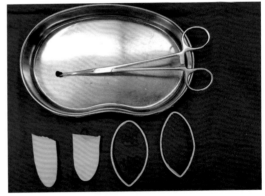

图 4-2-7 亚甲蓝小棉球、手套边、手套指套

（三）连接腔镜及器械

洗手护士:

1. 准备 2 只无菌洁净袋，洁净袋内放置无菌方巾（避免腔镜器械穿破洁净袋），粘贴在手术野的两侧，再用布巾钳固定。洁净袋可放置术中暂时镜头、腔镜器械、超声刀，避免其掉落在手术台上。

2. 协助医生固定腹腔镜及各种器械，腹腔镜机组连接气腹管、视频线、光源线、电刀线、吸引器皮管等固定于手术野下方侧，留出足够进行上下腹探查的长度；超声刀线及电凝线固定于手术野上方（图 4-2-8）。

3. 完成腹腔镜机组的连接后，洗手护士提供 1 块白色纱布，由扶镜手或巡回护士按白平衡（White Balance，WB）键（根据按键位置，在腹腔镜镜头上由扶镜手完成，在腹腔镜机组上由巡回护士完成）（图 4-2-9）。

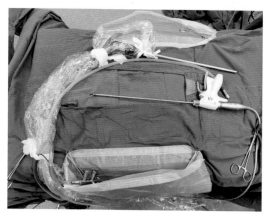

图 4-2-8　腔镜器械的固定

注：光导弯折角度不宜过小，不可旋转，防止损坏光纤

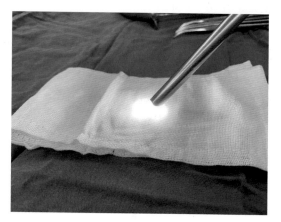

图 4-2-9　镜头对白

注：双手托镜头，防止镜头受弯折力而损坏；对于有规定方向的腹腔镜，注意镜头方向，防止安反

巡回护士：

1. 在术前连接腔镜显示器主机、气腹机、刻录机、超声刀、高频电刀的电源，开机检查，确保性能完好。

2. 正确连接气腹机管路于中心供气的 CO_2 接口处。

3. 连接电刀头线、单极电凝线、吸引皮管于仪器设备。

4. 连接气腹管、视频线、光源线、超声刀线于腔镜机组，连接排烟管于吸引器（如使用 3D 腹腔镜，连接 3D 气腹机卡槽上，3D 气腹机数据线与超声刀连接）。

5. 打开电源，调节仪器各项参数。3D 腹腔镜调节显示屏主机为 3D 模式（图 4-2-10）。

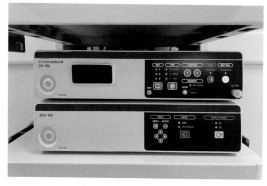

图 4-2-10　3D 模式

注：调整腹腔镜时，建议最后开启光导光源

（四）建立观察孔

洗手护士：

1. 递消毒棉球，消毒脐部，再递 2 把巾钳钳夹并提拉脐部，将尖刀片于弯盘内传递给主刀，在脐下或脐下 3 ～ 4cm 切开皮肤。

2. 递气腹针，连接气腹管于气腹针上，充气结束洗手护士收回气腹针。气腹针使用注意：握笔式垂直进腹腔，使用后观察气腹针是否完好（图 4-2-11）。

3. 传递金属 10mm Trocar 给主刀医师，在脐部戳入腹腔，连接气腹管于 Trocar 接口（图4-2-12）。

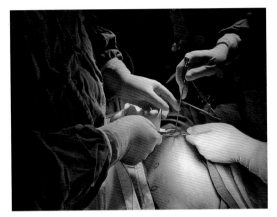

图 4-2-11　穿刺气腹针

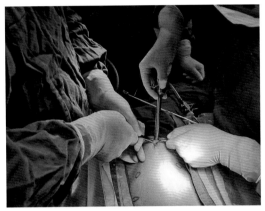

图 4-2-12　穿刺 10mm Trocar

4. 放入镜头 Trocar 前，用碘伏棉球擦拭镜头或采用 50℃温水浸泡腹腔镜镜头，防雾处理后再进入腹腔内使用（图 4-2-13）。

5. 镜头放入金属 Trocar 时，提醒扶镜医生按下金属 Trocar 活瓣开关，避免损伤腔镜镜头（图 4-2-14）。

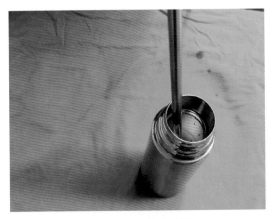

图 4-2-13　镜头防雾

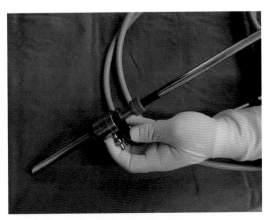

图 4-2-14　镜头正确进入 Trocar

6. 洗手护士与术者共同确认腹腔镜 Trocar 进入腹腔，未出现副损伤。

注：①可采用 50℃温水浸泡法将腹腔镜镜头浸泡 30 秒，保温杯内放置纱条，防止镜头触碰保温杯底部；②备擦镜布或小纱（一块碘伏纱布条及一块干净纱布）；③碘伏棉球，术中碘伏棉球放置于无菌弯盘内，弯盘放在扶镜医师处，便于使用。

7. 如行单孔或减孔胃手术时：递消毒棉球，消毒脐部，将圆刀片于弯盘内传递给主刀，在脐下或脐下 3 ～ 4cm 切开皮肤，传递电刀头，逐层切开腹壁，做一个 2 ～ 3cm 的小切口。巡回护士准备减孔切口保护圈，洗手护士检查减孔保护圈的完整性后传递给手术医生，放置于小切口。传递金属 10mm Trocar 和一次性 5、12mm Trocar，戳入减孔保护圈盖上（图 4-2-15）。

巡回护士：

1. 主刀穿刺确认气腹针进入腹腔后，按下气腹机上的充气开关，以 4 ～ 6L/min 的流速开始，戳卡穿刺后调成 15 ～ 30L/min 的流速向腹腔注入 CO_2，并将气腹压力维持在 12 ～ 14mmHg（图 4-2-16）。对于幼龄患者，气腹机采用儿童模式。

注：气腹压力可视患者年龄和体型，遵医嘱进行调整。

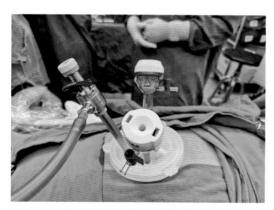

图 4-2-15　戳入减孔保护圈

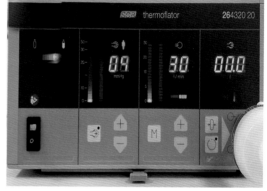

图 4-2-16　调节气腹流量

2. 关闭手术灯，协助手术医生及洗手护士佩戴 3D 腹腔镜专用的 3D 眼镜。与术者共同确认腹腔镜戳卡进入腹腔，未出现副损伤。

（五）观察腹壁及建立手术体系

洗手护士：

术者确定切口位置后，递手术刀，根据切口的大小传递 5 ～ 12mm 不同的 Trocar。Trocar 连接口的调节阀呈关闭状态传递给手术医生使用。连接排烟管于 Trocar（图 4-2-17）。

注：传递尖刀时注意保护光导等仪器设备线路，防止划伤。

巡回护士：

提供一次性曲罗卡套组。

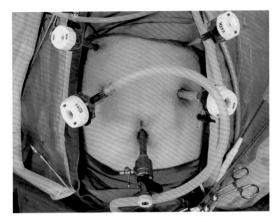

图 4-2-17　Trocar 的位置

（六）腹腔镜探查

洗手护士：

1. 递两把弯无创抓钳。

2. 准备碘伏纱布擦拭腹腔镜镜头或热盐水预热镜头，保持腔镜成像清晰。

巡回护士：

调节手术床呈头高足低位，头高 30°。如使用 3D 腹腔镜，巡回护士在探查腹腔前应帮助主刀、助手、扶镜手、洗手护士戴上合适的 3D 眼镜。

（七）悬吊肝脏

洗手护士：

1. 开腹持针器夹住进口荷包针，传递给主刀医生经皮穿刺进入腹腔（图 4-2-18）。注意不可用持针器等钳夹荷包线，避免牵拉肝脏受力时发生断裂。

2. 传递 10mm Hemolok 钳及夹钉，用 10mm Hemolok 结扎夹固定荷包线于肝胃韧带上。

3. 传递腔镜下的持针器，将荷包针穿出 12mm Trocar 外，收回荷包针，传递血管钳牵拉（图 4-2-19）。

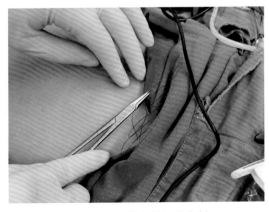

图 4-2-18　荷包针经皮穿刺

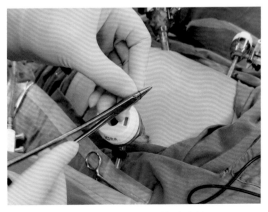

图 4-2-19　荷包针体外牵拉

巡回护士：

提供进口荷包针和 10mm Hemolok 结扎夹。记录荷包针于手术清点单上。

（八）切除大网膜

洗手护士：

1. 递超声刀和电凝勾于主刀医师进行组织游离。

2. 递弯无创抓钳或分离钳夹持腔镜下纱条一端（图 4-2-20），协助医生经 12mm 戳卡放入纱条。

3. 传递 5mm Hemolok 钳及结扎夹，结扎网膜血管。

4. 超声刀和电凝钩使用过程中，及时清洗超声刀头（图 4-2-21），清除刀头上的粘连组织，以更好地发挥其作用。超声刀头可在无菌注射用水中震荡清除其上的异物，震荡时注意避免触碰碗壁，以免造成超声刀的损坏。

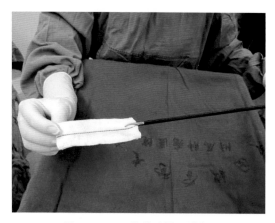

图 4-2-20　传递腔镜下纱条

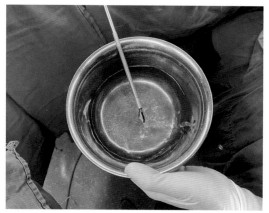

图 4-2-21　超声刀清洗

巡回护士：

1. 记录腹腔内的腔镜下纱条及位置。

2. 提供 5mm Hemolok 结扎夹。

3. 术中处理超声刀故障。

（九）清除胃区域淋巴结

洗手护士：

1. 传递腔镜米氏钳和腔镜分离钳，做血管分离。

2. 裸化胃网膜右动静脉及胃右动静脉，传递 5mm Hemolok 结扎夹结扎血管，传递超声刀或腔镜下剪刀切断动脉（图 4-2-22）。

3. 传递腔镜下纱条给予止血，使用时与手术医生及时核对腔镜小纱布数量及暂留部位，观察腔镜下纱条的完整性。

4. 如单独切下淋巴结则需要保存好，并确定名称，及时交予巡回护士。

注：将结扎钉准确安装在结扎钳上（图 4-2-23），防止因扣合不紧或偏离导致刮伤血管；注意结扎钉安装方向，使钉弯向上，便于观察是否扣合严密。

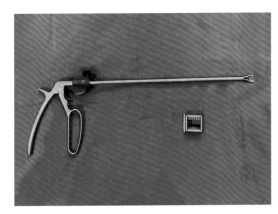

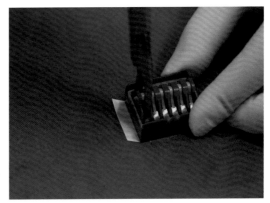

图 4-2-22　5mm Hemolok 钳及结扎夹　　　　图 4-2-23　正确安装结扎夹

巡回护士：

1. 与医生确定病理名称并与洗手护士交接核对病理标本，做好登记记录。

2. 提供结扎钉。

3. 记录腹腔内的腔镜下纱条数量及位置。

4. 根据手术清扫的不同部位，调整手术床左右侧倾斜，暴露手术野。

5. 由于静脉壁薄，分离过程中容易导致出血，故巡回护士需要事先准备金属钛夹、4-0 Prolene 的血管缝线，万一发生撕裂出血时便于使用金属钛夹临时阻断破口，再行缝合。

（十）胃左动静脉处理

洗手护士：

1. 传递大纱布于手术医生，并暴露胃左动脉根部，保护周围的血管及组织。

2. 裸化胃左动脉，传递 10mm Hemolok 结扎夹结扎血管，三重结扎，传递超声刀或腔镜下剪刀切断动脉。

3. 裸化胃左静脉，传递 5mm Hemolok 结扎夹结扎血管，传递超声刀或腔镜下剪刀切断静脉。

巡回护士：

提供 5mm 和 10mm Hemolok 结扎钉。

（十一）切除肿瘤及消化道重建

1. 腹腔镜下近端胃切除

（1）切断食管 - 胃

洗手护士：

①传递 3-0 倒刺线。腔镜持针器夹 3-0 倒刺线时切勿上齿，以免在使用 3-0 倒刺线时拉断缝线（图 4-2-24）。

②传递一次性切割闭合器及蓝钉，协助医生经 12mm 戳卡进入腹腔，切断食管 – 胃（图 4-2-25）。

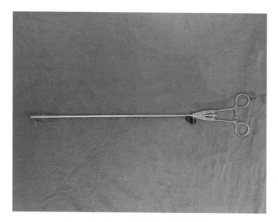

图 4-2-24　传递 3-0 倒刺线

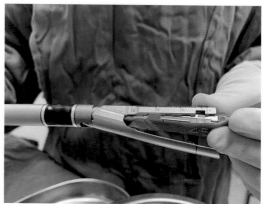

图 4-2-25　安装一次性切割闭合器及蓝钉

③另备无菌小碗清洗一次性切割闭合器前端多余的钉仓（图 4-2-26）。

注：洗手护士应熟知切割闭合器钉仓替换时的拆卸、安装方法。

巡回护士：

①准备 3-0 倒刺线。

②根据手术医生的要求，准备切割闭合器及相应钉仓。

注：熟悉不同品牌的吻合器的型号，包括长度、钉高、使用方式、故障时的处理方式。

（2）体外做管型胃

洗手护士：

①传递手术刀、电刀、切口保护圈，在上腹部行小切口（图 4-2-27）。

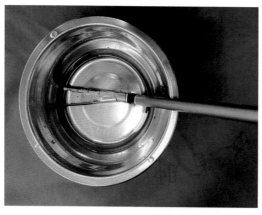

图 4-2-26　清洗一次性切割闭合器

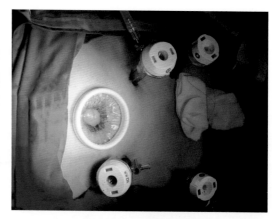

图 4-2-27　腹部小切口

②手术野铺置无菌方巾或无菌大纱垫，传递卵圆钳，取出胃标本。

③传递钢尺量取标本切除的范围，用亚甲蓝棉球做好标记，亚甲蓝棉球由巡回护士及时清点。

④一次性切割闭合器及蓝钉数枚和 3-0 Vicryl，切除近端胃标本，使残胃成管型，3-0 Vicryl 缝合残端（图 4-2-28）。

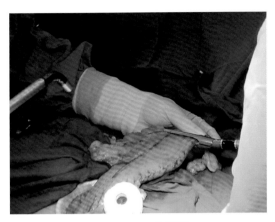

图 4-2-28　**管型胃**

⑤在体外断离胃标本时做好消毒隔离，主动传递 5%PVP 棉球消毒胃断端。

⑥腔镜下切割闭合器用后及时清洗，去除残留的钉仓后再更换钉夹。

⑦传递布巾钳给手术医生，固定镜头在无菌单上，镜头头端避免硬物触碰，腔镜器械不用及时收回，放置于无菌托盘上。

巡回护士：

①打开并调节手术灯，帮助医生摘下 3D 眼镜，调整手术床于水平位。

②关闭 CO_2 气腹。

③准备切口保护圈。

④准备无菌钢尺和亚甲蓝棉球，棉球及时记录在手术清点单上。

⑤准备腔镜下切割闭合器的配套蓝钉数枚。

⑥妥善保存切下的胃标本。

（3）关闭小切口

洗手护士：

①传递 7# 线 10×28 大圆针关闭腹膜，或者准备 6# 手套直接套于切口保护圈上，形成密闭环境，再次建立气腹。

②切口保护圈使用后检查完整性。

巡回护士：

①关闭手术灯，调节手术床呈头高足低位。

②建立 CO_2 气腹。

（4）消化道重建

洗手护士：

①连接冲洗管于腹腔镜吸引器头上，用45℃灭菌蒸馏水挂冲腹腔。注意手术野无菌布单保持干燥，如遇潮湿加盖无菌布单。

②传递腔镜下切割闭合器及蓝钉仓，闭合器前头端涂抹丁卡因胶浆。行食管与远端胃蓝钉吻合（图4-2-29）。

③传递 3-0 倒刺线，关闭吻合口。

巡回护士：

①准备 45℃灭菌蒸馏水。

②准备腔镜下切割闭合器配套蓝钉仓。

2. 腹腔镜下远端胃切除

Billroth Ⅱ式（较为常用）：

（1）断胃

洗手护士：

①传递一次性切割闭合器及白钉，协助医生经 12mm 戳卡进入腹腔，切断胃十二指肠（图4-2-30）。

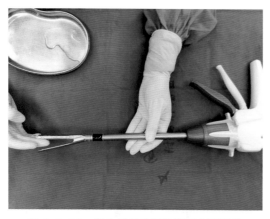
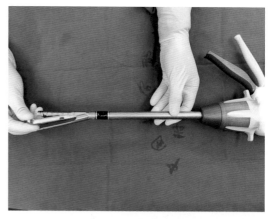

图 4-2-29　闭合器前头端涂抹丁卡因胶浆　　　　图 4-2-30　一次性切割闭合器及白钉

②另备无菌小碗清洗一次性切割闭合器前端多余的钉仓。

③事先用无菌刻度尺测量出 16cm 长的 3-0 Vicryl，传递腔镜持针器和 16cm 长的 3-0 Vicryl，荷包式封闭十二指肠断端（图4-2-31）。

④传递亚甲蓝棉球，标记于切除胃表面，亚甲蓝棉球由巡回护士及时清点（图4-2-32）。

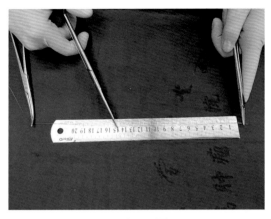

图 4-2-31　刻度尺测量 3-0 Vicryl

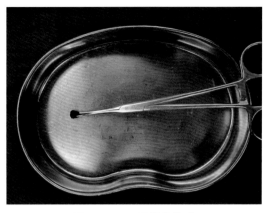

图 4-2-32　亚甲蓝棉球

⑤传递一次性切割闭合器及 2 ～ 3 枚蓝钉仓切除远端胃标本。

巡回护士：

①根据手术医生的要求，准备切割闭合器及相应钉仓。

②准备 3-0 Vicryl。

③准备亚甲蓝，亚甲蓝棉球及时记录在手术清点单上。

（2）取标本

洗手护士：

①传递短无创抓钳、分离钳和自制标本袋（图 4-2-33），将标本装于标本袋内，抽紧标本袋绳。

②传递 10mm Hemolok 钳及结扎夹夹闭标本袋。

③传递手术刀、电刀、切口保护圈，在脐上或脐下行小切口（图 4-2-34）。

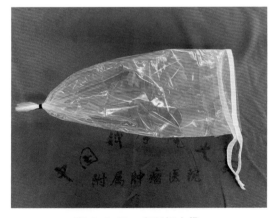

图 4-2-33　自制标本袋

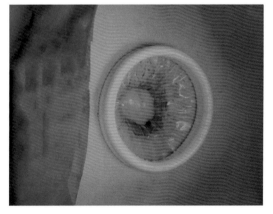

图 4-2-34　腹部小切口

④手术野铺置无菌方巾或无菌大纱垫，传递卵圆钳，取出胃标本，注意检查标本袋的

完整性。

巡回护士：

①准备无菌腔镜保护套。

②准备 10mm Hemolok 结扎夹。

③打开并调节手术灯，帮助医生摘下 3D 眼镜，调整手术床于水平位。

④关闭 CO_2 气腹。

⑤准备切口保护圈。

⑥妥善保存切下的胃标本。

（3）关闭小切口

洗手护士：

①传递 7# 线 10×28 大圆针关闭腹膜，或者准备 6# 手套直接套于切口保护圈上，形成密闭环境，再次建立气腹。

②切口保护圈使用后检查完整性。

巡回护士：

①关闭手术灯，调节手术床呈头高足低位。

②建立 CO_2 气腹。

（4）胃空肠、空肠空肠吻合术

洗手护士：

①连接冲洗管于腹腔镜吸引器头上，用 45℃灭菌蒸馏水挂冲腹腔。注意手术野无菌布单保持干燥，如遇潮湿时加盖无菌布单。

②传递腔镜持针器和 12cm 长的 3-0 Vicryl，加固残端胃。

③传递腔镜下切割闭合器及蓝、白钉仓，闭合器前头端涂抹丁卡因胶浆，胃肠吻合用蓝钉，肠肠吻合用白钉（图 4-2-35）。

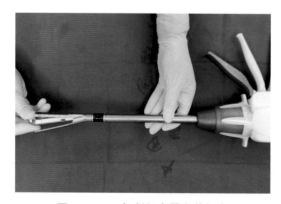

图 4-2-35 切割闭合器安装钉仓

④传递 3-0 倒刺线，关闭吻合口。腔镜持针器夹 3-0 倒刺线时切勿上齿，以免在使用 3-0

倒刺线时拉断缝线。

巡回护士：

①准备 45℃灭菌蒸馏水。

②准备腔镜下切割闭合器配套蓝、白钉仓。

③准备 3-0 倒刺线。

Billroth Ⅰ式

（1）断胃

洗手护士：

①传递亚甲蓝棉球，标记于切除胃表面，亚甲蓝棉球由巡回护士及时清点。

②传递一次性切割闭合器及蓝钉，协助医生经 12mm 戳卡进入腹腔，切断远端胃。

③另备无菌小碗清洗一次性切割闭合器前端多余的钉仓。

巡回护士：

①准备亚甲蓝，亚甲蓝棉球及时记录在手术清点单上。

②根据手术医生的要求，准备切割闭合器及相应钉仓。

（2）取标本及胃肠重建

洗手护士：

①传递手术刀、电刀、切口保护圈，在脐上或脐下行小切口。

②手术野铺置无菌方巾或无菌大纱垫，传递卵圆钳，取出胃标本。

③传递荷包钳及荷包针，夹住幽门十二指肠处，切断幽门十二指肠。

④传递一次性圆形吻合器头，放置在十二指肠断端。

⑤做好消毒隔离，主动传递 5% PVP 棉球消毒胃、十二指肠断端（图 4-2-36）。

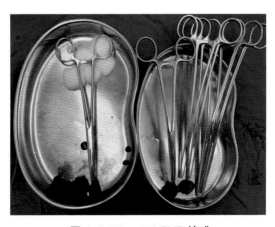

图 4-2-36　5% PVP 棉球

⑥传递 25# 一次性圆形吻合器，进行胃十二指肠吻合。

⑦传递 3-0 倒刺线，关闭吻合口。

3. 腹腔镜下全胃切除

（1）切除胃标本

洗手护士

①结扎食管下段：传递蓝带子或动脉夹钳及动脉夹，夹闭食管下段，动脉夹的大小适合食管的大小（图4-2-37）。

②切开食管下段：手术医生用电刀切开食管下段，传递腔镜持针器和12cm长的3-0 Vicryl，缝扎食管壁。

③小切口：传递手术刀、电刀、切口保护圈，在上腹部行小切口。

④放置吻合器头：传递25#一次性吻合器蘑菇头（蘑菇头连接橡胶导尿管，便于在腹腔镜下抓取），放入小切口（图4-2-38）。再次用无菌手套封闭切口保护圈，建立气腹。传递持头器，固定吻合器蘑菇头，将其放置于预先切开的食管下段。传递10mm Henlok钳及结扎夹夹闭标本袋。

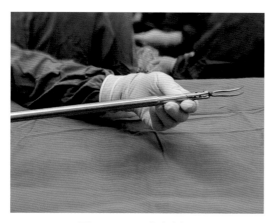

图 4-2-37　动脉夹钳

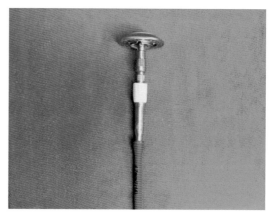

图 4-2-38　蘑菇头连接橡胶导尿管

⑤离断食管下段：传递一次性切割闭合器及蓝钉，协助医生经12mm戳卡进入腹腔，切断食管下段。

⑥离断胃十二指肠：传递一次性切割闭合器及白钉，协助医生经12mm戳卡进入腹腔，切断胃十二指肠。

⑦取标本：传递短无创抓钳、分离钳和自制标本袋，将标本装于标本袋内，抽紧标本袋绳。

巡回护士：

①准备6#、8#手套。

②准备动脉夹钳及动脉夹或者无菌蓝带子，及时记录动脉夹或者蓝带子的数量。

③打开并调节手术灯，关闭气腹，帮助医生摘下3D眼镜。

④准备切口保护圈。

⑤根据手术医生的需求准备 25# 一次性吻合器和一次性切割闭合器及钉仓。

⑥关闭手术灯，建立气腹。

（2）消化道重建

洗手护士：

①胃肠 Roux-en-Y：传递一次性切割闭合器及 3 个白钉，在腹腔外行空肠空肠侧侧吻合，传递 3-0 Vicryl 闭合共同开口。

②消毒隔离：做好消毒隔离，主动传递 5% PVP 棉球消毒肠管断端。

③放置吻合器：8 寸无菌手套剪去一个指套，圆形吻合器穿过手指头套（图 4-2-39），在圆形吻合器前头端涂抹丁卡因胶浆，准备 2 条无菌手套边，传递给手术医生。圆形吻合器固定在空肠内（图 4-2-40）。

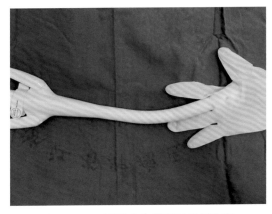
图 4-2-39　圆形吻合器穿过手指头套

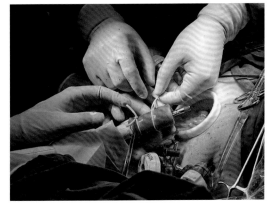
图 4-2-40　圆形吻合器固定在空肠内

④重建气腹：协助手术医生再次关闭小切口，建立气腹。

⑤食管 - 空肠吻合：空肠与食管进行吻合后，提醒手术医生及时取出固定吻合器的 2 条手套边，并与巡回护士核对。

巡回护士：

①准备一次性切割闭合器及白钉。

②准备丁卡因胶浆，及时记录手套边的数量。

③调节手术灯、气腹的关闭和建立。

4. 腹腔镜下保留幽门的胃切除术

洗手护士：

①传递手术刀、电刀、切口保护圈，在上腹部行小切口。

②手术野铺置无菌方巾或无菌大纱垫，传递卵圆钳，取出胃标本。

③传递布巾钳给手术医生，固定镜头在无菌单上，镜头头端避免硬物触碰，腔镜器械不用及时收回，放置于无菌托盘上。

④如术中难以判断肿瘤的位置，可行术中胃镜检查确认安全切缘。在手术野前端加盖

无菌单，避免胃镜检查污染手术野。

⑤事先准备 5cm 长的无菌带，与巡回护士及时清点数量（图 4-2-41）。

⑥传递无菌刻度尺和无菌带，测量肿瘤的安全切缘。传递亚甲蓝棉球，在胃表面做好标记（图 4-2-42）。

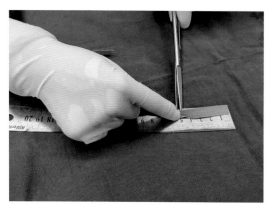

图 4-2-41   准备 5cm 长的无菌带

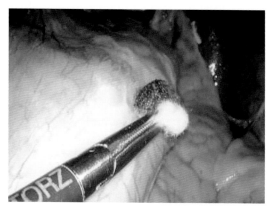

图 4-2-42   亚甲蓝棉球标记

⑦传递有齿血管钳和肠钳，切断胃窦部，保留幽门。

⑧传递一次性切割闭合器及蓝钉，缩小胃形。

⑨传递有齿血管钳和肠钳，切除胃肿瘤。

⑩传递 3-0 Vicryl，胃端端缝合。

⑪ 做好消毒隔离，主动传递 5% PVP 棉球消毒胃断端。

注：洗手护士应熟知切割闭合器钉仓替换时的拆卸、安装方法。

巡回护士：

①打开并调节手术灯，帮助医生摘下 3D 眼镜，调整手术床于水平位。

②关闭 CO_2 气腹。

③准备切口保护圈。

④联系胃镜中心的医生，准备胃镜检查需要的吸引装置，调节屏风架的位置，暴露患者头部。

⑤根据主刀需求，准备一次性切割闭合器及蓝钉仓。

⑥准备 3-0 Vicryl。

⑦妥善存放标本。

（十二）关闭小肠系膜

洗手护士：

传递腔镜持针器及 3-0 倒刺线。

巡回护士：

准备 3-0 倒刺线。

（十三）止血、放置引流管、关腹

洗手护士：

1. 传递止血材料、引流管、血管钳，放置引流管。引流管一端用血管钳夹闭，7#10*28 三角针固定。

2. 关腹前、后与巡回护士共同清点器械、敷料、缝合针及杂项物品。

3. 传递 2-0 Vicryl 关闭腹膜，3-0 Vicryl 缝合皮肤。

巡回护士：

1. 提供止血材料、引流管及引流袋。

2. 关腹前、后与洗手护士共同清点器械、敷料、缝合针及杂项物品。

3. 提供 2-0 Vicryl 及 3-0 Vicryl 缝线。

4. 与手术医生共同包扎伤口。

5. 断开机器与手术台上的连接，放净管道内的残气，按操作规程关闭机器开关，再关闭电源。

（何灿平）

第三节　结直肠手术护理配合

随着外科技术的不断发展和手术方式的不断更新，结直肠的微创技术也在飞速发展。在临床工作中，一台手术的成功与否，除了需要医生具有过硬的外科技术外，还需要手术室护士的密切配合。手术室护士的配合也应不断完善和增加，以适应手术的需要。本节我们将从腹腔镜结直肠手术的手术体位、腹腔镜位置、洗手护士站位和手术配合 4 个方面进行阐述。

一、手术体位

1. 改良截石位　适用于直肠癌根治术、乙状结肠切除术和全结肠切除术。

摆放方法：患者膝盖弯曲，大腿摆平平行于手术床，外科医生可最大限度地活动手及腹腔镜器械，两腿外展＜90°，60°～80°，中间可站一人。建议使用马蹄型截石位搁脚架，脚掌贴合马蹄，能够有效地支撑腿部的重量，维持双下肢的生理功能位，防止过度牵拉、扭曲及损伤血管、神经。另外，患者尾骶部垫长圆枕垫高臀部并将会阴部超出手术台的边缘 3～4cm，以便给管状吻合器的操作留下足够多的空间。如行腹腔镜 Miles 术时，当腹部组医生完成肠管的游离进行肛门切除时，通过调节马蹄，将患者双腿抬高，充分暴露会阴部，便于标本的切除（图 4-3-1）。

2. 人字分腿位　适用于右半结肠切除术、横结肠切除术和左半结肠切除术。

摆放方法：麻醉前让患者移至合适位置，使尾骶部超出手术床背板与腿板折叠处适合位置，调节腿板，使双下肢分开，60°～80°，中间可站一人。根据手术部位调节手术床至头低足高位或头高足低位（图4-3-2）。

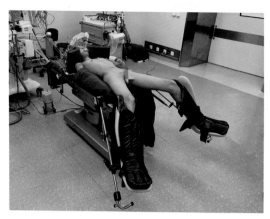

图 4-3-1　改良截石位

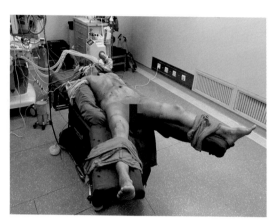

图 4-3-2　分腿位

注意事项：评估双侧髋关节功能状态，是否实施过髋关节手术。防止腿板折叠处夹伤患者。防止患者的皮肤与裸露的金属直接接触造成电灼伤。两腿分开不宜超过90°，以能站立一人为宜，避免会阴部组织过度牵拉。

二、腹腔镜位置

1. 右半结肠　待患者麻醉插管后将腹腔镜机组主显示屏置于患者头端。将腹腔镜副显示器置于手术床右侧头端，与患者左腿架呈90°～120°（图4-3-3）。

2. 横结肠　待麻醉插管后将腹腔镜机组及显示屏置于患者头端（图4-3-4）。

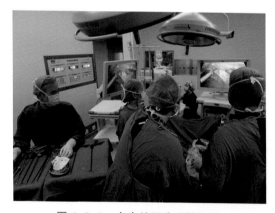

图 4-3-3　右半结肠腹腔镜位置

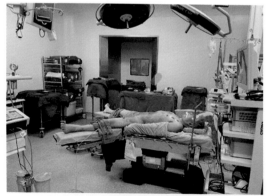

图 4-3-4　横结肠腹腔镜位置

3. 左半结肠　因游离下段结肠及乙状结肠时和游离结肠脾区时，主刀要反向调整站位，需要两个屏幕，将腹腔镜主显示器置于患者分腿位左足偏内侧，主显示器与左腿架呈

90°～120°，调整屏幕方向保证与主刀视角接近平行，与助手视角不可过大，避免一助过度扭头。将腹腔镜副显示器置于手术床左侧头端，与患者右腿呈90°～120°（图4-3-5）。

4. 乙状结肠　乙状结肠上段切除，腹腔镜机组同左半结肠切除摆放；乙状结肠下段切除，同直肠癌根治术摆放。

5. 直肠　腹腔镜主机及主屏幕置于患者截石位左足偏内侧，屏幕与左腿截石位架呈90°～120°，调整屏幕方向保证与术者视角接近平行，与助手视角不过大，避免其过度扭头，也可在患者右侧放置分屏，供一助观看及二助会阴部吻合时使用（图4-3-6）。如果需要游离脾区，则同左半结肠切除术摆放。

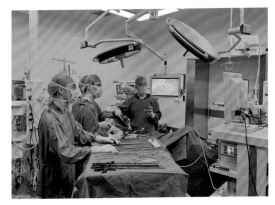

图 4-3-5　左半结肠腹腔镜位置

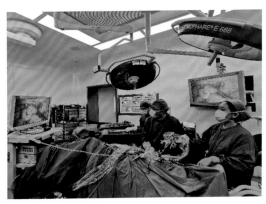

图 4-3-6　直肠癌腹腔镜位置

6. 全结肠　将腹腔镜主显示器置于患者截石位左足偏内侧，主显示器与左腿架呈90°～120°，调整屏幕方向保证与主刀视角接近平行，与助手视角不过大，避免一助过度扭头。将腹腔镜副显示器置于手术床头端（图4-3-7）。

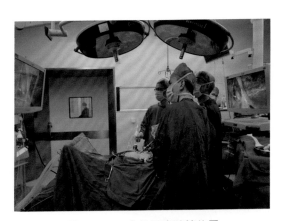

图 4-3-7　全结肠腹腔镜位置

三、洗手护士站位

当进行降结肠、直肠的操作时，洗手护士立于患者右侧靠近腿侧（图4-3-8）；当进行升结肠、横结肠、脾区的操作时，洗手护士可调整站位至患者右侧靠近头端（图4-3-9）。为了方便器械的传递，可根据手术部位的改变随时调整，调整时注意避免器械托盘被医生背部污染。

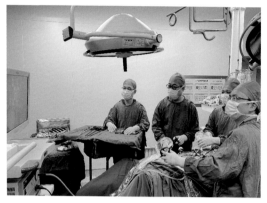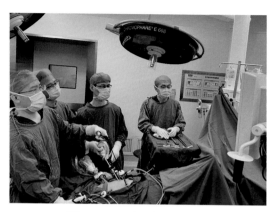

图 4-3-8　洗手护士站位 1　　　　　　图 4-3-9　洗手护士站位 2

四、手术配合

（一）用物准备

洗手护士：

1. 常规布类　衣包、布类加包、腹包、会阴部布类包。

2. 手术器械　普通胃肠器械包、65# 荷包钳、腹腔镜常规器械、10mm 紫血管结扎钳、5mm 绿血管结扎钳、超声刀、电凝钩或电凝铲。

3. 一次性用物

（1）常规物品：双腔气囊尿管 1 根、引流袋按需、10ml 针筒 1 个、灯罩 2 个、短手控电刀 1 把（Miles 增加长手控电刀 1 把）、吸引器皮管 2 根、洁净袋 1 只、胃肠套针 1 板、22# 刀片 2 个、11# 刀片 1 个、3×10 腔镜下小纱条 5 根、10×10 纱布 6 块、10×40 纱条 5 根、40×40 医用手术巾 2 块、50ml 针筒 1 个或冲洗器 1 个、冲洗皮管 1 根、排烟管 1 根、腹腔引流管 1 根，如后续需要腹腔热灌注治疗需备热疗管 4 根。

（2）特殊物品：10mm 金属戳卡 1 个、12mm 一次性戳卡 1 个、5mm 一次性戳卡 3 个、65# 荷包针 1 根、腔镜下直线切割闭合器 1 个及钉仓按需或开放直线切割闭合器 1 个及钉仓按需、圆型吻合器 1 个、电凝钩或电凝铲 1 个、紫血管钉夹按需准备、绿血管钉夹按需准备、3-0 倒刺线 1 根、3-0 可吸收线 1 板、0 可吸收关腹线 1 板、2-0 可吸收线 1 板、0/2 可吸收线 1 根。

巡回护士：

1. 仪器准备　腹腔镜机组及主显示器 1 台、副显示器 1 台、超声刀 1 台、高频电刀 1 台。

2. 体位用具　马蹄型截石位搁脚架 1 副、肩托 1 副、长圆枕 1 个。

（二）清点

洗手护士：

与巡回护士共同清点敷料、缝针、器械及杂项物品（图 4-3-10）。

巡回护士：

与洗手护士共同清点敷料、缝针、器械及杂项物品。

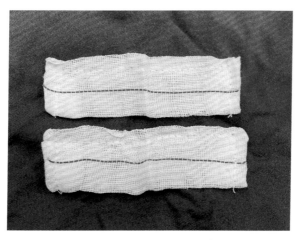

图 4-3-10　腔镜下小纱条

（三）消毒铺巾

洗手护士：

1. 确认消毒范围及消毒质量是否符合手术部位要求。消毒范围：乳头至耻骨联合、肛门周围及臀、大腿上 1/3 内侧，两侧到腋后线。

2. 铺巾

（1）臀下垫对折中单，铺巾者应注意保护双手不被污染，戴灭菌手套完成导尿。

（2）双腿各铺对折中单 1 张，大腿根部各铺 1/4 折方巾 1 张。

（3）1/4 折方巾 3 张，分别沿切口上方、对侧、内侧铺盖，方巾 1 张不展开耻骨联合方向长条形铺盖。

（4）竖对折方巾 1 张，垫于臀下。

（5）中单 2 张，1 张在切口上缘向头端横向铺开，完全覆盖头架，另 1 张在切口下缘向腿侧横向铺开 1/2 至耻骨联合下。

（6）大洞单 1 张，箭头朝下，尾端铺开 1/2。

巡回护士：

1. 检查消毒液有无渗漏床面，如有及时处理，预防消毒液不良反应。

2. 确认铺巾者有无被污染。

3. 若是改良截石位，导尿前，抬高患者双腿，方便导尿，在导尿后调节马蹬型搁脚架，使患者大腿与床面基本持平。

（四）连接腔镜及器械

洗手护士：

1. 与巡回护士配合连接镜头（图 4-3-11），用两块纱布绑扎固定摄像头电缆线和光导线，用艾丽斯钳固定在切口上方或下方的洞单上，镜头留出足够长度进行上下腹探查，避免因导线过长造成镜头坠落损伤镜头，递干净纱布与手术医生调节腹腔镜白平衡（图 4-3-12）。

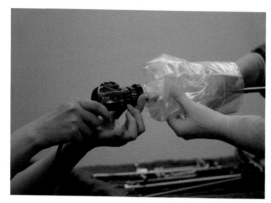

图 4-3-11　连接镜头

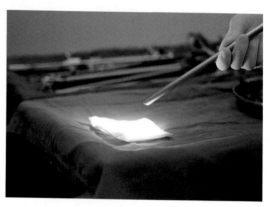

图 4-3-12　白平衡

2. 妥善固定电刀笔、吸引器，将腹腔镜特殊器械中的气腹管、电凝线、超声刀整理归类，用艾丽斯钳固定在洞单上。

注：（1）光导线弯折角度不宜过小，不可旋转，防止损坏光纤。

（2）双手托镜头，防止镜头受弯折力而损坏。

（3）当进行直肠切除手术或乙状结肠切除手术时，腹腔镜光导线的固定还应考虑是否影响会阴部操作，建议从患者左侧绕到头端固定（图 4-3-13）。

巡回护士：

将台上各种管路、导线准确连接于机器插口，按顺序打开机器工作开关，调节相应数值，配合调节白平衡，开启腹腔镜下录像系统。

注：调整腹腔镜时，建议最后开启光导光源。

（五）建立观察孔

洗手护士：

1. 传递艾丽斯钳钳夹碘伏棉球消毒皮肤，纱条擦拭。

2. 传递两把布巾钳钳夹并提拉脐部皮肤，弯盘传递尖刀切开皮肤。

3. 递气腹针，递气腹管，建立气腹（图 4-3-14），充气结束收回气腹针，递 10mm 金属戳卡。

4. 镜头防雾处理后用干净纱布或挤干碘伏大棉球擦干再进入腹腔内使用。

注：①可采用 50℃温灭菌注射用水将腹腔镜镜头浸泡 30 秒做防雾处理；②准备干净

纱布 1 块或挤干碘伏大棉球 1 颗擦拭镜头。

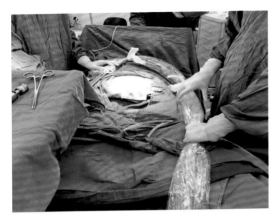

图 4-3-13　线路固定

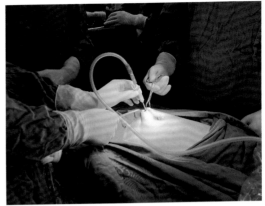

图 4-3-14　建立气腹

巡回护士：

1. 打开无影灯。

2. 按下气腹机上充气开关，将气腹压力维持在 12 ～ 14mmHg（图 4-3-15）。

3. 与术者共同确认腹腔镜戳卡进入腹腔，未出现副损伤。

4. 提供 50℃温灭菌注射用水。

注：气腹压力可视患者年龄和体型等，遵医嘱进行调整。

（六）观察腹壁及建立手术体系

洗手护士：

依次递尖刀及 12mm、5mm、5mm、5mm 戳卡（图 4-3-16）。

注：传递尖刀时注意保护光导等仪器设备线路，防止划伤。

巡回护士：

关闭无影灯。

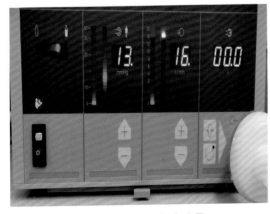

图 4-3-15　调节气腹流量

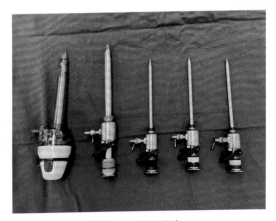

图 4-3-16　戳卡

（七）腹腔镜探查

洗手护士：

1. 传递给主刀两把无创抓钳，递一助两把无创抓钳，依次探查腹腔。

2. 关注探查视野，随时准备擦拭镜头。

巡回护士：

根据结直肠腹腔探查顺序，按需调整患者体位，待主刀医生完成腹盆腔探查后将手术床摇至手术体位。

（八）第一刀切入点

洗手护士：

1. 递一助2把无创钳，推开小肠、横结肠和大网膜等组织，暴露肠系膜血管。

2. 递主刀左手无创钳、右手超声刀，切开后腹膜，沿汽化的腹膜后间隙向上向下游离。

3. 递无创钳夹持腔镜下小纱条一端（图4-3-17），协助医生经12mm 戳卡放入腹腔，游离时保护输尿管或做标记等使用。

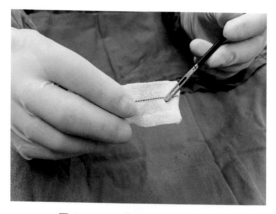

图4-3-17　传递腔镜下小纱条

巡回护士：

记录腹腔内小纱条数量及位置。

（九）系膜血管处理

洗手护士：

1. 右半结肠

（1）传递分离钳或无创钳牵拉组织，传递超声刀解剖出回结肠、右结肠血管，传递5mm 血管结扎钳带结扎钉结扎血管根部，传递超声刀或腔镜下剪刀离断，清扫肠系膜上静脉后淋巴结。传递助手吸引器及时吸引操作部位的烟雾及渗血，及时传递小纱条擦拭渗血，及时用碘伏棉球擦拭腹腔镜镜头以保证视野清晰，及时用湿纱布清除超声刀头端的组织焦痂，保证其正常使用。

（2）递超声刀切开自右结肠血管根部至 Treitz 韧带上缘的系膜，显露胰腺下缘，显露 Henle 干，传递 5mm 血管结扎钳带结扎钉离断，清扫周围淋巴结。

2. 横结肠　传递分离钳或无创钳在横结肠系膜根部分离解剖出结肠中的动、静脉，传递 5mm 血管结扎钳带结扎钉结扎血管根部离断，清扫周围淋巴结。解剖出 Henle 干，递 5mm 血管结扎钳带结扎钉结扎离断右结肠静脉。

3. 左半结肠　递无创钳和超声刀沿着肠系膜下动脉向下裸化左结肠动脉及乙状结肠动脉，递 10mm 血管结扎钳带结扎钉结扎血管根部，递超声刀或腔镜下剪刀离断，根部离断肠系膜下静脉。

4. 乙状结肠　如肿瘤在乙状结肠上段时，传递 10mm 血管结扎钳结扎离断左结肠动脉和乙状结肠动脉。如肿瘤在乙状结肠下段时，传递 10mm 血管结扎钳结扎离断肠系膜下动脉根部，根部离断肠系膜下静脉。

5. 直肠　递无创钳及超声刀沿着肠系膜下血管，裸化肠系膜下动脉根部，传递 10mm 血管结扎钳带结扎钉结扎血管根部，递超声刀或腔镜下剪刀离断。裸化静脉后，递 10mm 血管结扎钳带结扎钉，递超声刀或腔镜下剪刀离断。

注：（1）如单独切下淋巴结，准备手指套做取物袋（图 4-3-18），与医生、巡回护士三方共同确认标本后及时交予巡回护士装入标本袋。

（2）将结扎钉正确安装在结扎钳上，防止因扣合不紧或偏离导致刮伤血管。夹闭血管时，注意结扎钉安装方向，10mm 血管结扎钳头端凸面靠近腹主动脉侧，便于从血管根部离断，并且使钉弯向上，便于观察是否扣合严密（图 4-3-19 至图 4-3-21）。

（3）结扎钳进入戳卡时，需要协助医生扶住戳卡，以免结扎夹脱落（图 4-3-22）。

巡回护士：

1. 与医生、洗手护士共同确定病理标本名称，将标本及时装入标本袋并做好记录。

2. 及时提供结扎钉。

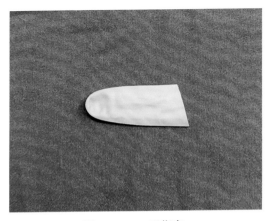

图 4-3-18　手指套

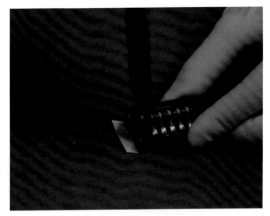

图 4-3-19　正确安装结扎钉

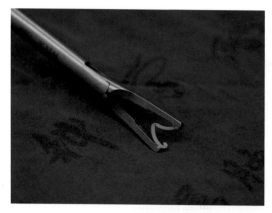

图 4-3-20   左半结肠、乙状结肠、直肠钉夹安装

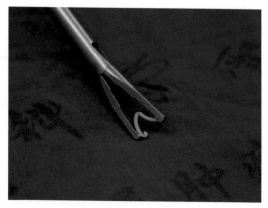

图 4-3-21   右半结肠钉夹安装

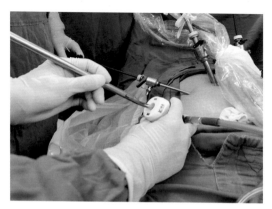

图 4-3-22   协助结扎钳进戳卡

（十）肠管裸化及离断

洗手护士：

1. 右半结肠

（1）传递超声刀分离出胰十二指肠前间隙进入右上 Toldt 间隙，向外侧、向上分离至升结肠、结肠肝曲后方，传递腔镜下小纱条标记。

（2）传递无创钳理顺横结肠及大网膜，沿胃大弯中部血管弓以外，递超声刀打开大网膜，向右侧离断胃结肠韧带、肝结肠韧带，将结肠肝曲游离。

（3）传递无创钳牵拉组织，传递超声刀沿升结肠与右侧腹壁之间的 Toldt 间隙切开，进入 Toldt 间隙并与内侧游离的间隙贯通。

2. 横结肠

（1）递无创钳理顺横结肠及大网膜，沿胃大弯中部血管弓以外，递超声刀打开大网膜，向右侧离断胃结肠韧带、肝结肠韧带，将结肠肝曲游离。向左侧离断胃结肠韧带，再离断脾结肠韧带，将结肠脾区游离。最后离断横结肠系膜根部在胰腺表面的附着处，完成全部的游离。

（2）如主刀与助手更换位置，调整各导线的长度或根据需要更换固定位置。

3. 左半结肠

（1）传递超声刀沿肠系膜下静脉背侧进入左侧 Toldt 间隙，向外、向上游离抵达脾下极及胰尾下缘。

（2）递超声刀沿降结肠与左侧腹壁之间的 Toldt 间隙切开，与已从内侧游离的间隙贯通。

4. 乙状结肠

（1）离断肠系膜下静脉后，传递超声刀由此处进入 Toldt 间隙，向左下腹游离。

（2）传递助手无创钳牵拉乙状结肠外侧黄白交界线处，传递超声刀切开进入 Toldt 间隙，显露左腰大肌、左髂总动脉及输尿管，与从内侧游离的 Toldt 间隙相贯通。沿腹主动脉表面的 Toldt 间隙向下游离，在直肠与乙状结肠交界处裸化肠管，传递直线切割闭合器夹闭该处肠管，二助医生在会阴部用 1%PVP 溶液冲洗下段直肠和乙状结肠远端，避免闭合线处肿瘤细胞污染或细菌污染，然后直线切割闭合器切割离断，根据肠管粗细及时更换钉仓。切割后传递碘伏小纱条腹腔内消毒直肠断端，及时收回并扔入固定敷料桶。

5. 直肠

（1）传递超声刀切开骶骨直肠韧带进入骶前间隙，游离直肠后方及侧壁。

（2）如需要悬吊膀胱或子宫，递短针持夹持荷包针，由腹壁刺入腹腔，收回短针持。传递主刀左手长无创钳，右手腔镜持针器，荷包针穿过膀胱或子宫体后，将荷包针由腹壁穿出腹壁，递短针持拔出荷包针。传递卷好的纱条或纱布，垫于腹壁，将荷包线收紧打结在腹壁纱条上（图 4-3-23），递线剪，收回 2 枚荷包针。

（3）传递电凝钩或电凝铲，在直肠膀胱陷凹或直肠子宫陷凹处切开盆底腹膜，游离直肠前壁至预切线。

（4）传递腔镜直线切割闭合器，协助医生经 12mm 戳卡进入腹腔，夹闭预切直肠管腔，二助医生在会阴部用 1%PVP 溶液冲洗直肠下段，避免闭合线处肿瘤细胞污染或细菌污染，然后直线切割闭合器切割离断直肠，根据肠管粗细更换钉仓。切割后递碘伏小纱条腹腔内消毒直肠断端，收回并扔入固定敷料桶。

（5）若行 Miles 切除肛门时，会阴部操作台备消毒棉球 1 个、22# 圆刀片 1 个、长手控电刀 1 个、开放吸引器头 1 个、小 S 拉钩 2 个、线剪及组织剪各 1 把、18cm 血管钳 4 把、22cm 血管钳 2 把、短针持夹 10×28 大三角针带 0 号丝线 1 个、3-0 可吸收线 1 板、纱条若干（图 4-3-24）。

注：用后的闭合器应放置在器械台相对污染区，防止污染无菌操作台。

巡回护士：

1. 根据手术部位及时调整患者体位，使充分暴露手术部位。

2. 根据手术部位及时调整显示屏，使视角与主刀视线平行。

3. 使用电凝钩时，设置电刀功率在 30～35W。

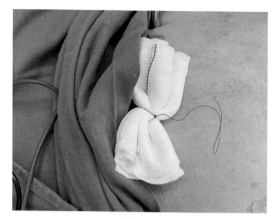

图 4-3-23　悬吊膀胱或子宫腹壁纱条

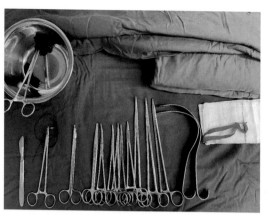

图 4-3-24　Miles 切除肛门器械

4. 直肠和下段乙状结肠肿瘤离断肿瘤下缘前，将患者尾端的腔镜机组稍稍往患者左侧移。准备矮凳置于会阴部操作区供二助就坐。打开尾端无影灯，对准会阴部。打开会阴部独立操作器械台（图 4-3-25），提供洁净袋、冲洗器及 1%PVP 溶液。二助医生粘贴洁净袋于患者尾骶部（图 4-3-26），充分扩肛，冲洗器抽吸 1%PVP 溶液冲洗肠管。

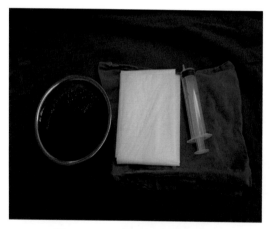

图 4-3-25　经肛门吻合操作台

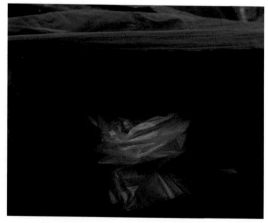

图 4-3-26　尾骶部洁净袋

5. 若行 Miles 切除肛门时，整体抬高手术床并将患者的双腿抬高，充分暴露会阴部操作空间。

6. 根据需求提供适宜型号直线切割闭合器及钉仓。

（十一）消化道重建 – 延长并保护切口

洗手护士：

1. 从切口位置至左侧托盘加盖方巾 1 块。在切口周围围特大盐水巾 1 ～ 2 块（图 4-3-27）。

2. 更换短吸引器头及短手控电刀。

3. 收回腔镜器械至右侧托盘，左侧托盘依次放置污染手术配合器械：长镊 1 把、线剪 1 把、组织剪 1 把、无齿卵圆钳 1 把、18cm 血管钳 4 ～ 6 把、库克钳 1 ～ 2 把、肠爱丽斯钳 2 把、肠钳 1 ～ 2 把、55# 荷包钳 1 把、小棉球及弯盘 1 套（图 4-3-28）。

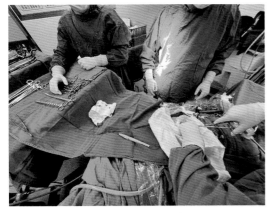

图 4-3-27　污染手术配合加盖方巾

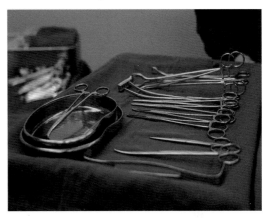

图 4-3-28　污染手术配合器械

4. 关闭气腹进气旋钮。

5. 弯盘传递 22 号圆刀片于腹部取一 5 ～ 6cm 切口，根据取标本切口大小，传递切口保护器或自制切口保护装置（图 4-3-29，图 4-3-30）。

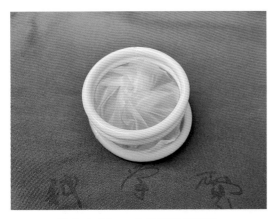

图 4-3-29　一次性切口保护器

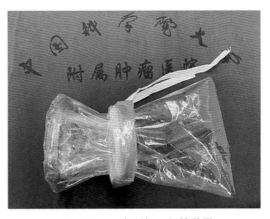

图 4-3-30　自制切口保护装置

巡回护士：

1. 打开无影灯，并调整至小切口处。

2. 提供一次性切口保护器。

（十二）消化道重建 – 切除肿瘤

洗手护士：

1. 递主刀无齿卵圆钳，递一助腹壁小拉钩，将游离好的肠管及系膜经小切口拉出腹腔（图 4-3-31）。

2. 视肿瘤的位置及吻合口的位置高低，吻合方式会有所不同，根据具体情况缝制荷包。

（1）右半结肠：递荷包钳夹持回肠预切线处近端，递短针持夹荷包针缝制荷包。传递 18cm 血管钳夹住荷包线避免荷包线滑脱，递剪刀剪下荷包针，及时收回荷包针放至器械台污染角。距荷包钳 3 ～ 5mm 处回肠远端夹库克钳，递干净 22# 圆刀片切断，在横结肠中段预切线远端处夹肠钳 1 把，近端夹库克钳 1 把，用 22# 圆刀片在肠钳和库克钳之间切断。

（2）横结肠：递荷包钳 1 把、库克钳 1 把钳夹结肠预切线处，递短针持夹荷包针缝制荷包，弯盘传递干净 22# 圆刀片离断。递肠钳 1 把及库克钳 1 把钳夹横结肠另一端，22# 圆刀片离断。

（3）左半结肠：在肿瘤下缘预切线处夹荷包钳，距荷包钳 3 ～ 5mm 处夹库克钳，递干净 22# 圆刀片切断；在横结肠中段预切线处递肠钳 1 把和库克钳 1 把，用 22# 圆刀片在肠钳和库克钳之间切断横结肠。

（4）乙状结肠：若肿瘤在乙状结肠上段，在肿瘤下缘预切线处夹荷包钳，递短针持夹荷包针缝制荷包，距荷包钳 3 ～ 5mm 处夹库克钳，递干净 22# 圆刀片切断，在肿瘤上缘预切线处夹肠钳 1 把和库克钳 1 把，用 22# 圆刀片在肠钳和库克钳之间切断。若肿瘤在乙状结肠下段，则在腹腔内切割闭合离断肿瘤下缘，拉出腹壁后在肿瘤上缘预切肠管处夹荷包钳，递短针持钳夹 65# 荷包针缝制荷包，在荷包钳下方 3 ～ 5mm 处夹库克钳，递干净 22# 圆刀片切断（图 4-3-32）。

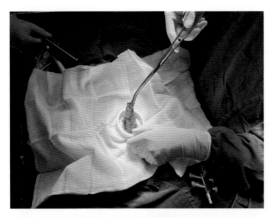

图 4-3-31　取标本

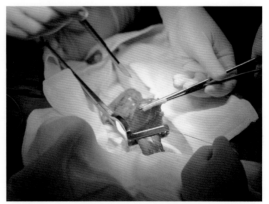

图 4-3-32　切除肿瘤

（5）直肠：在肿瘤上缘预切肠管处夹荷包钳，递短针持钳夹 65# 荷包针，缝制荷包，在荷包钳下方 3 ～ 5mm 处夹库克钳，递干净 22# 圆刀片切断。

3. 将污染的圆刀片规范放置在器械台污染角。

4. 弯盘接过切除标本，放至器械台肿瘤区或独立标本操作台，洗手更换手套并提醒术者更换手套。

巡回护士：

1. 提供 65# 荷包针。

2. 递灭菌手套，所有医生及时洗手、更换手套。

注：①不能用划过皮的刀片切肠管，注意无菌操作；②清洁和污染器械分开摆放。接触消化道的器械均视为污染器械，使用后的污染器械统一放在器械台的污染角，不再使用，防止污染无菌操作台（图 4-3-33）。

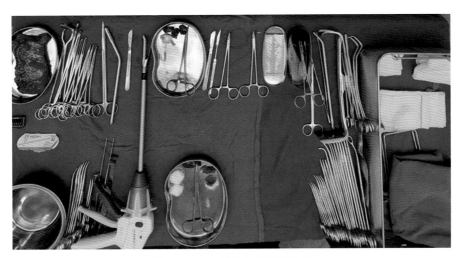

图 4-3-33 污染角器械的放置

（十三）消化道重建 – 吻合肠管

洗手护士：

1. 递无损伤肠爱丽斯钳 2 把，拎起并打开肠腔，先递干小棉球擦拭肠管内肠液或粪便，再用碘伏小棉球消毒肠管（图 4-3-34）。

2. 递圆型吻合器抵钉座，送入荷包，抽紧荷包线固定钉座。

3. 递圆型吻合器插入另一端肠管，必要时提供润滑油。递切割闭合器钉仓，闭合肠管断端。

4. 递无齿卵圆钳将吻合好的肠管送回腹腔。递 6 号灭菌手套罩于切口保护器上，递止血钳固定封闭手套，重新建立气腹（图 4-3-35）。直肠及下段乙状结肠肿瘤患者，将固定好抵钉座的肠管放入腹腔，在腹腔内吻合。

巡回护士：

1. 提供相应型号的吻合器或直线切割闭合器及钉仓。

2. 必要时提供润滑油涂抹在圆型吻合器杆身头端侧壁。

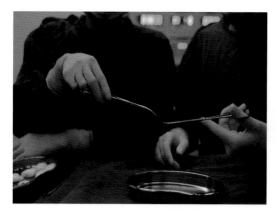

图 4-3-34　传递小棉球

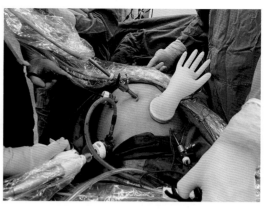

图 4-3-35　切口手套恢复气腹

3. 关闭腹部无影灯。

（十四）冲洗、止血、关闭系膜、放置引流管

洗手护士：

1. 提醒医生取出腹腔内所有敷料。

2. 连接冲洗器至腔镜吸引器冲洗接口，43 ～ 45℃大量灭菌注射用水冲洗腹腔。

3. 清洗需要再次使用的包括腹腔镜器械在内的所有器械，台上人员均更换手套，注意无瘤操作。

4. 正确夹持 3-0 倒刺线（图 4-3-36），避免损伤倒刺线，传递给主刀医生关闭系膜。

5. 递引流管，引流管尾端用血管钳夹闭，递分离钳放置引流管。

6. 遵医嘱给予抗肿瘤药物腹腔灌洗。

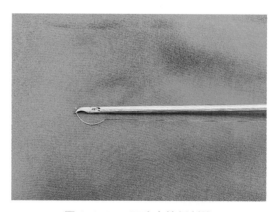

图 4-3-36　正确夹持倒刺线

巡回护士：

1. 连接冲洗用温灭菌注射用水。

2. 按需提供倒刺线或 3-0 可吸收线关闭系膜。

3. 提供引流管。

4. 遵医嘱配置腹腔灌注药物。

（十五）关腹

洗手护士：

1. 提醒医生用吸引器吸尽腹腔内 CO_2 气体，减少烟囱效应。吸尽气腹管内残气。

2. 与巡回护士进行关腹前清点。

3. 递 0# 可吸收线缝合腹膜及肌肉，递干净灭菌注射用水冲洗切口，更换干净纱条。

4. 递 2-0 可吸收线缝合皮下组织。

5. 递 3-0 可吸收线缝合皮肤。

6. 递 5/8 弧 2-0 可吸收线缝合戳卡小口。

7. 关腹后再次清点。

8. 与巡回护士一起撤镜头、超声刀导线等。

巡回护士：

1. 关闭气腹机充气按钮，待洗手吸净气腹管内残余 CO_2 气体后关闭气腹机开关。

2. 打开无影灯，将患者体位调回至平卧位，与洗手护士进行关腹前及关腹后清点，避免遗漏杂项物品的清点。

3. 断开机器与手术台上的导线连接，按操作规程关闭机器开关，再关闭电源。

4. 与洗手护士一起撤镜头、超声刀导线等。

（十六）创口的覆盖

洗手护士：

递敷贴贴好腹壁各戳卡孔及切口，协助连接引流袋，根据腹腔灌注药物要求，夹闭引流管 30 分钟。

巡回护士：

提供敷贴及引流袋。

（十七）造口

洗手护士：

1. 若直肠 Dixon 行回肠保护性造口，递无齿卵圆钳和腹壁小拉钩，在左下腹小切口拉出造口回肠段，剪取约 3cm 长橡胶尿管做支架。递短针持夹持 3-0 可吸收线固定造口回肠于腹壁。在关闭腹腔并用敷贴贴好腹壁其他切口后，递电刀烧开回肠造口（图 4-3-37），递造口袋按照造口大小修剪粘贴。

2. 若直肠 Miles 行永久性结肠造口，递腹腔镜下直线切割闭合器切断乙状结肠，递无齿卵圆钳将近端结肠经腹膜外隧道于扩大的左下腹套管孔拖出，用盐水巾保护断端，以免污染其他切口。在缝合好其他戳卡孔，消毒并贴好敷贴后，递短针持夹持 3-0 可吸收爱惜康线，进行结肠造口，修剪造口袋贴于造口处。

巡回护士：

1. 按需提供红色橡胶尿管。

2. 提供 3-0 可吸收爱惜康线。

3. 提供造口袋。

4. 与医生共同捆绑患者腹带，粘贴各引流管标签。

5. 将患者体位调至并腿平卧，注意患者保暖，适当做好约束。

6. 写好标本纸尺，协助医生检查标本并拍照记录（图 4-3-38）。

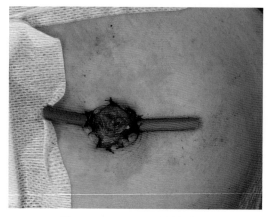

图 4-3-37　回肠保护性造口

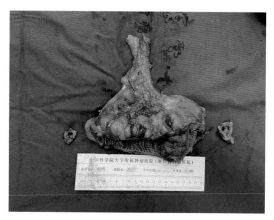

图 4-3-38　放置标本纸尺

（吴巧琴）

参考文献

[1] 中华护理学会手术室护理专业委员会. 手术室护理实践指南 [M]. 北京：人民卫生出版社，2021.

[2] 吴欣娟，徐梅. 手术室护理工作指南 [M]. 北京：人民卫生出版社，2020.

[3] 潘凯，杨雪菲. 腹腔镜胃肠外科手术学 [M]. 北京：人民卫生出版社，2020.

第五章

腹腔镜下近端胃癌切除术

扫描观看
手术视频

第一节　术者视角

一、概述

过去 40 年，食管胃结合部（EGJ）腺癌的发病率显著升高。美国国家癌症研究所 SEER 项目数据显示：食管胃结合部腺癌发病率近 35 年来增长近 2.5 倍，约达 2/10 万。日本国立癌症中心医院数据显示，从 20 世纪 60 年代至 21 世纪初，食管胃结合部腺癌比率上升了 7.3%。我国一项单中心胃癌外科病例的登记研究发现，1988—2012 年食管胃结合部癌所占比例由 22.3% 增至 35.7%。随着早期胃癌及食管胃结合部癌发病比例的升高，对淋巴结转移规律认识的深入，以及抗反流术式的出现，近端胃切除术逐渐受到临床重视。针对预计有良好预后的胃上部癌和食管胃结合部癌病例，理想的术式应该是保留远端胃以提高生活质量，选择合理的消化道重建方式以防止反流。本节从术者视角详述腹腔镜下近端胃切除术的步骤及注意事项。

二、适应证、禁忌证、手术原则

（一）适应证

1. 早期胃癌位于胃上 1/3 或 EGJ。

2. 保证下切缘 2 cm，远端残胃 ≥ 1/2。

3. 术前检查（CT 及超声内镜）未发现淋巴结转移。

4. cT2 ～ T4 的食管胃结合部癌，肿瘤最大直径 ≤ 4 cm。

5. 内镜下黏膜剥离术（EMR 或 ESD）后的补救手术。

（二）禁忌证

肿瘤局部严重进展侵犯周围组织；全身情况差，伴发严重心肺等疾病无法耐受气腹及全身麻醉；腹腔内广泛粘连难以在腹腔镜下操作。

（三）手术原则

腹腔镜下近端胃切除术与其他部位的胃癌的手术原则相同，但具体切除范围及淋巴结的清扫范围有所不同。

1. 胃切除范围：切除肿瘤在内的近端胃，残胃容量至少达到切除前容量的 1/2。

2. D1（No.1、No.2、No.3a、No.4sa、No.4sb 和 No.7 淋巴结）或 D1+（D1 淋巴结 + No.8a、No.9 和 No.11p）淋巴结清扫。

3. 安全切缘的要求：①对于 T1 肿瘤，应争取 2cm 的切缘，当肿瘤边界不清时，应进行内镜定位。②对于 T2 以上的肿瘤，Borrmann Ⅰ 型和 Ⅱ 型建议至少 3cm 近端切缘，Borrmann Ⅲ 型和Ⅳ型建议至少 5cm 近端切缘。③以上原则不能实现时，建议冰冻切片检查切缘。④对于食管侵犯的肿瘤，食管切缘与食管胃结合部肿瘤上缘的距离，目前没有确定性的界定，术中冰冻切缘阴性最具判断价值。Siewert Ⅰ 型和食管受累 ≥ 3cm 的 Siewert Ⅱ 型食管胃结合部腺癌，食管切缘距离建议 ≥ 5cm；Siewert Ⅲ 型和食管受累 < 3cm 的 Siewert Ⅱ 型食管胃结合部腺癌，对于食管切缘距离推荐 ≥ 2cm，并建议术中快速冰冻切片证实切缘阴性。

三、麻醉、体位与戳卡位置

（一）麻醉方式

选择全身麻醉或全身联合硬膜外麻醉。

（二）手术体位

平卧分腿位。

（三）戳卡位置

1. 腹腔镜镜头戳卡孔　脐周（视患者上腹部长度及胰腺上缘的大致预判而定）。

2. 主操作孔　左侧锁骨中线与肋缘连线偏下位置为宜，可适当偏向中线以利于超声刀避开胰腺上缘，从上向下清扫操作（图 5-1-1）。

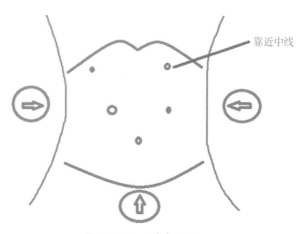

图 5-1-1　戳卡位置

3. 术者辅助孔　位于主操作孔与观察孔连线中点外下的位置，三孔相互之间相距约一拳，避免筷子效应，同时在操作时，可减少与腹腔镜镜头的干扰。

4. 助手辅助孔　位于右侧锁骨中线与肋缘连线偏下，约为胆囊的体表投影位置。该钳操作变动较少，主要起到提拉暴露作用，同时，与吻合口位置约成直线便于放置引流管，引流方便。

5. 助手主操作孔　术者辅助孔的对称位置。

四、手术操作步骤

（一）探查与手术方案的制订

1. 常规探查　按照左侧膈顶、肝圆韧带及镰状韧带，左肝膈面，左侧前外侧腹壁、下前腹壁及结肠旁沟，降结肠肠管表面，盆腔，右侧下前腹壁、结肠旁沟及前外腹壁，右侧膈顶、肝圆韧带及镰状韧带，右肝膈面，肠系膜及根部顺序逐一进行探查（图5-1-2）。

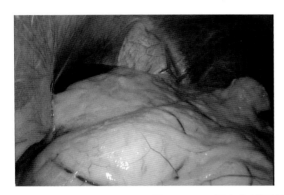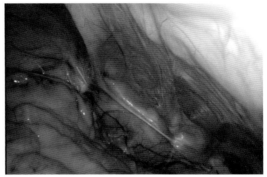

图 5-1-2　**探查左侧膈顶（左图）及盆腔（右图）**

2. 肿瘤探查　术中可以判定肿瘤位置、外侵程度及大小，累及邻近器官受累关系是否适合行该手术（图5-1-3）。

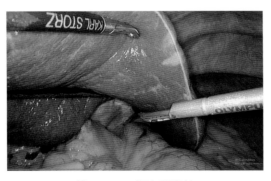

图 5-1-3　**探查原发灶**

（二）解剖与分离

1. 悬吊肝脏　患者取头高足低位，助手挑起左肝外叶，用超声刀打开小网膜，平行肝脏走行，留取部分肝脏附着韧带以便于固定悬吊线，向上游离膈肌脚，纵行打开膈肌脚处腹膜反折，可见白色蜂窝状组织间隙，此为正确的食管侧后方游离间隙（图5-1-4）。近端胃一般需要充分展开膈肌脚，可选择适当的方式将膈肌脚与肝脏一起悬吊或增加单独的膈肌脚悬吊。

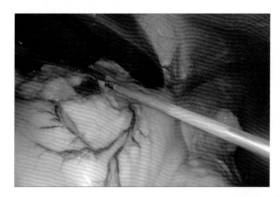
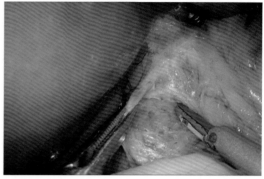

图 5-1-4　悬吊肝脏及右侧膈肌脚打开

2. 离断胃结肠韧带　近端胃手术可保留大网膜，选择胃大弯侧血管弓外 2 ～ 3cm 处离断胃结肠韧带，术者起始站位位于患者左侧，可先向右侧拓展游离至小网膜囊右侧缘，注意不要损伤胃网膜右血管，可适当游离胃窦部与横结肠系膜之间粘连增加胃的游离度（图 5-1-5）。同时，将胃后壁提起，充分松解胃、胰腺之间粘连，打开胰十二指肠皱襞，向上游离打开 No.5 和 No.8 组淋巴结之间比较疏松的界限便于后续 No.8a 组淋巴结清扫，注意保护胃右血管（图 5-1-6）。

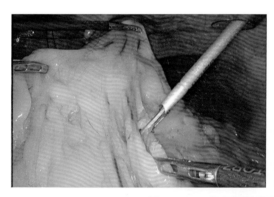
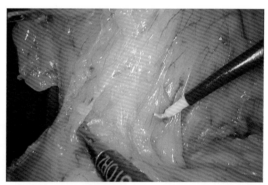

图 5-1-5　打开胃结肠韧带，游离幽门下区粘连

3. 胰腺上区淋巴结清扫　转到胰腺上区，前入路清扫胰腺上区淋巴结，包括 No.11p、No.7、No.8a 和 No.9 淋巴结；主刀变换为右侧站位，清扫 No.4sb、No.11d、No.1 和 No.2 淋巴结并裸化食管下段。

首先保留 2 ～ 3 支胃右血管分支，将小弯侧网膜打开至胃壁，增加胰腺上区视野（图 5-1-7）。

清扫 No.11p 淋巴结：助手左手钳大把提拉胃胰皱襞，可以清楚显露胰腺上区，可在胃胰皱襞与胃之间垫条纱布增加操作空间（图 5-1-8）；右手钳伺机向头侧牵拉胰腺上区淋巴结包膜，主刀左手钳向下和向尾侧推压胰腺，始终保持胃胰皱襞的良好张力。以胃胰皱襞左侧的脾动脉起始部为发动点，紧贴脾动脉，进入 Gerota 筋膜前方的解剖间隙（图5-1-9），沿 Gerota 筋膜浅层进行解剖，向右拓展至右侧膈肌脚，清扫腹腔干左侧淋巴结，显露胃左动脉左侧壁。向左侧拓展至脾上极后方，分离脾上极处组织便于后续该处离断游离（图5-1-10）。向远端裸化脾动脉清扫淋巴结，完成 No.11p 淋巴结的清扫（图5-1-11）。

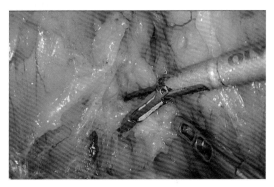

图 5-1-6　打开 No.5 和 No.8 组淋巴结之间间隙

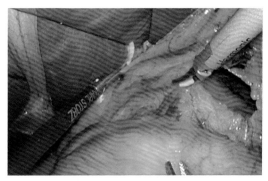

图 5-1-7　保留 2～3 支胃右血管分支

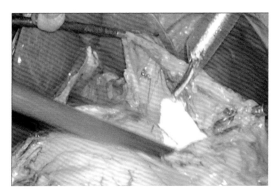

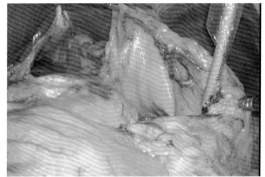

图 5-1-8　垫纱布增加操作空间

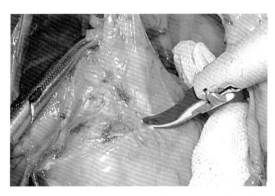

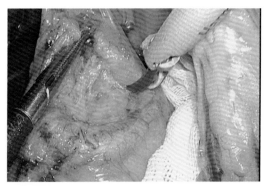

图 5-1-9　进入 Gerota 筋膜前方的解剖间隙

清扫 No.8a 淋巴结：助手左手钳钳夹胃胰皱襞向头侧和向左侧轻轻提拉，右手钳抓住

No.8a 淋巴结包膜协助显露血管，主刀左手钳向尾侧下压胰腺，右手用超声刀解剖分离，进入淋巴结与血管神经之间的血管神经前间隙，清扫 No.8a 淋巴结（图 5-1-12）。

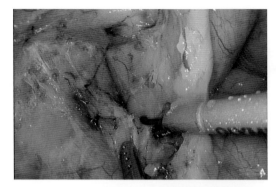

图 5-1-10　进入 Gerota 筋膜脾上极后方

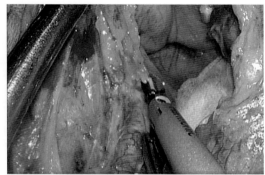

图 5-1-11　清扫 No.11p 淋巴结

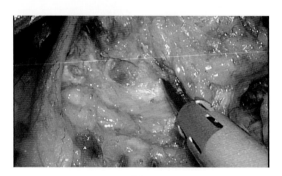

图 5-1-12　清扫 No.8a 淋巴结

　　清扫 No.7 和 No.9 淋巴结：助手左手钳继续抓住已清扫的 No.8 淋巴结背膜，并向左和向头侧持续牵拉，主刀的左手钳向尾侧下压胰腺，显露下腔静脉和右侧膈肌脚，清扫腹腔干右侧部淋巴结，显露胃左动脉根部，Hemolok 双重夹闭胃左血管，完成 No.7 和 No.9 淋巴结清扫（图 5-1-13）。向上游离至食管下段右侧及后侧，根据肿瘤侵犯食管的长度确定食管下段游离的长度及是否清扫下纵隔淋巴结。

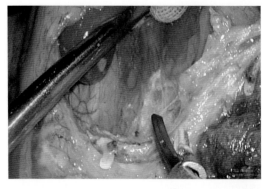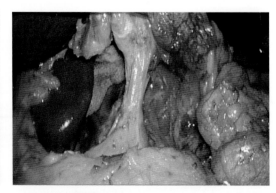

图 5-1-13　清扫 No.7 和 No.9 淋巴结

　　主刀与助手变换站位至右侧位，拓展胃结肠韧带至胃网膜左血管，可先拓展至结肠脾曲，由外下位置层层递进沿胰尾分离可见脾下极血管分出胃网膜左血管处，根部结扎离断，完成 No.4sb 组淋巴结清扫（图 5-1-14）。

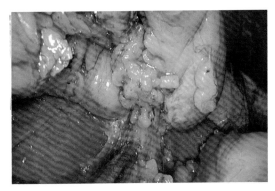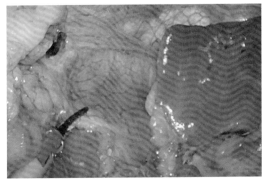

图 5-1-14　清扫 No.4sb 淋巴结

　　继续向上离断第一支胃短血管，稍向胃壁游离，便于助手右手钳提拉胃体底处将网膜翻至胃壁上方，暴露脾动脉远端及脾门（图 5-1-15）。

　　沿着脾动脉分离表面覆盖的淋巴结脂肪组织完成 No.11d 淋巴结清扫，术者左手牵拉淋巴结包膜协助显露血管，助手左手钳向足侧下压胰腺，右手用超声刀解剖分离（图 5-1-16）。

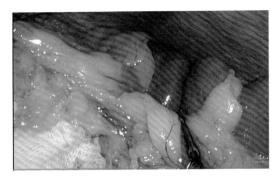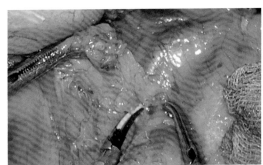

图 5-1-15　离断第一支胃短血管　　　　　　图 5-1-16　清扫 No.11d 淋巴结

　　助手右手向右上方提拉胃壁使胃短血管保持一定张力，术者结扎离断胃短血管，游离至脾最上极时注意胃短血管，容易出血。离断胃短后顺势游离食管左侧（图 5-1-17）。

　　裸化食管：助手左手牵拉贲门前壁纤维组织包膜将食管向下向左侧牵拉，术者寻找离断食管前后壁迷走神经，沿平行食管方向裸化食管，注意电凝迷走神经与食管之间垂直进入食管的小血管（图 5-1-18）。

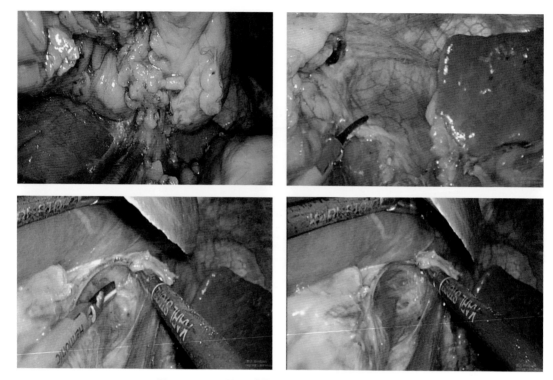

图 5-1-17　处理脾最上极血管及游离食管左侧

（三）标本切除与消化道重建

1. 标本切除　用直线切割闭合器在肿瘤上方约 3cm 裸化的食管预切线处切割闭合食管。上腹部正中切开 5cm 切口，安装切口保护套提出肿瘤标本及胃，根据肿瘤边缘及采取的近端胃重建方式画出预切除线，将残胃送入腹腔，手套临时封闭切口。

2. 消化道重建　《近端胃切除消化道

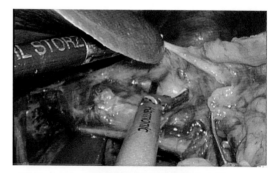

图 5-1-18　电凝垂直进入食管的小血管

重建中国专家共识（2020 版）》认为，理想的食管胃结合部腺癌近端胃切除术后重建方式应该具备的特点：①有一定容量和储存食物功能的残胃或"代胃"器；②维持食物通过十二指肠正常生理通道；③有效防止胃、十二指肠液逆流入食管；④控制胃排空或延缓食物过快进入空肠远端；⑤尽量保留胃十二指肠、近段空肠的分泌、消化及吸收功能；⑥手术操作简单、省时、安全、有效；⑦术后能方便对残胃和十二指肠进行内镜检查。目前常见的近端胃切除术后抗反流消化道重建方式有 3 类：食管胃吻合、间置空肠和双通道，包括食管胃前壁吻合、食管管状胃吻合、GIRAFFE 吻合、Kamikawa 法、Side-overlap、间置空肠及双通道等，目前国内较常用的重建方式为双通道吻合，日本为 Kamikawa 法、Side-overlap。

机械性抗反流屏障的缺失被认为是术后胃食管反流的主要原因，重建机械性抗反流屏障的手术方式包括仿制食管下括约肌功能的 Kamikawa 法、重建人工胃底的食管胃侧壁吻合、食管胃前壁吻合及重建 His 角的术式。部分学者设计了发挥缓冲带作用的术式来缓冲胃内容物反流，主要包括管状胃及间置空肠。笔者介于间置管状胃及重建胃角抗反流的理念提出 "GIRAFFE" 吻合（Gastric tube interposition esophagogastrostomy with reconstruction of His angle and fundus, GIRAFFE），本书中近端胃术后消化道重建主要介绍该术式。

近端胃切除后，采用直线切割闭合器，自胃底和胃体交界点，从大弯侧向小弯侧横向离断，然后沿胃体纵行向下，纵向离断胃体，至胃角水平再次横行向小弯侧横向离断胃窦与胃体交界线，注意纵断线需要超过下横断线 1 ～ 2 cm，保证下切缘距肿瘤 > 3 cm，阶梯状制备宽度为 3.5 ～ 4.0cm、长度 12cm 管型胃，距离 His 角 > 7 cm 处使用直线或圆管切割闭合器做食管 - 胃吻合（图 5-1-19）。

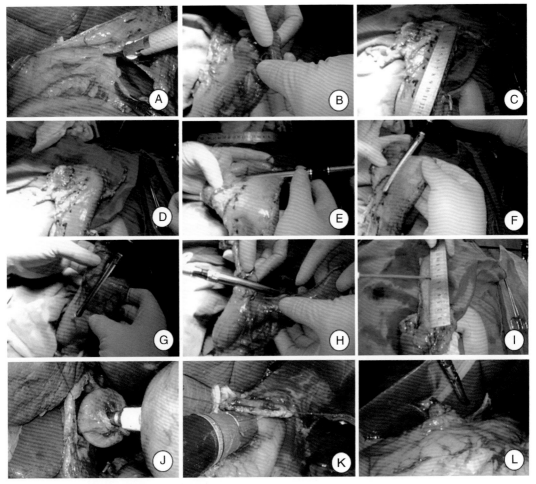

图 5-1-19　Cheng's GIRAFFE 重建术操作步骤。A. 保留 2 ～ 3 支胃右血管分支；B. 保留胃网膜右血管分支；C ～ I. 制作宽度为 3.5 ～ 4.0cm、长度为 12 cm 的管型胃；J. 使用圆型吻合器行食管 - 胃吻合；K. 使用线型吻合器行食管 - 胃吻合；L. 重建后的残胃及管状胃展示

食管－胃吻合使用线型吻合器时需注意检查吻合口内部情况（图 5-1-20），使用圆型吻合器时需要检查上下切端吻合环完整性（图 5-1-21），确认食管及残胃切缘是否全层、全周钉线是否完好，并可通过注水、注气试验检查吻合口通畅确切，生理盐水冲洗，确切止血，分别于左上腹部戳卡孔放置引流管于吻合口后方至脾窝，右下腹戳卡孔放置引流管于纵隔内吻合口右侧（图 5-1-22）。

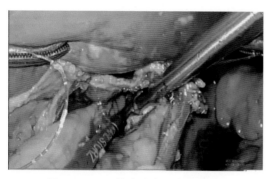

图 5-1-20　检查吻合口内部情况

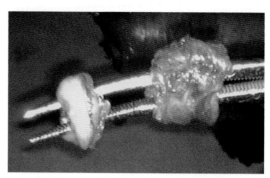

图 5-1-21　检查上下切缘完整性

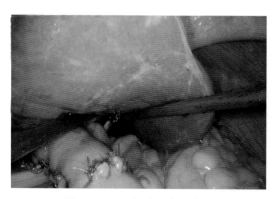

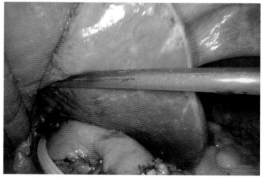

图 5-1-22　经右上腹戳卡孔留置（左图）和经左下腹戳卡孔留置（右图）引流管

（四）标本展示

用剪刀剪断缝合部分的边缘，打开口端切断端，沿着大网膜前壁，将胃由长轴方向切开（图 5-1-23）。

五、手术操作技巧与要点

胃的腹腔镜手术活动空间较大，组织多，易造成视野阻挡，要善用体位变化发挥组织重力作用形成自身牵引，暴露术野。离断胃结肠韧带时，采取头高足低位，分离右侧区域时可左倾体位，清扫 No. 4sb 及脾门时

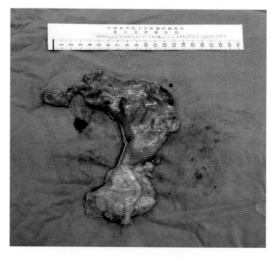

图 5-1-23　手术标本展示

可右倾体位稍左侧高。要善用纱条的"垫"的作用，胰腺上区淋巴结清扫时，使用纱条将胃与胃胰皱襞之间的空隙撑开；清扫 No.4sb 组淋巴结时，将纱条垫在胃网膜左组织内侧防止胃壁塌下来贴着胃网膜左组织阻挡视野。重视 Gerota 筋膜的四周拓展，从下方进入 Gerota 筋膜，可先寻找脾动脉，沿脾动脉根部进入 Gerota 筋膜，沿脾动脉拓展，向右衔接 No.7 及 No.9 组淋巴结的清扫，向左可拓展至左侧膈肌脚甚至脾上极后方，方便后续脾上极组织的离断，向上进入下纵隔，注意左膈下血管发出的胃底血管的结扎离断。

六、术后管理

1. 胃肠减压　近端胃术后初始胃蠕动功能较差，胃肠减压有利于减少吻合口压力，预防吻合口漏，另外可减少反流，预防误吸的发生。

2. 镇痛　良好的镇痛有利于患者及早离床活动。

3. 体位　待患者清醒后，生命体征平稳，改半卧位，有利于呼吸，减少腹胀对膈肌的压迫，减少肺部并发症的发生，同时有利于引流。

4. 预防深静脉血栓形成　物理治疗，包括弹力袜、气压治疗等，必要时给予低分子肝素钠治疗。

5. 饮食　术后排气若无明显不适，予以完善胃肠造影检查明确吻合口及胃排空情况，适量饮温水，再根据胃肠道功能恢复情况，进流食、半流食等。

6. 营养支持及液体治疗　术后调节水、电解质平衡，恢复足量饮食之前给予静脉营养支持，根据病情合理使用抗生素。

七、并发症及处理

（一）近期并发症

1. 腹腔内出血　预防措施：术前纠正凝血功能障碍，术中进行确切可靠吻合操作与止血结扎操作，认真结扎每一个离断的血管和出血点，防止腹腔感染和吻合口漏。治疗措施：对于有动脉性出血（多伴有休克等表现）的患者，及时手术。探查原则同外伤性腹腔出血探查原则。须找到出血点，确切止血并彻底清理腹腔。

2. 消化道出血　消化道出血的主要原因有吻合口或残胃切缘出血、应激性溃疡出血等。

预防措施：纠正凝血功能障碍，按要求正确使用闭合器、吻合器，必要时全层加固吻合闭合口。治疗措施：先给予消化道出血患者非手术治疗，包括使用特利加压素、生长抑素、抑酸、输血、输液等对症处理，并做好术前准备。其中再手术指征包括术后短期出血量大且发生休克，或经输血 800～1200ml 观察 6～8 小时，血压仍不稳定；内镜检查有活动性出血，又无法在内镜下止血；经非手术治疗后出血停止，但不久又发生大出血。

3. 吻合口漏　预防措施：术前纠正影响愈合的不良因素，如高血糖、低蛋白血症、贫血状态；保证吻合口区血供，避免吻合口张力；避免游离食管过长导致残端缺血；吻合不满意或营养状态差者，放置空肠营养管。治疗措施：给予及时、充分、有效的引流；禁食；持续胃肠减压；有效地行腹腔引流或内镜下放置经鼻漏口内引流；使用抗生素控制感染；营养支持，维持水、电解质平衡；内镜下放置空肠营养管；内镜下用网片封堵口；对有腹膜炎者行剖腹探查。

4. 残胃排空障碍　预防措施：注意保留 2～3 支胃右血管分支及胃网膜右血管，以减少幽门水肿；患者应避免过早进食高脂饮食，不要进食不易消化或刺激性食物；预防吻合口微小漏的发生。治疗措施：心理治疗；禁水禁食、胃肠减压，使残胃处于空虚状态；保证营养供给；给予胃动力药、红霉素、抗胆碱类药等。

5. 吻合口狭窄　预防措施：避免吻合口漏；吻合口缝合时不宜过紧，避免吻合口内翻过多、水肿；吻合上下方无扭曲；合理使用合适型号的吻合器。治疗措施：对轻度狭窄者，不做特殊处理；对中度狭窄者，应在内镜下扩张；对重度狭窄者，应在内镜下行扩张术或再次手术处理。

6. 淋巴漏　预防措施：在进行腹膜后淋巴结清扫时，尤其是对靠近乳糜池区域系统的淋巴结进行清扫时，进行确切的结扎；电刀烧灼无法封闭淋巴管腔时，使用超声刀以有效防止淋巴漏。治疗措施：禁食、胃肠外营养治疗，不需要手术处理（一般淋巴漏 2 周后愈合）；引流量持续超过 1500ml/d，可以行剖腹探查，查找渗漏位置并给予缝扎。

7. 术后黄疸　治疗措施：对非梗阻性黄疸患者，给予对症、保肝等治疗（大多能自愈）；吻合口漏及十二指肠残端漏等引起的黄疸在渗漏得到控制后可以自行消退；对手术操作导致的胆管损伤患者，应行手术治疗；对肿瘤侵犯、压迫胆管所致黄疸者，可以行内镜下或介入行内支架植入，或行 PTCD 术。

8. 术后急性胰腺炎　预防措施：手术操作宜轻柔，不要过度挤压胰腺；剥离胰腺包膜时应注意层次，勿损伤胰腺实质；缝扎止血勿过深，避免损伤胰管；充分引流胰周。治疗措施：对一般的急性胰腺炎患者，给予胃肠减压、禁食、补液、抗感染、抑酶等治疗；若出现严重腹膜炎时，应进行充分的腹腔引流；一般胃癌手术导致的胰腺炎程度较轻，经对症处理后均能好转。

（二）术后远期并发症

1. 残胃癌、残胃复发癌　治疗原则与原发性胃癌相同，以外科手术作为首选方法。

2. 胃切除术后反流性食管炎　预防措施：近端胃大部切除后，采用有效的抗反流重建方式。治疗措施：多采取保守治疗；睡眠时采取头高足低位；可给予黏膜保护剂、制酸剂、促进肠动药等药物；必要时可以行残胃切除术。

3. 胃切除术后骨代谢障碍　预防和治疗措施：明确胃癌的切除范围，在根治的基础上，勿任意扩大切除范围；消化道重建的结构须尽量通过十二指肠、小肠；患者术后须适当运动，接受日照，摄取含钙质及维生素 D 含量高的食物。

4. 胃切除术后贫血　治疗措施：指导患者进食含铁丰富的食物；补充铁剂；注射维生素 B_2，补充叶酸制剂。

（三）腹腔镜胃癌手术特有并发症

1. 戳卡孔相关并发症较容易发生于体型偏瘦及有腹腔手术史患者。

2. 人工气腹相关并发症的发生除与患者的自身状况相关外，也与所用气腹压力的高低和气腹的持续时间不同有关，高碳酸血症多与手术时间过长、高压气腹限制膈肌运动导致肺潮气量减少和 CO_2 潴留有关。

3. 在腹腔镜胃癌手术中最常见的并发症为术中出血，在淋巴结清扫过程中脏器损伤出血，多见于脾脏损伤，血管出血多见于胃网膜右血管、胃冠状静脉和胃短血管。处理的方法为小纱布压迫、电凝止血和血管夹夹闭，必要时可以缝扎。

这些并发症只需要积极处理，较少需要中转开腹。脏器损伤主要表现为在使用器械过程中对周围脏器的损伤，比如横结肠、小肠、脾、肝、胆囊及胆管等。有时也会因膈肌损伤而出现气胸。

腹腔镜胃癌手术并发症的防治措施：①使用 2D 腹腔镜时需要适应从原来直视的三维视野转变到二维的平面视野，否则很难把握操作动作的深浅；②腹腔镜更重视对解剖层面的把握；③注意解剖结构的变异。

第二节　助手视角

一、概述

腹腔镜手术的外科医生团队包括术者、助手和扶镜手。术者自身的经验和手术技巧往往决定着该团队能够完成的手术类型和手术成功率，但助手的作用同样不容小觑，助手与术者的密切配合是手术顺畅进行的基本保障。腹腔镜近端胃手术中需要助手显露良好单位视野，维持一定的组织张力，保护正常脏器，协助主刀快速处理术中意外情况，这就要求助手应充分熟悉手术流程，左手主牵拉，右手主局部张力，左右手需要协调互助和互换，提前预判主刀动作。本节将结合腹腔镜下近端胃切除术的操作步骤来论述助手的配合方法和技巧。

二、总体原则

1. 明确分工，避免越俎代庖。

2. 避免频繁更换手术器械。

3. 左手避免频繁更换牵拉位置。

4. 避免盲目牵拉分离。

三、手术步骤及操作要点

（一）悬吊肝脏

建立手术体系后，首先进行肝脏的悬吊。助手左手挑起肝脏，注意钳尖不要戳进肝脏造成损伤，钳尖位置可置于肝脏附着韧带处（图 5-2-1）。右手轻挑肝脏方便镜头观察术者打开小网膜，也可在术者分离食管与右侧膈肌脚间隙时牵拉膈肌脚（图 5-2-2）。

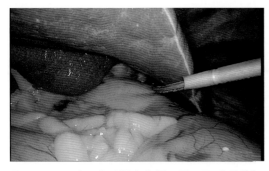

图 5-2-1　助手左手钳尖位置可置于肝脏附着韧带处

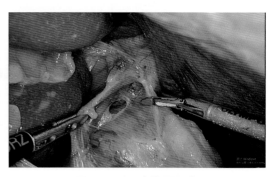

图 5-2-2　牵拉膈肌脚

（二）离断胃结肠韧带

完成肝脏悬吊后，需要选择胃结肠韧带第一刀切入点。此时，助手左手操作钳应抓持提拉胃壁使胃结肠韧带镂空（图 5-2-3），右手操作钳抓持血管弓外 2 ～ 3cm 胃结肠韧带薄弱处，通过助手的右手与术者的左手操作配合使胃结肠韧带薄弱处清晰可见（图 5-2-4）。随着游离的进行，助手调整牵拉力度，进而维持切开部位足够的张力。注意抓持大弯侧网膜组织时保护血管弓。

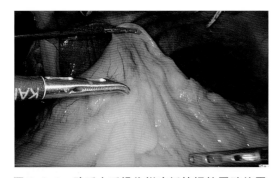

图 5-2-3　助手左手操作钳应抓持提拉胃壁使胃结肠韧带镂空

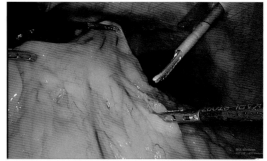

图 5-2-4　术者的左手操作配合使胃结肠韧带薄弱处清晰可见

（三）打开胰十二指肠皱襞

当术者完成胃结肠韧带离断后会顺势打开胰十二指肠皱襞，助手左手夹持大弯侧向左侧头侧腹侧牵引，右手配合，呈搭屋顶展开（图 5-2-5）。

（四）淋巴结清扫

当术者保留胃右血管 2 ～ 3 支分支游离小弯侧组织时，助手右手操作钳在前上方，左手钳位于右后方夹持小弯侧组织，左、右手配合，提拉展开系膜，以便于术者游离组织（图 5-2-6）。

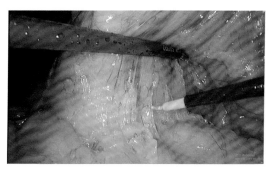

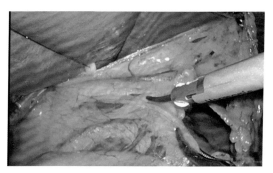

图 5-2-5　打开胰十二指肠皱襞　　　　　　　图 5-2-6　左手前上，右手后下

　　清扫 No.11p 淋巴结：助手左手夹持胃胰皱襞像挑大梁一样挑起，右手配合像搭屋顶一样展开暴露视野及保持张力或牵拉组织保持张力，进入 Gerota 筋膜前方的解剖间隙时，助手右手上挑组织便于术者观察 Gerota 间隙并解剖（图 5-2-7）。

　　清扫 No.8a 淋巴结：助手左手钳将胃胰皱襞向头侧和向左侧轻轻提拉，右手钳抓住 No.8a 淋巴结包膜协助显露血管，注意右手主要夹持包膜组织向腹侧头侧保持张力，尽量避免夹持淋巴结造成组织出血（图 5-2-8）。

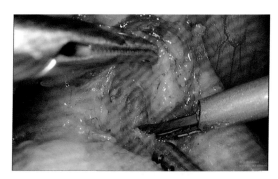

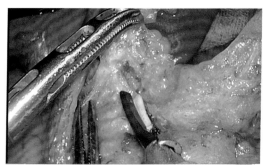

图 5-2-7　上挑组织便于术者观察 Gerota 间隙　　图 5-2-8　夹持包膜组织向腹侧头侧保持张力

　　清扫 No.7 和 No.9 淋巴结：助手左手钳继续抓住已清扫的 No.8 淋巴结被膜，并向左和向头侧持续牵拉，在离断胃左血管后，助手左手连带 No.7 及 No.8 淋巴结一把抓起向左侧向腹侧翻转，暴露出食管右侧及后方（图 5-2-9）。

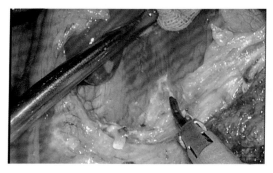

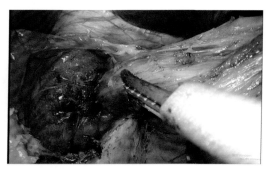

图 5-2-9　暴露食管右侧及后方

助手与术者变换站位至左侧位，助手首先将胃及游离的网膜往右侧堆积，网膜向右向胃前壁翻转，然后右手抓持胃体后壁翻转将已游离的网膜挡在上方，左手可适当抓持胃网膜左血管处组织向腹侧牵拉，协助术者完成 No.4sb 组淋巴结清扫（图 5-2-10）。

在离断第一支胃短血管后，助手调整右手钳提拉胃体底处将网膜翻至胃壁上方，暴露脾动脉远端及脾门并保持胃短血管一定张力（图 5-2-11）。

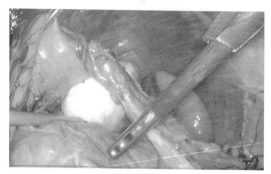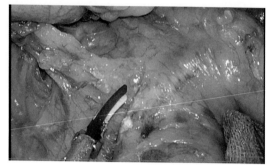

图 5-2-10　清扫 No.4sb 组淋巴结　　　　　图 5-2-11　助手左手提拉胃体暴露局部视野

在沿着脾动脉分离表面覆盖的淋巴结脂肪组织时，助手右手钳向足侧下压胰腺，协助保持局部分离时的张力（图 5-2-12）。

在离断脾最上极组织时，助手右手钳先向足侧牵拉使胃底伸直，再向右上腹侧牵拉翻转，显露脾最上极及食管左侧（图 5-2-13）。

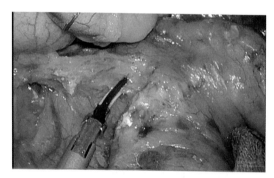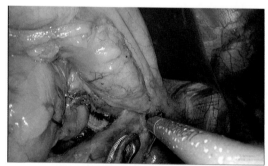

图 5-2-12　助手右手协助保持局部张力　　　图 5-2-13　显露脾最上极及食管左侧

裸化食管：助手右手牵拉贲门前壁纤维组织包膜将食管向足侧及向左侧牵拉，左手钳格挡使术者直面食管（图 5-2-14）。

（五）消化道重建

协助术者进行食管 – 胃吻合，注意隔挡开肝脏，保证术野并避免术者缝合时损伤肝脏，注意左右手配合使缝合面展开方便术者缝合（图 5-2-15）。

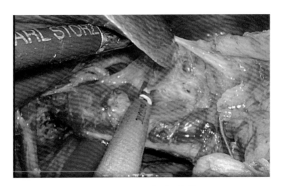

图 5-2-14　裸化食管

（六）留置引流

完成消化道重建，经腹腔冲洗后，开始留置引流管，一般需要留置 2 枚腹腔引流管。助手操作钳经左上腹戳卡孔置入，而后经右上腹戳卡孔探出钳尖，夹持引流管有孔的一端将其拉进腹腔内，待术者镜下摆好引流位置后，固定。助手经右下腹戳卡孔置入另一枚引流管，助手与术者配合各用一把操作钳将引流管置入纵隔内吻合口右侧。而后术者以操作钳于镜下固定引流管，助手拔出戳卡，体外固定引流管（图 5-2-16）。

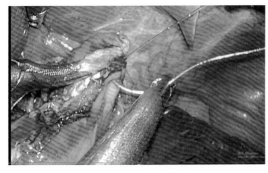

图 5-2-15　消化道重建

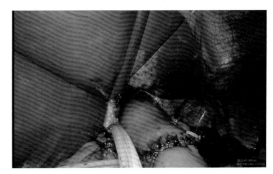

图 5-2-16　放置引流管

（七）关闭创口

右下腹 12mm 穿刺孔，确切关闭，防止术后腹壁切口疝的发生。间断缝合辅助切口的腹膜与腹直肌鞘后，以生理盐水冲洗伤口，必要时可行腹膜前间隙局部麻醉。皮肤间断缝合关闭创口。

第三节　扶镜手视角

一、概述

近年来，腹腔镜手术作为一种微创手术方式在结直肠癌的根治性手术中应用广泛。

3D 腹腔镜的镜头具有放大效应，能够更为清晰地显示腹腔内的解剖结构并呈现其 3D 立体结构，尤其是脉管、神经等重要组织。这一优势便于术者在镜头指引下进行术中精细操作，降低副损伤的发生概率。就客观情况而言，腹腔镜手术的视野格局相比于开腹直视下手术具有局限性，全局视野效果受限。这就要求腹腔镜手术的扶镜手能够有效及时地为手术提供视野，并做好全局观察视野和精细操作视野的自如切换。扶镜手不仅是一台手术的眼睛，更是手术顺利开展的基石。因此，扶镜手首先要对腹腔镜手术方式有充分的理解和掌握，其次需要对不同术者的操作习惯和手术风格有良好的耐受，最后需要扶镜手具备灵活的思维和及时的应变能力。综上，本节将从扶镜手视角着手，描述不同手术阶段扶镜手视角的体验及配合技巧，以期为初学者提供指导和参考。

二、总体原则

总体而言，扶镜手应遵从以下要点操作，以便于手术的顺利进行：

1. 总体视野原则是以术者的超声刀头为视野中央，注意随着操作位置的改变而灵活调整（图 5-3-1）。

2. 镜头端平，正对左上腹部时腹壁在上，胃在下，胃水平为正常镜头视野（图 5-3-2），当需要转换视野，观察左上腹、右上腹时，应注意镜头的移动与顺时针 / 逆时针旋转相结合，即以胃长轴为中心点，整体进行顺时针 / 逆时针旋转（图 5-3-3）。

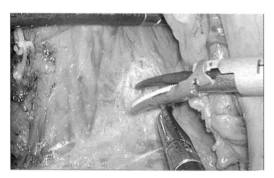

图 5-3-1　以超声刀作为术野中心

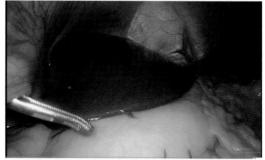

图 5-3-2　以胃水平方向作为正常视角

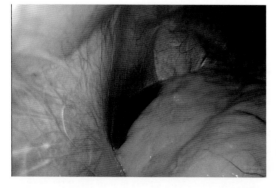
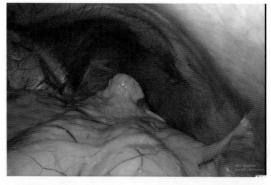

图 5-3-3　镜头的旋转

3. 注意观察视野和局部解剖视野的有机结合，合理地放大视野应以术者能清晰地解剖局部组织结构，而操作过程中产生的气雾、水滴等不会溅进镜头为准。观察视野的距离选择需要保证至少看到操作部位和周围组织器官（应至少看到主刀钳子末端），但不会影响对组织结构的大体观察（图5-3-4）。

4. 扶镜手在操作过程中应注意兼顾助手视角，当术者需要助手提供暴露或者转换抓持位置时，可适当退镜或转换方向，提供全景视野，帮助助手找到合适的抓持位置后，再继续进镜为术者提供局部解剖视野（图5-3-5）。

5. 镜头前进和后退时，应动作轻柔平稳，不可突停突走。扶镜过程中，保持镜头平稳，不可随意摇晃和抖动。

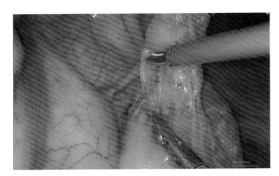

图5-3-4　镜头需要看到主刀钳子末端

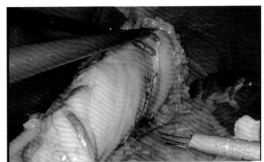

图5-3-5　镜头适当远视野

三、手术步骤及操作要点

（一）建立观察孔

以腹腔镜下近端胃切除术为例。经常规麻醉、消毒铺巾、连接器械后，首先应建立观察孔。经脐置入镜头戳卡，有突破感时停止前进，拔出套芯，建立气腹，如腹部均匀膨隆，气腹压匀速上升，则考虑突破腹膜。扶镜手此时应及时插镜观察确认已突破腹膜及检查有无副损伤。扶镜手一手持镜头，一手摇动镜头戳卡，注意观察。如转动镜头，镜下视野变化不大，始终为黄色/白色视野，可有红色血管影，则考虑未突破腹膜，应插入套芯继续置入戳卡。操作时切勿蛮力盲目刺入，以免损伤腹主动脉。

（二）观察腹壁及建立手术体系

建立气腹后，进镜探查，此时应注意先提供视野给"天花板"（腹膜），应注意观察腹膜有无粟粒样结节，有无条索或束带粘连，尤其是需要置入戳卡的左上腹、右上腹位置。在协助术者及助手建立戳卡时，扶镜手应先将镜头紧贴腹膜层，利用镜头的光照由内向外提供射影，以便观察需要建立戳卡的位置是否有腹壁下血管，避免损伤。而后术者及助手置入戳卡时应协助操作者观察戳卡是否顺利进入腹腔，避免置入过深，损伤组织和器官（图5-3-6）。

（三）腹腔镜探查

手术体系建立完毕后，首先应进行腹腔镜探查。一般按照顺时针的顺序，从左上腹开始，依次探查左上腹—胃—左侧腹—盆腔—右侧腹—右上腹—肝—胆囊—大网膜—肠系膜。

探查过程中需要注意：

（1）腹腔内腹水量和腹腔内肿瘤转移情况。

（2）上述脏器形态有无异常，有无肿瘤转移结节。

（3）最后探查肿瘤原发灶的位置、大小、有无外侵、有无粘连（图5-3-7）。

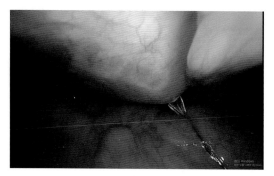

图 5-3-6　指引操作者置入戳卡

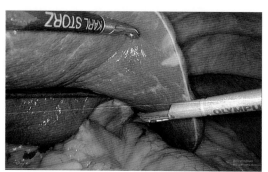

图 5-3-7　探查原发灶

（四）悬吊肝脏

确认适合腹腔镜近端胃切除术后，即开始手术操作。首先助手挑起肝脏，术者行小弯侧网膜离断。此时应该以观察视野为主。随着术者向左和向右沿着肝脏游离，注意镜头与肝脏的关系，适当压低镜头躲避肝脏，以及镜头及时的时针转向（图5-3-8）。

（五）离断胃结肠韧带

此时术野活动范围较大，应注意镜头转动和视角调整，保证手术需要切断的胃结肠韧带基本处于视野中的水平位置，便于观察和解剖（图5-3-9）。此外，保持安全距离的好处在于避免气雾、水滴迸溅镜头，频繁地擦拭镜头会影响手术的连贯性，不利于手术进度和节奏。

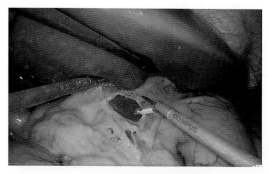

图 5-3-8　观察视野悬吊肝脏

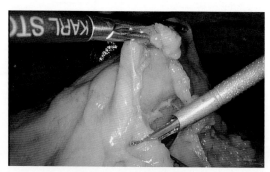

图 5-3-9　离断胃结肠韧带

此处操作过程中术野中应同时观察到血管弓或横结肠，便于术者把握切除的位置。

（六）淋巴结清扫

当术者完成胃结肠韧带离断后会顺势打开胰十二指肠皱襞，扶镜手应善用镜头斜面的方向，从左向右、从上向下观察操作视野（图5-3-10）。

当术者进行胰腺上区的清扫时，扶镜手应时刻注意保持胰腺水平，操作No.11p组淋巴结时可以小视野的脾动脉为水平，胃左血管保持垂直；操作No.8a组淋巴结时可以肝总动脉为水平；操作No.7及No.9组淋巴结时以胃左血管保持垂直为视野参照（图5-3-11）。

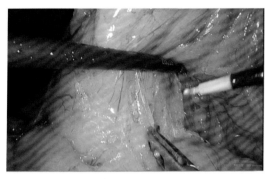

图5-3-10　善用镜头斜面

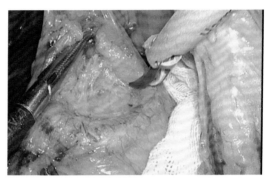

图5-3-11　保持参照物水平

助手与术者变换站位后，术者会进行No.4sb组淋巴结清扫，此时，镜身和光导的线缆与术者的操作器械容易干涉，或者镜身与术者容易发生位置冲突，应注意及时灵活地调节镜头方位，绕过冲突区域重新建立视野，保证超声刀头为视野中心（图5-3-12）。

在离断第一支胃短血管后，助手调整右手钳提拉胃体底处将网膜翻至胃壁上方，暴露脾动脉远端及脾门并保持胃短血管一定张力，扶镜手应从外向内，从足侧向头侧，从上向下观察术者操作视野（图5-3-13）。

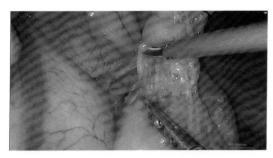

图5-3-12　调节镜头方位，绕过冲突区域重新建立视野

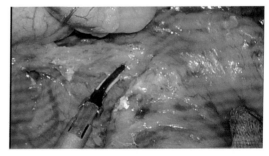

图5-3-13　游离脾动脉远端及脾门时的视野

（七）离断食管

完成食管裸化后需要于镜下闭合预切线处食管，置入腔镜下切割闭合器后，应配合术

者观察切割闭合器是否已含住全部食管。

此时视野可越过食管观察，注意以下细节：

1. 切割闭合器远端已含住全部食管。

2. 未夹带其他组织。

3. 切割闭合器头端是否抵于膈肌脚，以免造成副损伤。

4. 食管后方有无纱条夹带入切割闭合器内（图 5-3-14）。

（八）消化道重建及留置引流

经腹壁切口移除标本及修剪残胃后，将残胃送回腹腔。重建气腹后，进行食管 – 胃吻合。进行缝合时应灵活调动光纤使缝合面与缝针方向垂直。吻合完毕后，应注意配合术者寻找纱布条及腹腔冲洗。纱布条常见位置为脾窝，应及时灵活地提供视野。完成冲洗引流后需要留置引流管，此时镜头应给到右上腹戳卡，助手经左上腹戳卡置入分离钳，经右上腹戳卡探出（图 5-3-15），夹持引流管一端，拉入腹腔置于吻合口后方，此时应协助术者摆正引流管位置。助手再经右下操作孔下入另一根引流管于纵隔内吻合口右方，关腹。

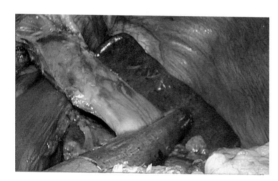

图 5-3-14　离断食管

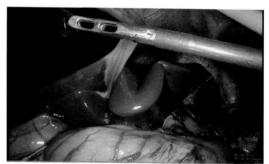

图 5-3-15　配合放置引流管

（徐志远　张延强）

第六章

腹腔镜下远端胃癌根治术

扫描观看
手术视频

第一节　术者视角

一、概述

对于早期胃癌（cT1N0M0、cT1N1M0），日本和韩国的 Ⅲ 期前瞻性随机对照研究 JCOG0912 和 KLASS01 均已证实，在手术安全性上和长期预后方面，腹腔镜下远端胃癌根治术（LDG）均不劣于开腹手术，因此，可以作为常规治疗选择。

对于进展期胃癌，日本、韩国、中国均开展了针对腹腔镜手术治疗进展期胃癌的安全性和疗效性的前瞻性研究，包括 JCOG0901、KLASS-2、CLASS-01，目前已报告安全性相关结果，对于大型医学中心有经验的外科医师，腹腔镜下远端胃癌根治术（D2 清扫）是安全的，可降低出血量，加速胃肠恢复，缩短住院时间。在生存效果方面，CLASS-01、KLASS-02 已报告腹腔镜手术与开腹手术相比长期生存期无差异。因此，《中国临床肿瘤学会（CSCO）胃癌诊疗指南 2021》推荐，腹腔镜下远端胃癌根治术可以作为进展期非食管胃结合部肿瘤的手术方式。因 JCOG0901 尚未报告生存数据，所以日本第 6 版《胃癌治疗指南》暂未推荐 LDG 治疗进展期胃癌。对于新辅助治疗后的进展期胃癌患者是否可行腹腔镜胃癌根治术仍存在争议，目前缺乏大样本前瞻性研究证据。

如何安全、规范地进行腹腔镜胃癌根治术一直是外科医师关注的热点。这需要术者熟悉胃及上腹部的解剖结构，熟练的腔镜技术，程序化的手术步骤，以及默契的团队配合。笔者根据本中心的腹腔镜胃癌手术的经验，总结了腹腔镜胃癌根治术中的一些操作策略与技巧。本节从术者视角详述远端胃癌根治术的步骤及注意事项。

二、适应证、禁忌证、手术原则

（一）适应证

对于适合接受远端胃大部切除的临床分期 Ⅰ～Ⅲ 期胃癌患者（参照《中国临床肿瘤学会（CSCO）胃癌诊疗指南 2021》）。

（二）禁忌证

肿瘤局部严重进展侵犯周围组织；全身情况差，伴发严重心肺等疾病无法耐受气腹及全身麻醉；腹腔内广泛粘连难以在腹腔镜下操作。

（三）手术原则

1. **切除范围**　Ⅰ期：cT1aN0M0，远端胃切除 +D1 清扫；cT1bN0M0，远端胃切除 +D1/D1+ 清扫；cT2N0M0，远端胃切除 +D2 清扫。Ⅱ期：cT1-2N1-3M0，远端胃切除 +D2 清扫；Ⅲ期：cT3-4N1-3M0，远端胃切除 +D2 清扫（参照《CSCO 胃癌诊疗指南 2021》）。

2. **切缘**　T1 期：至少 2cm；对于肿瘤边界不清楚的患者，术前胃镜下采用内镜夹或染料注射等标记，或联合术中未经检查有助于确定切缘距离。T2 期以上肿瘤：Borrmann Ⅰ型及Ⅱ型，远端、近端切缘距肿瘤至少 3cm；Borrmann Ⅲ型及Ⅳ型，远端、近端切缘距肿瘤至少 5cm。切缘距离不足上述要求时，要对肿瘤侧的断端全层型快速冰冻切片病理检查；十二指肠受累及的患者，切缘不做硬性规定，但应保证切缘冰冻切片病理检查阴性（参照《中国腹腔镜胃癌根治术质量控制专家共识 2017》）。

注：D1（1、3、4sb、4d、5、6、7）；D1+（D1+8a、9）；D2（D1+8a、9、11p、12a）

三、麻醉、体位与戳卡位置

（一）麻醉方式

选择全身麻醉或全身联合硬膜外麻醉。

（二）手术体位

头高足低分腿平卧位（图 6-1-1）。

（三）戳卡位置

一般采用 5 孔法（图 6-1-1）。

1. **腹腔镜镜头戳卡孔**：脐下 1 ～ 5cm 建 10mm 戳孔。

2. **主操作孔**：左侧腋前线肋缘下 12mm（笔者喜欢略靠中线侧，方便十二指肠非离断前入路胰腺上区清扫）、右侧锁骨中线脐上 2 ～ 5cm（约右上戳卡和镜头戳卡连线中点偏外侧一点）建 12mm 戳孔。

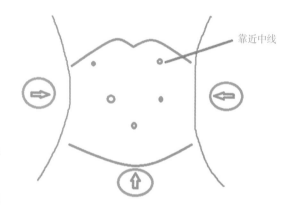

靠近中线

图 6-1-1　**手术体位演示**

3. **辅助操作孔**：左侧锁骨中线脐上约 5cm（与右侧主操作孔对称）建 5mm 戳孔，右侧腋前线肋缘下建 5mm 戳孔。

4. **戳卡位置可根据术者站位、习惯及患者体型等适当调整。**

四、手术操作步骤

（一）探查与手术方案的制订

1. **常规探查**　自左上腹开始逆时针探查全部腹腔，查看有无腹膜、肝脏、淋巴结转移，女性还要探查双侧子宫附件情况。

2. **肿瘤探查**　查看肿瘤部位、大小、有无浸润浆膜，然后决定手术切除范围及消化道重建方式。

3. 手术入路、站位及淋巴结清扫顺序　手术入路根据术者习惯和经验决定。基本手术入路有 2 种：常规根据是否先离断十二指肠再进行胰腺上区清扫分为前入路和后入路。笔者所在中心常采用由程向东教授创新的入路方法——十二指肠非离断前入路，即在不离断十二指肠的情况下，将小网膜囊打开，采用头高足低位，利用重力将胃体下垂，显露胰腺上缘，进行胰腺上区清扫。术者站位根据手术操作部位调整，一般采用对向操作，大部分手术操作在左侧完成，脾下区和消化道重建采取右侧站位。淋巴结清扫顺序一般采用幽门下区—幽门上区—胰腺上区—胃小弯—脾下区—胃大弯,也可先进行脾下区—胃大弯清扫。

（二）手术方法

1. 悬吊肝脏　因肝脏左外叶遮挡在胃上方，肝圆韧带连接脐部影响手术操作，所以手术前一般需要悬吊肝脏，以保持良好的手术显露视野及操作空间。可根据术者习惯选择悬吊肝脏的方法（图 6-1-2）。笔者常用 Prolene 线 V 型悬吊肝脏，具体操作过程：切开肝胃韧带，用 Hemolok 结扎夹将悬吊线固定在肝胃韧带上，悬吊线两端分别自左侧肋缘下和肝圆韧带右侧肋缘下穿出腹壁固定，Prolene 线与肝脏之间可用纱布等柔软材料间隔或者将 Prolene 线套入硅胶导尿管，保护肝脏免受切割损伤。有效的肝脏悬吊可保证足够的操作空间，使手术更流畅。

2. 分离大网膜　将大网膜向头侧翻起,从横结肠中部偏左部沿横结肠上方离断大网膜,进入网膜囊，向右侧至结肠肝曲（图 6-1-3）。助手左右手交叉抓持大网膜，左手钳提起大网膜中段偏左侧向左上牵拉，右手钳牵拉右侧网膜向右上方提起。术者左手钳向足侧和左侧牵拉横结肠，形成张力平面，右手持超声刀沿横结肠离断大网膜，进入小网膜囊。从横结肠偏左侧开始离断大网膜容易进入小网膜囊。然后向右侧游离至结肠肝曲，部分患者横结肠系膜与胃后壁粘连，分离时注意辨别横结肠系膜，避免损伤横结肠血管而影响横结肠血供。如难以辨别时，可沿胃后壁分离粘连，显露出胰腺平面，便于辨认。至胃十二指肠与横结肠系膜融合区域，应仔细分辨疏松的系膜间隙，可采用钝性分离找出结肠系膜平面，直至十二指肠。

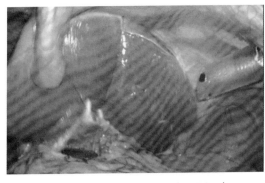

图 6-1-2　Prolene 线 V 型悬吊肝脏

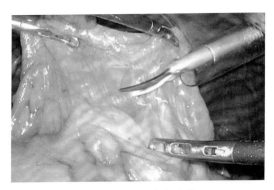

图 6-1-3　分离大网膜

3. 清扫 No.6 组淋巴结（幽门下区）　继续分离胃十二指肠和横结肠系膜之间的融合间隙，显露胰十二指肠上前静脉（ASPDV），在其与胃网膜右静脉（RGEV）汇合处上方离断胃网膜右静脉。继续沿胰头表面分离，切开胃胰韧带，显露胃十二指肠动脉（GDA），进而分离出胃网膜右动脉（RGEA），根部离断，清扫 No.6 组淋巴结。操作中助手左手钳抓持胃窦部或胃体下段后壁并向左上方提起，同时右手钳向右上方牵拉展开网膜。术者左手钳向下向外轻压轻拉横结肠系膜，辨认结肠系膜平面，沿胃十二指肠和横结肠系膜之间的融合筋膜间隙分离直至胰头部下缘，沿胰头部表面向右向上分离，显露十二指肠（图 6-1-4）。依次显露 ASPDV、RGEV，并在 ASPDV 汇入点上方离断 RGEV（图 6-1-5）。然后继续分离沿 GDA 向远端分离，超声刀离断 GDA 与十二指肠之间小血管，裸化并离断 RGEA（图 6-1-6）。RGEA 离断后继续游离幽门下动脉（IPA）并离断（图 6-1-7），完成 No.6 组淋巴结清扫。然后向上沿十二指肠分离裸化直至幽门下方。如术中发现 No.6 组淋巴结肿大考虑转移或快速冷冻切片病理学检查示有转移时，需要清扫 No.14v 组淋巴结，即清扫结肠中静脉右侧、Henle 干左侧、肠系膜上静脉右侧及胰腺下缘之间的区域淋巴结。

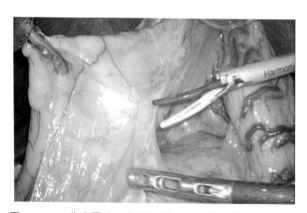

图 6-1-4　分离胃十二指肠和横结肠系膜之间的融合间隙

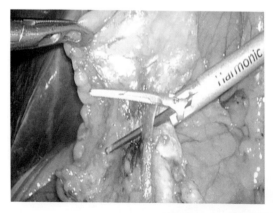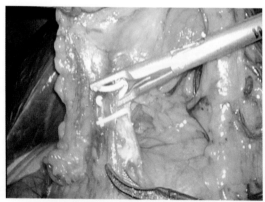

图 6-1-5　离断胃网膜右静脉（RGEV）

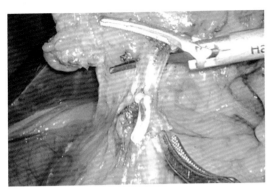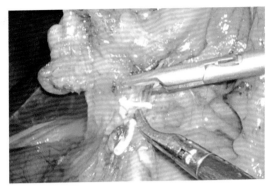

图 6-1-6　离断胃网膜右动脉（RGEA）

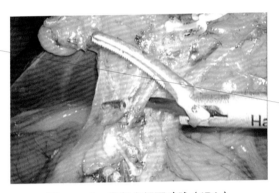

图 6-1-7　离断幽门下动脉（IPA）

4. 清扫 No.5、12a 组淋巴结（幽门上区）　完成 No.6 组淋巴结清扫后，继续沿 GDA 向近端分离至肝总动脉（CHA），并分离一小段肝总动脉（图 6-1-8），如果方便的话，向肝门部沿肝固有动脉（PHA）上方分离至胃右动脉（RGA）。操作时，术者左手钳可先沿动脉上方钝性分离找到组织间隙，切勿盲目切割，以免损伤胃右动脉。然后分离十二指肠上段后壁，助手左手钳继续抓持胃窦后壁向上牵拉，右手钳挡住胃窦或十二指肠上段后壁向外并挑起小网膜，术者沿十二指肠后壁上方由幽门向远端分离，从后方打开肝十二指肠韧带被膜，超声刀离断部分十二指肠小分支血管（图 6-1-9）。

将胃恢复到正常位置，分离十二指肠前壁。助手左手钳抓持胃窦部上方小网膜向上向左提起，右手钳挡住肝门部上方肝脏，术者左手钳抓持十二指肠上段向足侧，保持十二指肠韧带有一定张力，从前方打开肝十二指肠韧带被膜（图 6-1-10）。沿肝固有动脉右侧向肝门部分离，裸化肝固有动脉前壁及左侧壁。游离肝固有动脉左侧壁时，术者左手钳可牵拉胃右血管，显露胃右血管根部，在根部切断胃右动脉（图 6-1-11），完成 No.5、12a 组淋巴结清扫（图 6-1-12）。

5. 清扫 No.7、8a、9、11p 组淋巴结（胰腺上区）　对于胰腺上区的清扫，常采用由程向东教授创新的入路方法，即十二指肠非离断前入路，即在不离断十二指肠的情况下，将小网膜囊打开，采用头高足低位，利用重力将胃体下垂，显露胰腺上缘，进行胰腺上区清扫。

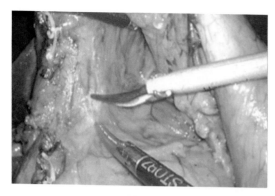
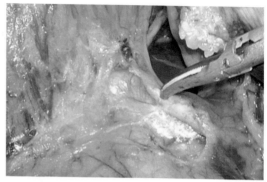

图 6-1-8　继续沿 GDA 向近端分离至肝总动脉（CHA）

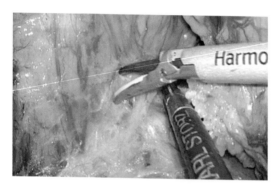
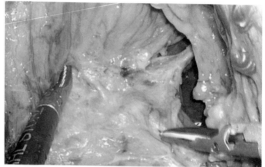

图 6-1-9　分离十二指肠后壁

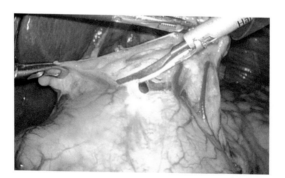

图 6-1-10　分离十二指肠前壁

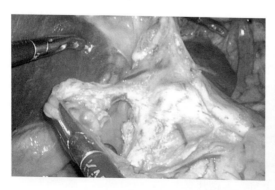
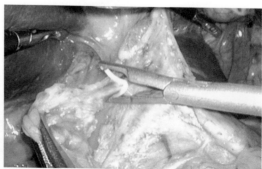

图 6-1-11　离断胃右动脉

　　首先助手左手钳抓持胃胰皱襞胃左动脉上端向上提拉，利用重力将胃体下垂，在胃体和胰腺之间放置一块大一些的纱布，将胰体和胃隔开，形成"斗篷"状，更好地显露胰腺上缘并形成足够的操作空间（图 6-1-12）。术者用左手钳向下方轻压胰腺，辨认胰腺上缘与淋巴结脂肪组织界限，于腹腔干处胰腺上缘开始分离，紧贴胰腺上缘用超声刀切开胰腺上缘被膜，沿胰腺上缘与淋巴结之间的疏松间隙向两侧仔细分离（图 6-1-13）。一般先向脾动脉侧分离，显露裸化脾动脉近端至胃后动脉起始部（如无胃后动脉，清扫至腔镜下可见胰腺上缘最高点），清扫脾动脉淋巴结，脾静脉显露可以作为标志（如脾静脉深在胰腺后方，不必勉强显露）（图 6-1-14）。然后转向内侧，沿 Gerota 筋膜分离至左侧膈肌脚，再向内侧分离至膈肌脚后间隙，显露胃左动脉左缘，完成 No.11p 组淋巴结清扫（图 6-1-15）。操作过程中，助手右手钳可协助提拉胃胰皱襞，保持一定张力。然后由中间向右侧分离，术者用左手钳轻压胰腺，沿胰腺上缘向右分离，显露腹腔动脉干、胃左动脉及肝总动脉根部，沿淋巴结与动脉血管之间的间隙分离，一般冠状静脉在肝总动脉前方汇入门静脉（少部分在肝总动脉后方），所以分离时注意辨别冠状静脉，处理切断（图 6-1-16）。继续向肝总动脉远端分离至肝固有动脉（图 6-1-17）。然后清扫肝总动脉上方和肝固有动脉左侧 No.12 组淋巴结，显露门静脉左缘（图 6-1-18）。助手左手钳可向上向左轻提清扫的淋巴结被膜，右手钳挡住肝脏或者用吸引器协助并吸除淋巴渗液（图 6-1-17）。完成清扫后再向上向内沿右侧膈肌脚打开表面腹膜，并与左侧膈肌脚后间隙相通，裸化腹腔动脉干及胃左动脉，双夹闭后切断胃左动脉完成 No.7、8a、9 组淋巴结清扫（图 6-1-19）。

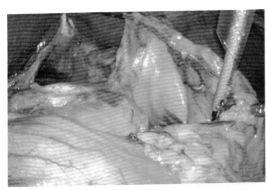
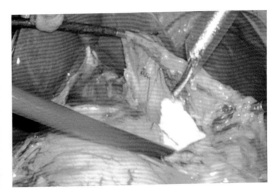
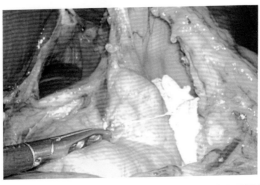

图 6-1-12　十二指肠非离断前入路方法（胰腺上区清扫）

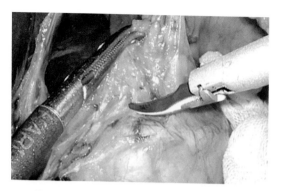

图 6-1-13　腹腔干处胰腺上缘开始分离

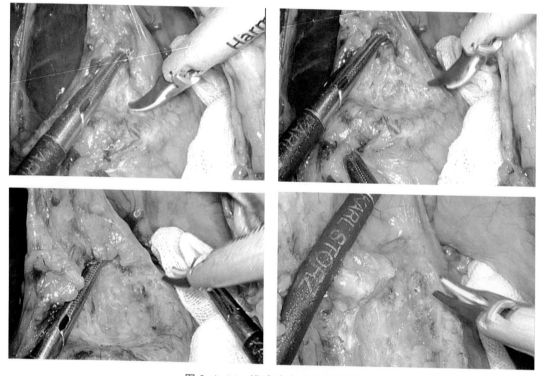

图 6-1-14　沿脾动脉淋巴结清扫

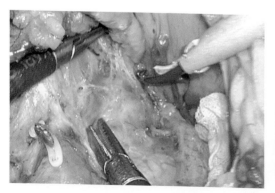
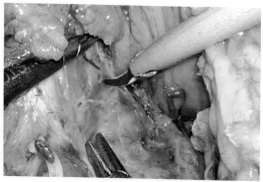

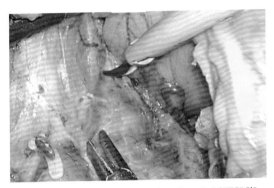

图 6-1-15　沿 Gerota 筋膜分离至左侧膈肌脚

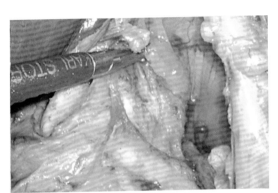
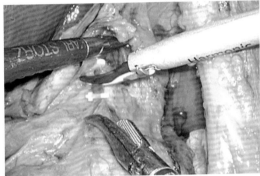

图 6-1-16　离断冠状静脉

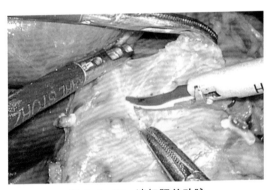

图 6-1-17　清扫肝总动脉

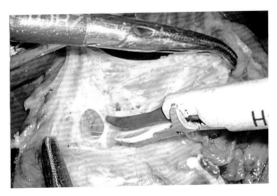
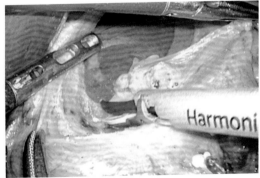

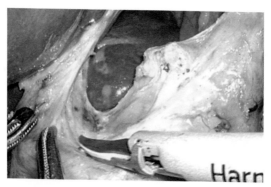

图 6-1-18　清扫肝固有动脉左侧 No.12 组淋巴结并显露门静脉左缘

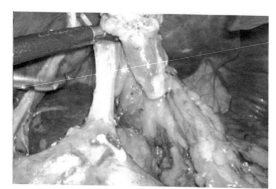
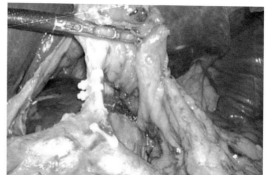

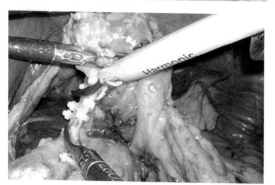

图 6-1-19　离断胃左动脉

　　6. 清扫胃小弯及贲门右侧淋巴结　沿肝胃韧带和右侧膈肌脚向贲门方向游离，显露裸化食管下段贲门右侧，清扫 No.1 组淋巴结。紧贴胃壁小弯侧，用超声刀分前后两层切开，清扫胃小弯 No.3 组淋巴结。

　　先切开后层，助手左右手钳交叉提起并展开胃小弯上段小网膜后层，术者左手钳夹持胃上段后壁形成张力，从胃小弯预切断处开始，紧贴胃壁小弯侧，向上分离至贲门右侧（图 6-1-20）。然后再切开前层，将胃放回原位，助手向右侧牵拉并展开前层小网膜，术者同样由胃小弯预切断处开始向上切断小网膜前层，将胃小弯预切点上方胃壁全部裸化（图 6-1-21）。操作中注意沿间隙分离，避免损伤胃壁。

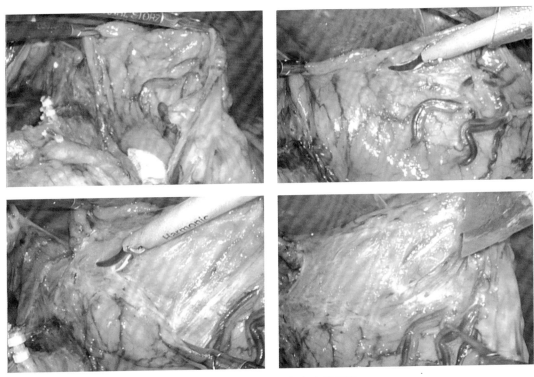

图 6-1-20　裸化胃小弯上段后层

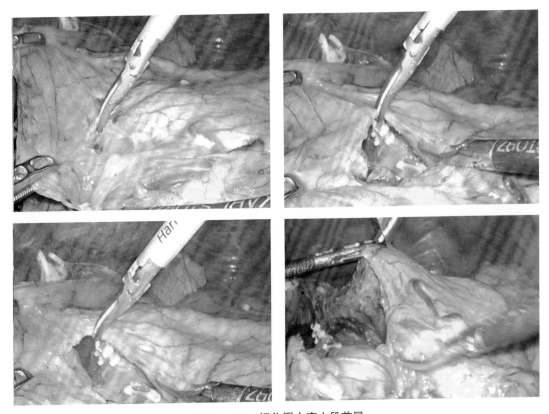

图 6-1-21　裸化胃小弯上段前层

7. 清扫 No.4sb 组淋巴结（脾下区）　继续沿横结肠上方向左侧离断大网膜至结肠脾曲，离断大网膜与脾下极之间的粘连，进入网膜囊，沿胰尾部分离出胃网膜左动、静脉，根部离断，清扫 No.4sb 组淋巴结。

术者和助手换位置（术者站右侧）进行此部位操作。向左侧离断大网膜充分游离结肠脾曲并离断脾下极大网膜粘连（图 6-1-22）。然后助手左手钳抓持包裹胃网膜左血管大网膜向上方提起，右手钳将胃体顶起，充分显露胰尾部。术者左手钳向下轻压胰腺或牵拉结肠脾曲，沿胰尾部表面向左侧分离胃脾胰融合筋膜，显露胃网膜左动脉和静脉根部，在脾下极血管分支发出上方夹闭、离断胃网膜左动脉和静脉，完成 No.4sb 组淋巴结清扫（图 6-1-23）。然后沿胃网膜左血管和胃短血管之间网膜间隙分离至胃壁大弯侧，再沿大弯侧裸化胃壁至胃大弯预切点（图 6-1-24）。操作中注意辨别脾下极血管，避免将脾下极血管误认为胃网膜血管离断。另外要注意大网膜与脾下极粘连，及时离断，防止牵拉引起脾被膜撕裂出血。

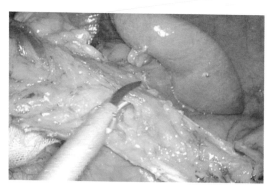

图 6-1-22　向左侧离断大网膜、游离结肠脾曲并离断脾下极大网膜粘连

（三）标本切除与消化道重建

1. 标本切除　用直线切割闭合器在胃预切线处离断胃体（图 6-1-25）。远端距离幽门 2～3cm 离断十二指肠（图 6-1-26），一般先将标本装袋（图 6-1-27）取出（图 6-1-28，可选择耻骨联合上方横切口，比较美观隐蔽），检查病灶并确定切缘安全后，再行消化道重建。

2. 消化道重建　远端胃切除术后消化道重建的常用方法有 Billroth Ⅰ、Billroth Ⅱ、Roux-en-Y 吻合，以及改良的 Billroth Ⅱ 联合 Braun 吻合和非离断 Roux-en-Y 吻合。又根据是否在腔镜下完成重建，分为小切口辅助和全腔镜重建。笔者最常用的是全腔镜下 Billroth Ⅱ 联合 Braun 吻合和 Billroth Ⅰ 三角吻合（包括改良三角吻合）。

（1）Billroth Ⅱ 联合 Braun 吻合：行 Billroth Ⅱ 重建前，十二指肠残端处理常规应用大荷包法包埋（图 6-1-29）。应用直线切割闭合器于结肠前行胃后壁或胃大弯残端侧与空肠侧侧吻合，分为顺蠕动和逆蠕动两种，一般采用顺蠕动方法。于胃后壁或残端大弯侧打孔，距 Treitz 韧带下 15～20cm 处空肠对系膜缘戳孔，插入直线切割吻合器完成胃空肠吻合（图

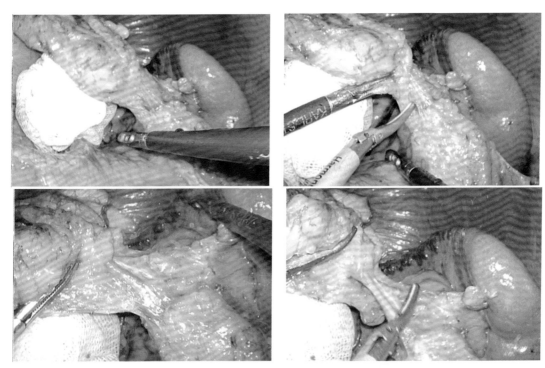

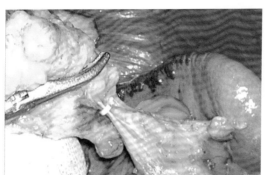

图 6-1-23　显露并离断胃网膜左动脉和静脉

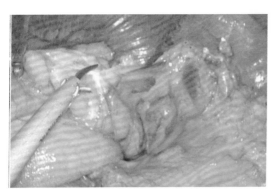

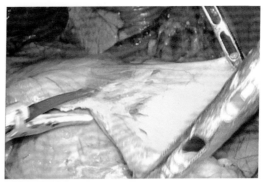

图 6-1-24　沿大弯侧裸化胃壁至胃大弯预切点

6-1-30），应用倒刺线缝合关闭共同开口（图 6-1-31）。输出襻距吻合口 20～30 cm 处，输入襻距吻合口 10～15 cm 处，行空肠空肠侧侧 Braun 吻合（图 6-1-32），倒刺线关闭共同开口（图 6-1-33）。关闭系膜裂孔（图 6-1-34）和 PERERSEN 孔（图 6-1-35）。于胰腺上方放置腹腔引流管（图 6-1-36）。

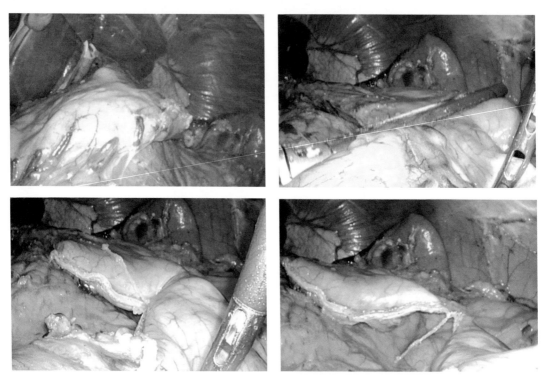

图 6-1-25 在胃预切线处离断胃体

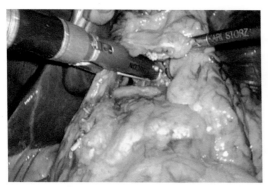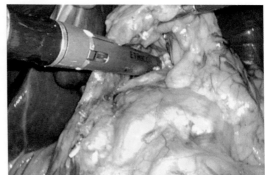

图 6-1-26 离断十二指肠

（2）Billroth Ⅰ三角吻合：离断十二指肠时，将闭合器逆转 90°，于十二指肠后壁中点至前壁中点切割闭合。于十二指肠后壁残端和胃大弯残端分别打孔，插入闭合器，行胃后壁和十二指肠后壁功能性端端吻合。平行于吻合口，应用闭合器闭合共同开口。如十二指肠残端血供不好，可采用改良三角吻合，应用闭合器将共同开口和十二指肠残端一同切割闭合，切除血供不良十二指肠残端。

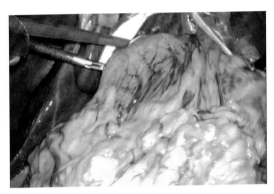
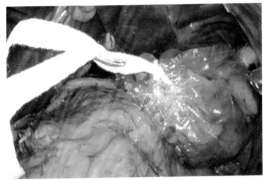

图 6-1-27 标本装袋

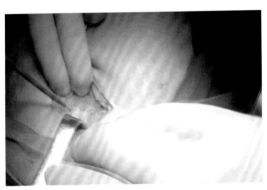
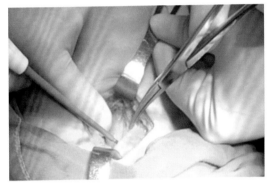

图 6-1-28 取出标本（耻骨联合上方横切口）

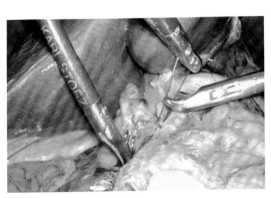
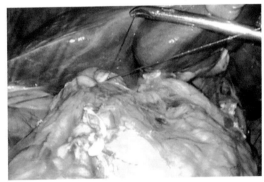

图 6-1-29 大荷包法包埋十二指肠残端

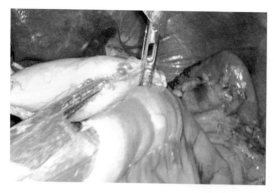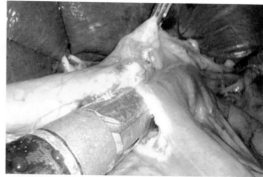

图 6-1-30　胃空肠吻合

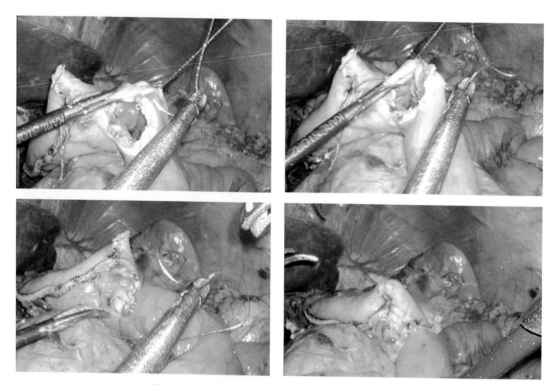

图 6-1-31　倒刺线缝合关闭胃肠吻合口共同开口

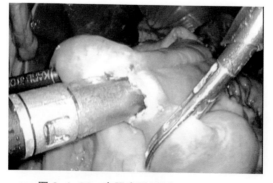

图 6-1-32　空肠空肠侧侧 Braun 吻合

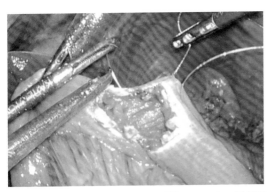
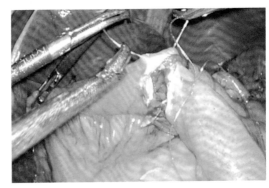

图 6-1-33　倒刺线关闭 Braun 共同开口

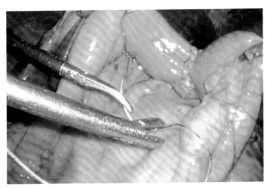
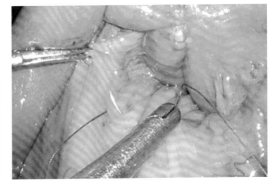

图 6-1-34　关闭系膜裂孔

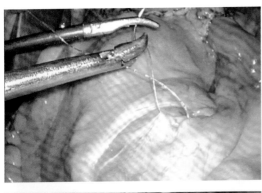
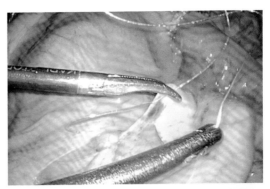
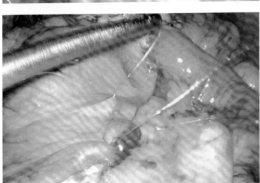
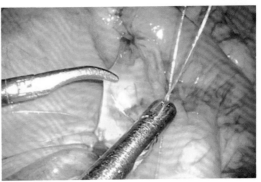

图 6-1-35　关闭 PERERSEN 孔

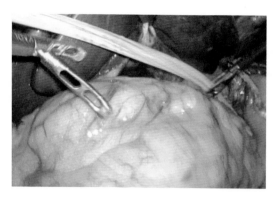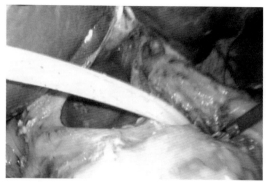

图 6-1-36　放置腹腔引流管

五、手术操作技巧与要点

对于部分体脂较低患者，大网膜与结肠系膜粘连紧密，分离大网膜粘连时应沿胃壁分离，找到胰腺作为标志，避免损伤横结肠系膜血管。离断小网膜时注意辨认副肝血管，需要保留粗大的副肝血管，避免因离断导致的肝功能影响甚至肝脏肿或肝脏坏死。远端胃癌根治术淋巴结清扫大致分为幽门下区、幽门上区、胰腺上区和脾下区，主要以胰腺为标志。分离离断十二指肠和胰头之间粘连和小血管时，注意保护十二指肠，避免烧灼伤而引起的十二指肠残端瘘的发生。沿胰腺分离时，注意保护胰腺组织，减少术后胰瘘的发生。脾动脉清扫时，尽量保留胃后血管，保证残胃血供。腹腔镜下 Billroth Ⅱ 重建简单安全，注意关闭系膜裂孔和 PETERSEN 孔，可以减少内疝发生。Billroth Ⅰ 三角吻合需要注意吻合口张力不宜过大，不可勉强，吻合前先比对一下，如发现张力较大，需要及时改变重建方式。

六、术后管理

1. 胃管　短时间放置或不放置胃管。放置胃管的目的是观察有无吻合口胃内出血，如无殊，一般 24 小时内尽早拔除。可以减少误吸导致肺部并发症的发生。

2. 镇痛　良好的镇痛有利于患者及早离床活动。

3. 体位　待患者清醒后，生命体征平稳，改半卧位，有利于呼吸，促进排痰，减少肺部并发症的发生。

4. 预防深静脉血栓形成　弹力袜、下肢气压治疗、低分子肝素皮下注射。

5. 饮食护理　术后 2 天禁食，观察患者有无排便排气。术后第 2 天若无明显不适，可适量饮水，3～4 天进流食，5～6 天进半流食。

6. 营养支持及液体治疗　术后调节水、电解质平衡，恢复足量饮食之前给予静脉营养支持，一般术后 48 小时停用抗生素。

第二节　助手视角

一、概述

腹腔镜手术的外科医生团队包括术者、助手和扶镜手。术者自身的经验和手术技巧往往决定着该团队能够完成的手术类型和手术成功率，但助手的作用同样不容小觑，助手与术者的密切配合是手术顺畅进行的基本保障。腹腔镜远端胃手术中需要助手显露良好单位视野，维持一定的组织张力，保护正常脏器，协助主刀快速处理术中意外情况，这就要求助手应提前预判主刀动作，协助和配合主刀完成手术操作。本节将结合腹腔镜下远端胃癌根治术的操作步骤来论述助手的配合方法和技巧。

二、总体原则

1. 助手利用抓持、牵拉等操作配合术者的左手帮助完成组织暴露和系膜延展。

2. 助手的左手上前，右手后下牵拉张开组织，尽量减少阻挡镜子视野，给扶镜手提供扶镜空间，避免"打架"。

3. 助手在协助暴露的过程中，如术者的左手操作钳不时牵拉暴露助手的操作钳所抓持的组织，则说明助手的操作钳动作已不到位，需要及时调整位置。

4. 助手进行牵拉操作时应抓持包膜组织、不需要保留的肠壁组织等能够受力且不易破碎的组织。当需要镜下调整抓持位置，而全局视野受限或不便于提供时，不可盲目地伸入操作钳做夹持操作。调整位置时需沿腹壁走行从"空中"移动操作钳，避免造成副损伤。

5. 助手操作钳应该与术者操作钳反方向发力，提供张力，便于术者切割游离和判断组织间隙。当助手提拉系膜或组织延展成平面后应保持稳定，避免反复地移动位置而改变平面的形状和位置造成视野晃动。

三、手术步骤及操作要点

（一）悬吊肝脏

建立手术体系后，首先进行肝脏的悬吊。助手左手挑起肝脏，注意钳尖不要戳进肝脏造成损伤，钳尖位置可置于肝脏附着韧带处（图 6-2-1）。右手轻挑肝脏方便镜头观察术者打开小网膜（图 6-2-2）。

（二）切除大网膜

完成肝脏悬吊后，需要选择进入小网膜囊的第一刀切入点。此时，助手应首先将大网膜向上翻转显露出大网膜与横结肠之间的薄弱区域，选取中间偏左侧位置，左、右手操作钳距离横结肠约 2cm 处抓持提拉大网膜使网膜扇形展开（图 6-2-3），术者左手钳牵拉横结肠，使大网膜薄弱处清晰可见（图 6-2-4）。随着游离的进行，助手调整牵拉力度，进而维持切开部位足够的张力。

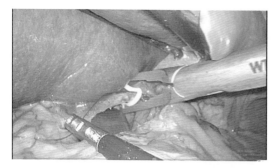

图 6-2-1　挑起肝脏时注意钳尖所顶位置

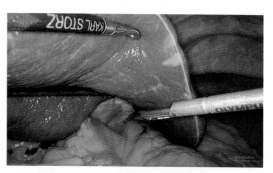

图 6-2-2　左、右手配合暴露视野

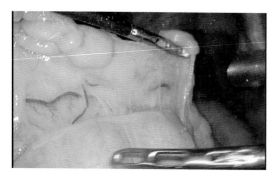

图 6-2-3　左、右手配合扇形展开大网膜

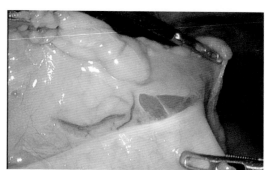

图 6-2-4　助手和术者配合暴露薄弱处

（三）淋巴结清扫

清扫 No.6 淋巴结：游离胃结肠系膜间隙，将大网膜翻至胃壁前方，左手钳提起胃窦部大弯侧，右手钳轻轻提起左侧游离网膜，同主刀左手钳共同暴露胃结肠系膜间隙（图6-2-5）。直至打开十二指肠结肠融合筋膜，暴露胰头组织。随着游离的进行，越靠近十二指肠，越需要将右手钳向左上方牵拉，显露十二指肠肠壁与网膜的间隙，完成十二指肠肠壁的裸化（图6-2-6）。显露胃网膜右血管时，助手左手钳牵拉胃窦向左向头侧向腹壁侧牵拉，右手钳配合牵拉组织使血管保持一定张力，便于主刀游离血管（图6-2-7）。

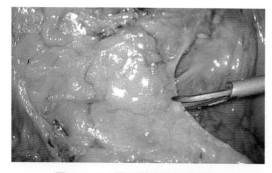

图 6-2-5　展开胃结肠系膜间隙

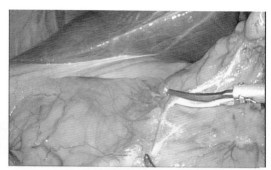

图 6-2-6　显露十二指肠外侧缘

　　沿胃十二指肠动脉向上暴露肝总动脉及胃右动脉，分离 No.5 和 No.8 淋巴结间的组织间隙。打开十二指肠上缘组织间隙（图 6-2-8），离断后壁小血管（图 6-2-9）。

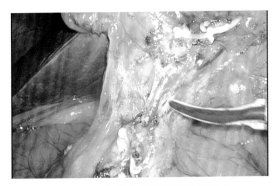

图 6-2-7　保持血管及周围组织张力

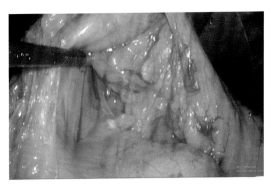

图 6-2-8　暴露胰十二指肠皱襞

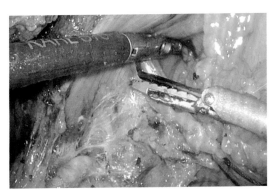

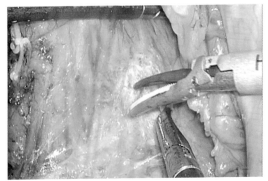

图 6-2-9　打开十二指肠上缘组织间隙

　　清扫 No.5 淋巴结：助手左手轻轻钳抓幽门上组织，向腹壁向左上方提拉，尽可能显露幽门上区。在幽门上"开窗后"助手右手钳顶推右肝，保持幽门上组织足够的张力。直至主刀完成幽门上区的清扫（图 6-2-10）。

　　清扫 No.11p 淋巴结：助手左手钳夹持挑起胃胰皱襞，右手配合像搭屋顶一样展开暴露视野及保持张力或牵拉组织保持张力（图 6-2-11）。进入 Gerota 筋膜前方的解剖间隙时，助手右手钳上挑组织便于术者观察 Gerota 间隙并解剖（图 6-2-12）。

　　清扫 No.8a 淋巴结：助手左手钳提拉胃胰皱襞向头侧和向左侧轻轻提拉，右手钳抓住 No.8a 淋巴结包膜协助显露血管，注意右手钳主要夹持包膜组织向腹侧头侧保持张力，尽量避免夹持淋巴结造成组织出血（图 6-2-13）。

　　清扫 No.12a 淋巴结：助手左手钳牵拉切开的 No.8a 包膜向左侧牵引，右手钳拨开肝十二指肠韧带使之维持一定张力充分展开，主刀左手钳牵拉肝总动脉与肝固有动脉形成的夹角中穿行的肝支前丛向右向上翻转，使肝固有动脉、门静脉左侧的脂肪淋巴组织保持一定的张力，主刀右手用超声刀通过钝性、锐性相结合的方式显露门静脉左侧壁，完成 No.12a 淋巴结的清扫（图 6-2-14）。

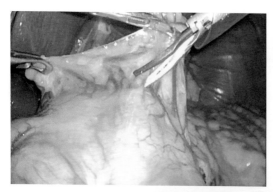
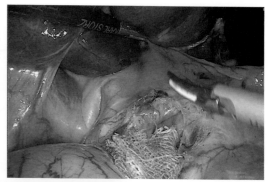
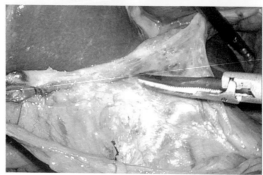

图 6-2-10 清扫胃右血管

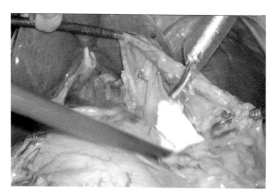
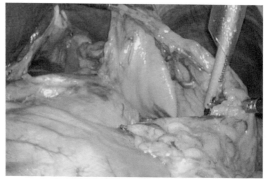

图 6-2-11 垫纱布增加操作空间

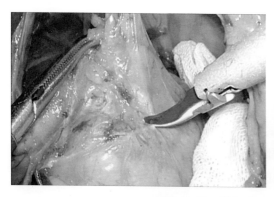
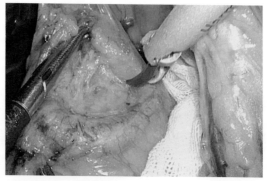

图 6-2-12 进入 Gerota 筋膜前方的解剖间隙

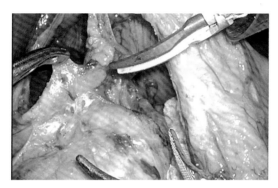

图 6-2-13 清扫 No.8a 组淋巴结

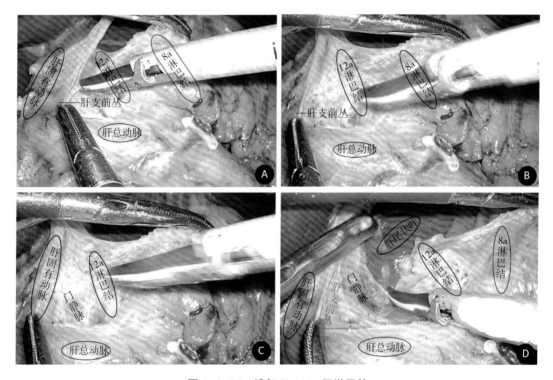

图 6-2-14 清扫 No.12a 组淋巴结

清扫 No.7 和 No.9 淋巴结：助手左手钳继续抓住已清扫的 No.8 淋巴结被膜，并向左和向头侧持续牵拉，在离断胃左血管后，助手左手钳连带 No.7 及 No.8 淋巴结一把抓起向左侧向腹侧翻转，暴露出右侧膈肌脚（图 6-2-15）。

类似于切除大网膜的裸化胃壁小弯侧，可分为前后层，先进行后壁裸化，注意助手右手钳向头侧向左侧牵拉组织，左手钳配合牵拉展开小弯侧组织。进行前壁裸化时，助手右手钳在足侧，左手钳在头侧配合展开小弯侧组织，必要时左手钳配合挑起肝脏暴露视野（图 6-2-16）。

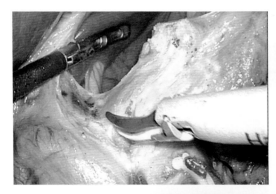
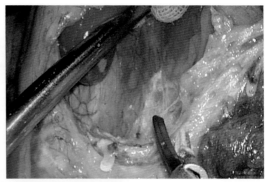
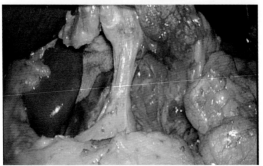

图 6-2-15　清扫 No.7 和 No.9 淋巴结

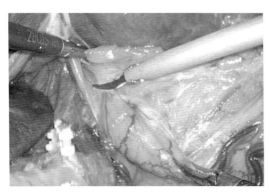
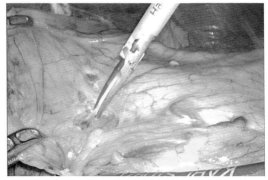

图 6-2-16　游离胃壁小弯侧

助手与术者变换站位至左侧位，助手首先将胃及游离的网膜往右侧堆积，网膜向右向胃前壁翻转，然后右手抓持胃体后壁翻转将已游离的网膜挡在上方，左手可适当抓持胃网膜左血管处组织向腹壁侧牵拉，协助术者完成 No.4sb 组淋巴结清扫（图 6-2-17）。

裸化大弯侧组织时，助手左右手配合将网膜展开暴露出血管弓进入胃壁血管之间的无血管区，方便术者完整凝闭离断血管（图 6-2-18）。

离断胃壁：助手牵引胃壁，使术者切割闭合器更易夹持胃壁及充分显露切割线（图6-2-19）。

离断十二指肠：助手牵引胃壁，给予十二指肠足够的张力，显露待离断的十二指肠（图6-2-20）。

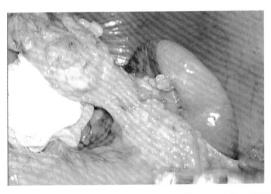
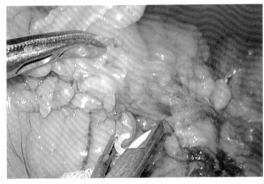

图 6-2-17　清扫 No.4sb 组淋巴结

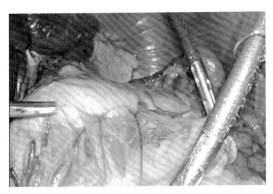
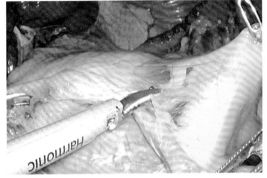

图 6-2-18　游离胃壁大弯侧

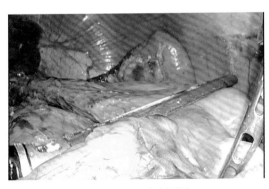
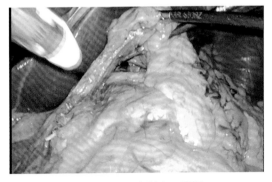

图 6-2-19　离断胃壁　　　　　　　　图 6-2-20　离断十二指肠

十二指肠残端包埋：取出标本后，主刀用 4 针法荷包包埋十二指肠残端，助手用分离钳和抓钳协助包埋（图 6-2-21）。

（四）消化道重建

协助术者进行胃肠吻合，注意抓持小肠时力道适中，避免滑动，防止损伤小肠，注意左右手配合使缝合面展开方便术者缝合（图 6-2-22）。

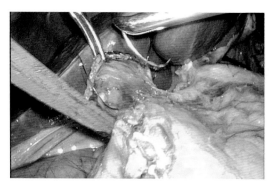

图 6-2-21　包埋十二指肠

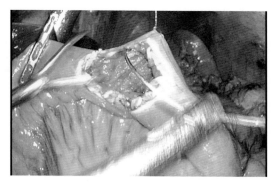

图 6-2-22　消化道重建

关闭 Peterson 孔：消化道重建，显露 Peterson 孔后，助手无须特意牵拉（图 6-2-23）。

（五）留置引流

完成消化道重建，经腹腔冲洗后，开始留置引流管，一般需留置 1 枚腹腔引流管。助手操作钳经左上腹戳卡孔置入，而后经右上腹戳卡孔探出钳尖，夹持引流管有孔的一端将其拉进腹腔内，待术者镜下摆好引流位置后，固定（图 6-2-24）。

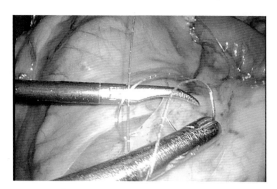

图 6-2-23　关闭 Peterson 孔

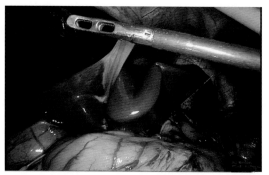

图 6-2-24　放置腹腔引流管

（六）关闭创口

右下腹 12mm 穿刺孔，确切关闭，防止术后腹壁切口疝的发生。间断缝合辅助切口的腹膜与腹直肌鞘后，以生理盐水冲洗伤口，必要时可行腹膜前间隙局部麻醉。皮肤间断缝合关闭创口。

第三节　扶镜手视角

一、概述

近年来，腹腔镜手术作为一种微创手术方式在结直肠癌的根治性手术中应用广泛。

3D 腹腔镜的镜头具有放大效应，能够更为清晰地显示腹腔内的解剖结构并呈现其 3D 立体结构，尤其是脉管、神经等重要组织。这一优势便于术者在镜头指引下进行术中精细操作，降低副损伤的发生概率。就客观情况而言，腹腔镜手术的视野格局比开腹直视下手术小，全局视野效果受限。这就要求腹腔镜手术的扶镜手能够有效及时地为手术提供视野，并做好全局观察视野和精细操作视野的自如切换。扶镜手不仅是一台手术的眼睛，更是手术顺利开展的基石。因此，扶镜手首先要对腹腔镜手术方式有充分的理解和掌握，其次需要对不同术者的操作习惯和手术风格有良好的耐受，最后需要扶镜手具备灵活的思维和及时的应变能力。综上，本节将从扶镜手视角着手，描述不同手术阶段扶镜手视角的体验及配合技巧，以期为初学者提供指导和参考。

二、总体原则

总体而言，扶镜手应遵从以下要点操作，以便于手术的顺利进行：

1. 总体视野原则是以术者的超声刀头为视野中央，注意随着操作位置的改变而灵活调整（图 6-3-1）。

2. 镜头端平，正对左上腹部时腹壁在上，胃在下，胃水平为正常镜头视野（图 6-3-2），当需要转换视野，观察左上腹、右上腹时，应注意镜头的移动与顺时针/逆时针旋转相结合，即以胃长轴为中心点，整体进行顺时针/逆时针旋转（图 6-3-3）。

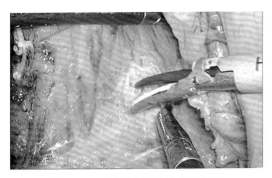

图 6-3-1　以超声刀作为术野中心

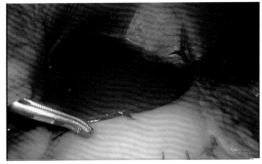

图 6-3-2　以胃水平方向作为正常视角

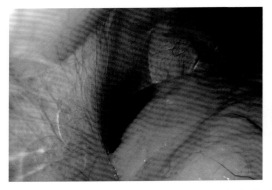

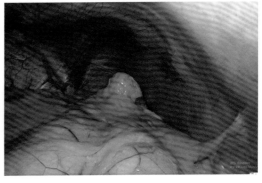

图 6-3-3　镜头的旋转

3. 注意观察视野和局部解剖视野的有机结合，合理地放大视野应以术者能清晰地解剖局部组织结构，而操作过程中产生的气雾、水滴等不会迸溅镜头为准。观察视野的距离选择需要保证至少看到操作部位和周围组织器官（应至少看到主刀钳子末端），但不会影响对组织结构的大体观察（图6-3-4）。

4. 扶镜手在操作过程中应注意兼顾助手视角，当术者需要助手提供暴露或者转换抓持位置时，可适当退镜或转换方向，提供全景视野，帮助助手找到合适的抓持位置后，再继续进镜为术者提供局部解剖视野（图6-3-5）。

5. 镜头前进和后退时，应动作轻柔，不可突停突走。扶镜过程中，保持镜头平稳，不可随意摇晃和抖动。

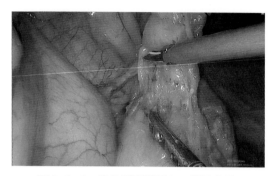

图6-3-4　镜头需要看到主刀钳子末端

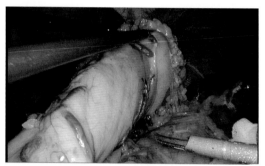

图6-3-5　镜头适当远视野

三、手术步骤及操作要点

（一）建立观察孔

以腹腔镜下近端胃切除术为例。经常规麻醉、消毒铺巾、连接器械后，首先应建立观察孔。经脐置入镜头戳卡，有突破感时停止前进，拔出套芯，建立气腹，如腹部均匀膨隆，气腹压匀速上升，则考虑突破腹膜。扶镜手此时应及时插镜观察确认已突破腹膜及检查有无副损伤。扶镜手一手持镜头，一手摇动镜头戳卡，注意观察。如转动镜头，镜下视野变化不大，始终为黄色/白色视野，可有红色血管影，则考虑未突破腹膜，应插入套芯继续置入戳卡。损伤时切勿蛮力盲目刺入，以免损伤腹主动脉。

（二）观察腹壁及建立手术体系

建立气腹后，进镜探查，此时应注意先提供视野给"天花板"（腹膜），应注意观察腹膜有无粟粒样结节，有无条索或束带粘连，尤其是需要置入戳卡的左上腹、右上腹位置。在协助术者及助手建立戳卡时，扶镜手应先将镜头紧贴腹膜层，利用镜头的光照由内向外提供射影，以便观察需要建立戳卡的位置是否有腹壁下血管，避免损伤。而后术者及助手置入戳卡时应协助操作者观察戳卡是否顺利进入腹腔，避免置入过深，损伤组织和器官（图6-3-6）。

（三）腹腔镜探查

手术体系建立完毕后，首先应进行腹腔镜探查。一般按照顺时针的顺序，从左上腹开始，依次探查左上腹—胃—左侧腹—盆腔—右侧腹—右上腹—肝脏—胆囊—大网膜—肠系膜。

探查过程中需注意：

（1）腹腔内腹水量和腹腔内肿瘤转移情况。

（2）上述脏器形态有无异常，有无肿瘤转移结节。

（3）最后探查肿瘤原发灶的位置、大小、有无外侵、有无粘连（图6-3-7）。

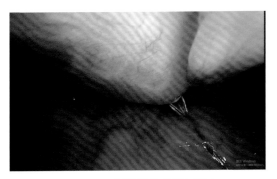

图 6-3-6　指引操作者置入戳卡

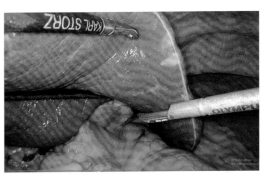

图 6-3-7　探查原发灶

（四）悬吊肝脏

确认适合腹腔镜近端胃切除术后，即开始手术操作。首先助手挑起肝脏，术者行小弯侧网膜离断。此时应该以观察视野为主。随着术者向左和向右沿着肝脏游离，注意镜头与肝脏的关系，适当压低镜头躲避肝脏，以及镜头及时的时针转向（图6-3-8）。

（五）切除大网膜

此时术野活动范围较大，应注意镜头转动和视角调整，保证手术需要切断的大网膜与结肠基本处于视野中的水平中间位置，便于观察和解剖（图6-3-9）。此外，保持安全距离的好处在于避免气雾、水滴进溅镜头，频繁地擦拭镜头会影响手术的连贯性，不利于手术进度和节奏。

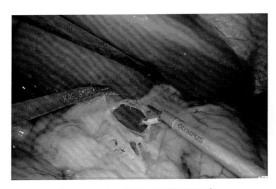

图 6-3-8　观察视野悬吊肝脏

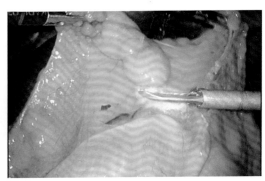

图 6-3-9　切除大网膜

此处操作过程中术野中应同时观察到大网膜和横结肠，便于术者把握切除的位置。

（六）淋巴结清扫

幽门下区处理：游离十二指肠外侧缘时，扶镜手应从右往左在助手右手钳下偷窥，可适当旋转水平面保持结肠肝曲低于胰头平面；在操作幽门下区域时，扶镜手心中应时刻关注胰头的位置，当较大幅度调节视野时注意保持胰头平面水平；处理血管时更侧重于保持血管垂直（图6-3-10）。

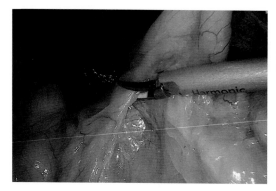
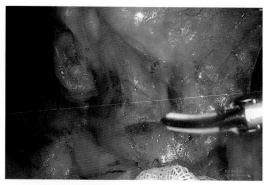
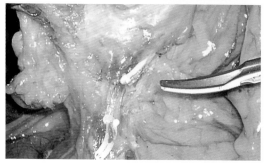

图 6-3-10　幽门下区处理

部分术者完成胃结肠韧带离断后会顺势打开胰十二指肠皱襞，扶镜手应善用镜头斜面的方向，从左向右、从上向下观察操作视野（图6-3-11）。

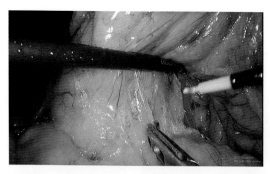

图 6-3-11　善用镜头斜面

　　当术者进行胰腺上区的清扫时，扶镜手应时刻注意保持胰腺水平，操作 No.11p 组淋巴结时可以小视野的脾动脉为水平，胃左血管保持垂直；操作 No.8a 组淋巴结时可以肝总动脉为水平；操作 No.7 及 No.9 组淋巴结时以胃左血管保持垂直为视野参照（图 6-3-12）。

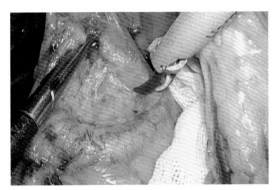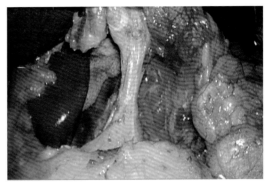

图 6-3-12　保持参照物水平

　　助手与术者变换站位后，术者会进行 No.4sb 组淋巴结清扫，此时，镜身和光导的线缆与术者的操作器械容易干涉，或者镜身与术者容易发生位置冲突，应注意及时灵活地调节镜头方位，绕过冲突区域重新建立视野，保证超声刀头为视野中心（图 6-3-13）。

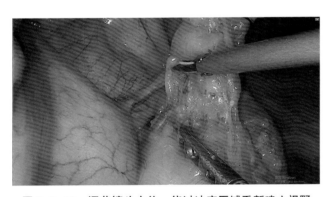

图 6-3-13　调节镜头方位，绕过冲突区域重新建立视野

　　离断胃壁及十二指肠（图 6-3-14），完成胃壁大小弯裸化后需要于镜下闭合预切线处胃，置入腔镜下切割闭合器后，应配合术者观察切割闭合器是否偏离预设切割线过多。
　　此时视野可越过食管观察，注意以下细节：
　　（1）切割闭合器近端已到底，减少浪费。
　　（2）未夹带其他组织。
　　（3）切割闭合器头端是否抵于不可吸收血管夹，以免造成撕脱出血。
　　（4）胃壁后方有无纱条夹带入切割闭合器内。

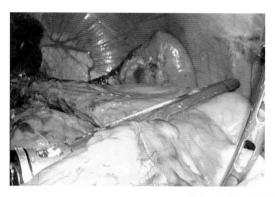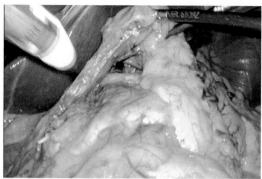

图 6-3-14　离断胃壁及十二指肠

（七）消化道重建及留置引流

经腹壁切口移除标本及修剪残胃后，将残胃送回腹腔。重建气腹后，进行食管 – 胃吻合。进行缝合时应灵活调动光纤使缝合面与缝针方向垂直。吻合完毕后，应注意配合术者寻找纱布条及腹腔冲洗。纱布条常见位置为脾窝，应及时灵活地提供视野。完成冲洗引流后需要留置引流管，此时镜头应给到右上腹戳卡，助手经左上腹戳卡置入分离钳，经右上腹戳卡探出（图 6-3-15），夹持引流管一端，拉入腹腔置于吻合口后方，此时应协助术者摆正引流管位置。关腹。

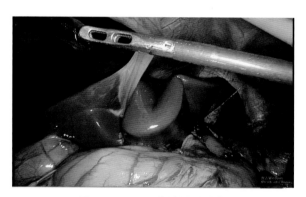

图 6-3-15　配合放置引流管

（杨立涛　戴丐国　张延强）

第七章

腹腔镜全胃切除术

扫描观看手术视频

第一节　术者视角

一、概述

已有一些回顾性和队列研究结果显示，腹腔镜全胃切除术（laparoscopic total gastrectomy, LTG）相比较开腹全胃切除术，具有创伤小、术后疼痛轻、胃肠功能恢复快、切口美观等优点，而且在安全性和远期疗效方面并不劣于开腹手术，因此逐渐得到了广泛开展。

但考虑到 LTG 操作有一定的难度，一般建议手术医师需要有丰富的开放全胃根治术经验，并且接受过一定的腹腔镜胃癌手术的培训。淋巴结廓清、消化道重建的安全施行，直接决定了腹腔镜全胃切除术的成败。在淋巴结清扫方面，特别是特殊部位的淋巴结，如脾门淋巴结、纵隔淋巴结，清扫的适应证和范围等尚未达成共识；由于部位深在、空间狭小，腹腔镜全胃切除术后的消化道重建尤其是食管空肠的吻合，也是困扰腔镜外科医师的难题之一（在胃癌的肿瘤切除和淋巴结清扫等方面腹腔镜技术已经成熟，但是在消化道重建，尤其是腹腔镜全胃切除术后食管空肠吻合方面仍然存在一些争议）。本节从术者视角详述本中心腹腔镜全胃切除术的步骤及注意事项，为临床医生提供参考。

二、适应证、禁忌证、手术原则

（一）适应证

临床分期为Ⅰ期，病灶位于胃体、胃底或胃食管结合部，预计需要施行全胃切除的患者。在目前尚缺乏高级别循证依据的情况下，进展期胃癌行 LTG 应谨慎，并建议由有丰富经验的医生开展。

（二）禁忌证

肿瘤较大，有明显外侵或转移，淋巴结融合或包绕重要血管；腹腔粘连严重；一般情况差，伴发严重疾病无法耐受全身麻醉。

（三）手术原则

腹腔镜全胃切除术和其他部位的腹腔镜胃癌手术原则基本相同。但具体淋巴结清扫范围及重建方式有所不同。

1. 全胃切除，特别是对于胃食管结合部肿瘤，纵隔淋巴结清扫的范围还有很大争议，应根据肿瘤的位置及食管下段受侵的长度进行不同范围的纵隔淋巴结清扫。

2. 脾门淋巴结的清扫也存在着很大的争议，对于存在脾门淋巴结转移风险者，建议行脾门淋巴结清扫（伴或不伴脾脏切除）。腹腔镜下脾门淋巴结清扫手术难度较大，建议在技术条件成熟的单位开展。

3. 腹腔镜全胃切除术消化道重建的方式通常采用食管空肠 Roux-en-Y 吻合。如何保证食管空肠吻合口的安全、降低吻合口相关并发症发生率，是腹腔镜全胃切除术消化道重建的关键。

三、麻醉、体位与戳卡位置

（一）麻醉方式

选择全身麻醉或全身联合硬膜外麻醉。

（二）手术体位

平卧分腿位，呈"人"字形，头高足低（图 7-1-1）。

（三）Trocar 位置

采用"弧形五孔法"。在脐孔边缘（2D）或脐孔下方 2～3cm（3D）建立第 1 个戳孔（10mm）放置镜头，左侧腋前线肋缘下建 10mm 戳孔为术者主操作孔，脐左 5cm 偏上建 5mm 戳孔为辅操作孔，右锁骨中线平脐偏上建 12mm 戳孔为助手主操作孔，右侧腋前线肋缘下建 5mm 戳孔为辅助操作孔（图 7-1-2）。

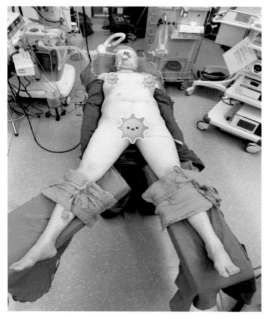

图 7-1-1　手术体位

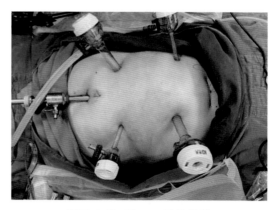

图 7-1-2　Trocar 孔的位置

四、手术操作步骤

（一）腹腔探查

主刀左侧站位，探查顺序一般为左上腹部—右上腹部—右中下腹部—盆腔—左中下腹部，明确有无转移及腹腔盆腔积液情况。进一步了解病变的位置、大小，与周围脏器的关系，淋巴结转移等情况（图 7-1-3）。

（二）手术方法

1. 悬吊肝脏　打开肝胃韧带，左侧至贲门右缘，右侧至肝十二指肠韧带，于贲门右侧切开腹膜反折。在腹腔镜直视下从左侧锁骨中线肋缘下经皮置入荷包针，穿过肝圆韧带后从右上腹壁引出，用 2 ~ 3 枚 Hemolok 夹将荷包线固定于肝胃韧带上缘，收紧荷包线（图7-1-4）。

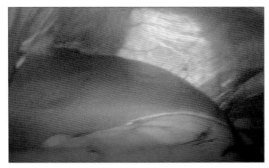 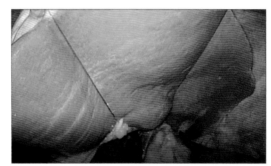

图 7-1-3　腹腔探查　　　　　　　　　　图 7-1-4　**悬吊肝脏**

2. 切除大网膜　切除大网膜应该以横结肠为标志，助手展平并紧张大网膜横结肠附着处，靠近横结肠中央部偏左侧切开并进入网膜囊，此处大网膜最薄且血管最少（图 7-1-5）。

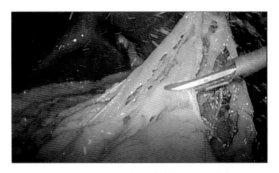

图 7-1-5　**切开大网膜并进入网膜囊**

3. 处理幽门下区域　靠近横结肠打开胃结肠韧带右侧部至结肠肝曲，将游离完成的大网膜置于肝胃之间，分开结肠与十二指肠球降部，沿胃窦后壁与结肠系膜之间的融合筋膜分离胃系膜与结肠系膜，使得结肠肝曲充分下降。至此，可充分显露胃网膜右静脉、副右结肠静脉及两者汇合而成的 Henle 干（图 7-1-6）。于胰十二指肠前上静脉（ASPDV）汇入点上方离断胃网膜右静脉。由胰颈下缘沿胰腺表面的胰前间隙向外上方游离，靠近胰头表面裸化十二指肠球部下后壁，显露胃十二指肠动脉（GDA）（图 7-1-7），逆行至发出胃网膜右动脉处，靠近胰腺下缘于根部切断胃网膜右动脉。靠近十二指肠壁还有数支幽门下血管，离断后完成 No.6 组淋巴结清扫。

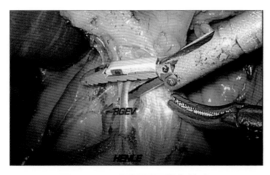 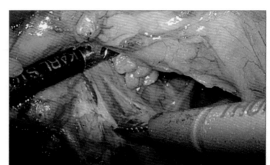

图 7-1-6　显露胃网膜右静脉　　　　　　　　图 7-1-7　显露胃十二指肠动脉

4. 处理幽门后区域　以胃十二指肠动脉（GDA）为线索，以胰前间隙为平面，由下而上游离，注意超声刀不要损伤十二指肠球部后壁。于胰腺上缘解剖显露肝总动脉，肝固有动脉，胃十二指肠动脉汇合处，进一步分离 No.5 组淋巴结和 No.8 组淋巴结（图 7-1-8），初步确定胃右动脉位置，沿十二指肠上缘打开由胃十二指肠动脉、十二指肠上缘及胃右动脉形成的三角区域（图 7-1-9）。

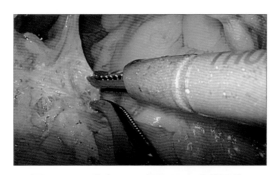 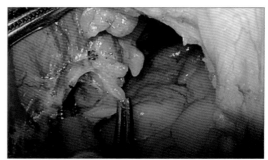

图 7-1-8　分离 No.5 组和 No.8 组淋巴结　　　图 7-1-9　打开十二指肠后三角

5. 处理幽门上及肝十二指肠韧带区域　先不离断十二指肠，转到前入路，充分打开十二指肠上三角区域，裸化胃窦及十二指肠上缘（图 7-1-10）。沿肝固有动脉右侧，向肝门部游离，裸化肝固有动脉，显露胃右血管根部后离断胃右血管，清扫 No.12a 组及 No.5 组淋巴结（图 7-1-11）。

6. 处理胰腺上区左侧　助手左手上提并紧张胃胰皱襞，在胰腺上缘及胃体之间放置一块大纱布（图 7-1-12），此时，胃胰皱襞、胃体后方及胰腺上缘就形成一帐篷样结构。

主刀向下牵拉胰腺，充分显露胰腺上缘，沿腹腔干左侧，脾动脉根部进行游离，紧贴脾动脉，进入 Gerota 筋膜前方的解剖间隙，沿 Gerota 筋膜浅层进行解剖，向右拓展至右侧膈肌脚（图 7-1-13），清扫腹腔干左侧淋巴结，显露胃左动脉左侧壁。向远端裸化脾动脉清扫淋巴结，以胃后动脉或迂曲的脾动脉离胃最近处为标记，完成 No.11p 淋巴结清扫，在根部离断胃后血管（图 7-1-14）。

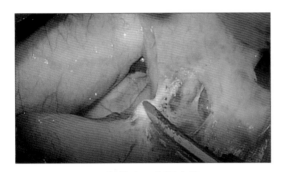

图 7-1-10　裸化十二指肠上缘

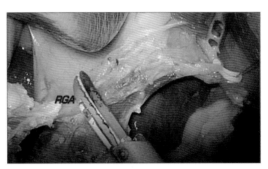

图 7-1-11　清扫 No.5 组淋巴结

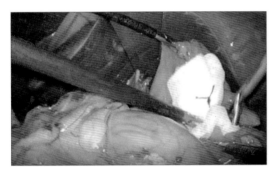

图 7-1-12　胰腺上缘放置大纱布

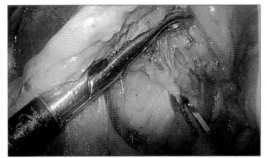

图 7-1-13　沿 Gerota 筋膜浅层解剖

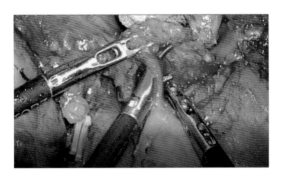

图 7-1-14　离断胃后血管

　　7. 处理胰腺上区右侧　　主刀左手钳向尾侧下压胰腺，右手用超声刀解剖分离，进入淋巴结与血管神经之间的间隙，清扫 No.8a 淋巴结（图 7-1-15）。助手左手钳或主刀的左手钳向左侧通过牵拉切开的 No.8a 包膜，使门静脉左侧的脂肪淋巴组织保持一定的张力，主刀右手用超声刀通过钝性、锐性相结合的方式显露门静脉左侧壁（图 7-1-16），完成 No.12a 淋巴结的清扫。超声刀继续沿着肝总动脉表面的间隙，往腹腔干方向清除表面的脂肪淋巴组织，大部分患者在这个位置可以显露出冠状静脉，完全裸化后于根部上 5cm Hemolok 夹并离断。助手左手钳继续抓住已清扫的 No.12a 和 No.8a 淋巴结背膜，并向左和向头侧持续牵拉，主刀的左手钳向尾侧下压胰腺，显露下腔静脉和右侧膈肌脚，清扫腹腔干右侧部淋巴结（图 7-1-17），显露胃左动脉根部，Hemolok 近远端双重夹闭胃左血管（图 7-1-18），完成 No.7 和 No.9 淋巴结清扫。主刀继续牵拉胃体小弯侧，显露贲门右后侧区域，超声刀紧贴右侧膈肌脚，分离食管贲门右侧的脂肪淋巴组织（No.1），并进一步裸化食管下段右后方。

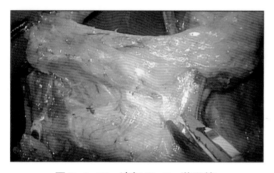

图 7-1-15　清扫 No.8a 淋巴结

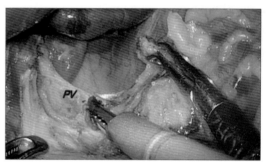

图 7-1-16　显露门静脉左侧壁

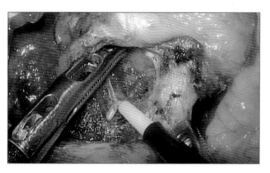

图 7-1-17　清扫 No.9 淋巴结

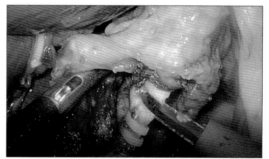

图 7-1-18　离断胃左血管

8. 处理脾下极区域　主刀右侧站位，充分下降结肠脾曲，在脾曲附近进入结肠系膜前后两叶之间，显露胰尾下缘，垂直紧张脾胃韧带，由胰尾下缘继续游离至胰腺上缘（图 7-1-19），靠近胰尾上缘在根部夹闭切断胃网膜左动静脉，清扫 No.4sb 组淋巴结，继而靠近脾门离断 1～2 根胃短血管（图 7-1-20）。

9. 处理脾门区域　助手右手钳牵拉胃底大弯侧向右上方翻转，左手钳轻压胰体，显露脾动脉远端区域。主刀左手钳将脾动脉表面已经分离的淋巴脂肪组织向上方提拉，超声刀从脾动脉远端表面的解剖间隙向脾门方向裸化脾动脉干至脾叶动脉的分支处，完成 No.11d 淋巴结的清扫（图 7-1-21）。以脾叶动脉的分支处为起点，超声刀非功能面紧贴脾动静脉分支表面的解剖间隙，将脾门区域各血管分支完全裸化，完成 No.10 淋巴结的清扫（图 7-1-22）；助手继续夹持胃短血管向上方牵引，超声刀紧贴胃短血管根部细致地解剖其周围淋巴脂肪组织，裸化胃短血管后，于根部上 Hemolok 夹后予以离断，注意脾上极最后一支胃短血管，避免损伤出血（图 7-1-23）。

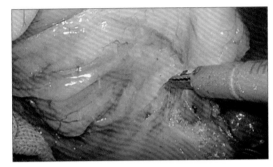

图 7-1-19　胰腺上缘显露网膜左血管

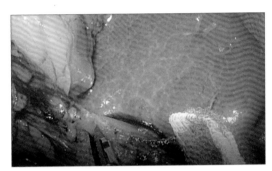

图 7-1-20　继续离断 1～2 根胃短血管

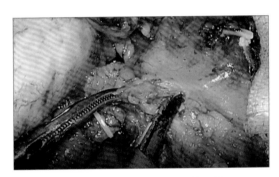

图 7-1-21　清扫 No.11d 淋巴结

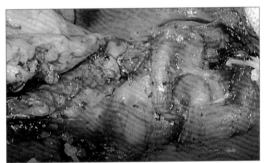

图 7-1-22　清扫 No.10 淋巴结

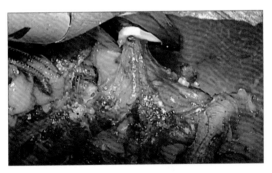

图 7-1-23　处理最上支胃短血管

10. 处理贲门区域　此时，助手把游离的大网膜移至右下腹，同时向右下方牵拉胃体大弯侧，显露贲门左侧区域。超声刀继续紧贴左侧膈肌脚，分离食管贲门左侧的脂肪淋巴组织，并进一步裸化食管下段的左侧（图 7-1-24），注意左膈下动脉发出的贲门胃底支，裸化后应在根部离断，同时完成 No.2 淋巴结的清扫；贲门右侧区域的处理已在步骤（7）

中完成（图 7-1-25）。进一步确认迷走神经分布及其周围分支走行，沿食管前壁和后壁分别将左右迷走神经挑离食管壁后离断（图 7-1-26）。游离裸化食管超过肿瘤上缘 5cm 以上，以保证安全切缘（图 7-1-27）。过程中要注意辨认食管壁，避免过度裸化食管，导致下段食管壁损伤。

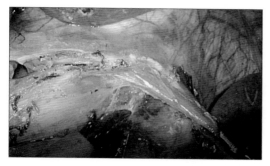

图 7-1-24　游离食管下段左侧

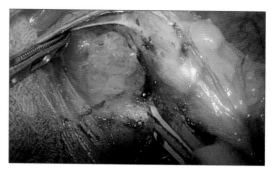

图 7-1-25　游离食管下段右侧

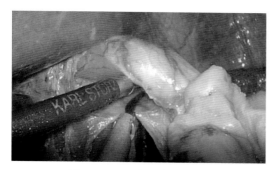

图 7-1-26　离断迷走神经

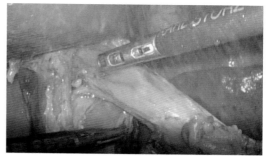

图 7-1-27　裸化食管下段

11. 关于纵隔淋巴结清扫　对于胃食管结合部肿瘤，是否需要清扫及如何清扫纵隔淋巴结还有很大的争议。目前可参考日本第 6 版《胃癌治疗指南》，建议 cT2 期以上患者应根据食管浸润长度来确定纵隔淋巴结的清扫范围：< 2 cm 可不清扫纵隔淋巴结；食管浸润长度 2 ～ 4 cm，应进行下纵隔淋巴结清扫；食管浸润长度 > 4 cm 应该进行上、中、下纵隔淋巴结清扫。

12. 离断食管及十二指肠　取出腹腔内留置的纱条，在幽门管下方约 2cm 处离断十二指肠，可吸收线四针法荷包包埋十二指肠残端（图 7-1-28）。根据肿瘤的位置在贲门上方离断食管（图 7-1-29）。在脐周或耻骨联合上方取小切口（图 7-1-30），取出标本，进一步明确切缘的情况。

13. 消化道重建　关于腹腔镜全胃切除后食管空肠吻合有多种方法可选择，如选择管型吻合器还是线型的切割闭合器？选择管型吻合器，是采用直接置入法，还是反穿刺法或选择切割闭合器，是采用 Overlap，还是 FEEA？应根据肿瘤的位置、患者的体型，术者的熟练程度等进行选择，以保证肿瘤的根治性和吻合的安全性为目的。这里以我们中心常用的 Overlap 为例做一介绍：在食管残端中间位置的后壁开一小孔，预留的胃管从开孔处引出约 5cm（图 7-1-31）；距离屈氏韧带 15～20cm 处裁剪空肠系膜（此步骤主要是为了游离足够长的肠襻，降低食管空肠吻合口的张力，有时为了保证血供，需要切除一段空肠），切割闭合器切断该处空肠，于远端空肠残端约 6～7cm 处的系膜缘对侧肠壁开一小孔，接着 45mm 直线切割闭合器先将一臂伸入空肠的开孔，并上提至食管残端附近，在胃管的引导下再将另一臂伸入食管腔（图 7-1-32），退出胃管后激发切割闭合器形成一个共同开口，通过共同开口观察吻合口情况（有无形成假道、出血等），确认吻合满意后可以用倒刺线关闭共同开口（图 7-1-33）。距离该吻合口下方约 40cm，系膜缘对侧远端空肠及近端空肠分别开一小孔，置入 45mm 直线切割闭合器之两臂，行空肠空肠侧侧吻合（图 7-1-34），确认吻合满意后用倒刺线关闭共同开口。

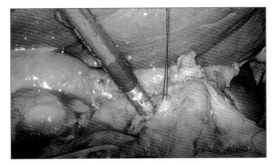

图 7-1-28　十二指肠残端包埋

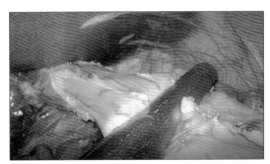

图 7-1-29　离断食管

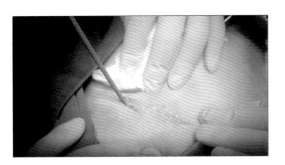

图 7-1-30　耻骨联合上方取小切口

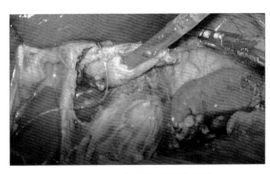

图 7-1-31　食管中部后壁开孔

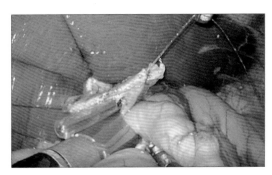

图 7-1-32　食管空肠吻合

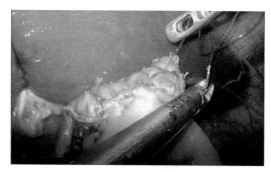

图 7-1-33　关闭共同开口

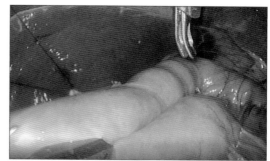

图 7-1-34　空肠侧侧吻合

14. 关闭系膜孔　腹腔镜全胃切除食管空肠 Roux-en-Y 吻合后有两处系膜孔需要关闭，一处是近端空肠和远端空肠之间的系膜孔（图 7-1-35）；另一处是 Peterson 孔，助手牵拉暴露后用可吸收缝线连续缝合关闭（图 7-1-36）。

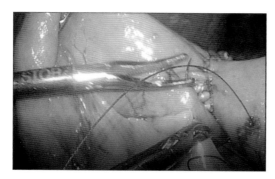

图 7-1-35　关闭空肠之间的系膜孔

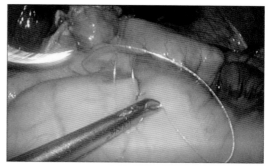

图 7-1-36　关闭 Peterson 孔

15. 留置胃管及腹腔引流管　向下插入胃管，过食管空肠吻合口约 10cm；留置腹腔引流管 2 根，一根穿过食管空肠吻合口下方至脾上极（图 7-1-37），从十二指肠残端上方经右上腹 12mm 戳孔引出；另一根留置脾窝处从左上腹 5mm 戳孔引出（图 7-1-38）。

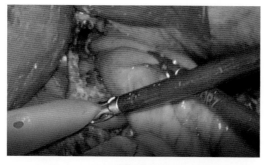

图 7-1-37　留置右侧腹腔引流管

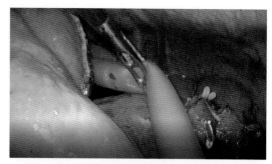

图 7-1-38　留置左侧腹腔引流管

五、手术操作技巧与要点

在腹腔镜全胃切除术手术过程中有一些技巧和要点需要注意：在淋巴结清扫方面，第一，需要熟悉胃周微创解剖的特点，务必在正确的解剖平面进行游离，操作便捷，出血少，这样方能保证淋巴结清扫的顺利实施；第二，需要重视淋巴结清扫的顺序，例如对于胰腺上缘淋巴结清扫，需要按 12a，8a，9，7，11p 的清扫顺序，使得手术步骤更流畅。在消化道重建方面，第一，要有视野的良好暴露，特别是食管空肠吻合，采用双头荷包针行肝脏及膈肌食管裂孔悬吊，血管钳体外临时固定荷包缝合线便于根据术中情况随时调整；第二，要注意空肠系膜的张力，操作中要充分离断系膜血管弓以避免系膜张力过大，闭合器大头置入空肠，拟吻合前应试将空肠上提至食管残端附近预判断系膜张力大小，闭合器击发前要确认没有穿孔；第三，应避免食管黏膜下假性隧道形成，所以食管空肠吻合时要强调在胃管引导下进行，击发前再次通过胃管引导判断排除黏膜下假性隧道形成。

六、术后管理

1. 胃管 腹腔镜全胃切除术后胃管一般留置 1～2 天，观察无吻合口出血等情况后应尽早拔除。

2. 镇痛 术后 3～4 天内静脉给予非甾体镇痛药，良好的镇痛有利于患者及早进行康复锻炼。

3. 体位及呼吸锻炼 待患者清醒后，生命体征平稳，改半卧位，进行呼吸锻炼，减少腹胀对膈肌的压迫，减少肺部并发症的发生，同时有利于引流。

4. 预防深静脉血栓形成 物理治疗，包括弹力袜、气压治疗；术后常规给予低分子肝素治疗。

5. 饮食护理 术后第 4 天若无明显不适，适量饮温水，术后第 5 天进食流质，再根据肠道功能恢复情况，进食半流质等。

6. 营养支持及液体治疗 恢复足量饮食之前给予静脉营养支持，术后调节水、电解质平衡，根据病情合理使用抗生素。

七、并发症及处理

同腹腔镜远端胃癌根治术及近端胃癌根治术。

第二节 助手视角

一、概述

腹腔镜手术的外科医生团队包括术者、助手和扶镜手。术者自身的经验和手术技巧往往决定着该团队能够完成的手术类型和手术成功率，但助手的作用同样不容小觑，助手与术者的密切配合是手术顺畅进行的基本保障。腹腔镜全胃切除手术中的系膜游离、淋巴清扫、血管结扎、胃壁裸化、镜下吻合等操作都需要助手的协助和配合才能够完成，这就要求助手应具备与术者接近同等程度的手术理解。此外，助手应起到配合术者操作、指挥扶镜手调节视角的"承上启下"作用。本节将结合腹腔镜全胃切除术的操作步骤来论述助手的配合方法和技巧。

二、总体原则

1. 助手操作钳的作用是替代代者的左手操作钳，利用抓持、牵拉等操作帮助术者完成组织暴露和系膜延展。

2. 右侧占位时，助手的左手较右手远离右侧腹壁，反之，左侧占位时，右手较左手远离左侧腹壁，尽量为扶镜手提供扶镜空间，避免"打架"。

3. 助手在协助暴露的过程中，如术者的左手操作钳正在牵拉暴露助手的操作钳所抓持的组织，则说明助手的操作钳已失去作用，需要及时调整位置。

4. 助手进行牵拉操作时应抓持完整的系膜组织、不需要保留的肠壁组织等能够受力且不易破碎的组织。当需要镜下调整抓持位置，而全局视野受限或不便于提供时，不可盲目地伸入操作钳做夹持操作。调整位置时需要沿腹壁走行从"空中"移动操作钳，避免造成副损伤。

5. 助手操作钳应该与术者操作钳反方向发力，提供张力，便于术者切割游离和判断组织间隙。当助手提拉系膜或组织延展成平面后应保持稳定，避免反复地移动位置而改变平面的形状和位置。

三、手术步骤及操作要点

（一）悬吊肝脏

建立手术体系后，肝脏的悬吊。由于左肝外叶的遮挡，会造成小网膜囊的显露不便。为了更好地显露术野，需要进行肝脏悬吊。此时助手可以左手持操作钳轻轻顶起，注意避免损伤肝脏（图 7-2-1，图 7-2-2）。

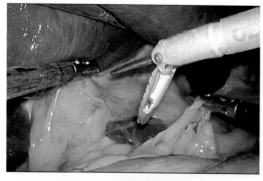

图 7-2-1　协助顶起左肝外叶

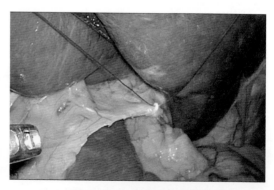

图 7-2-2　协助排列小肠

（二）切除大网膜

将下腹部大网膜上翻至横结肠上方与胃前壁前方，用两把无创抓钳钳抓横结肠上缘 3～5cm 大网膜并向两侧展开，协助主刀左手共同暴露无血管区（图 7-2-3），从横结肠上缘近中央偏左出为起始，向左、右扩展切开，左右抓钳前后交替大网膜提拉点，始终保持大网膜存在足够的张力。向左游离至结肠脾曲，向右游离至结肠肝曲，当左侧胃结肠韧带打开后，助手可协助完成胃体后壁的显露，右手操作钳钳抓胃体后壁，向左肝外叶方向牵拉，左手继续牵拉大网膜（图 7-2-4，图 7-2-5），显露大网膜囊的空间，便于主刀确认分离的方向，直至完成结肠脾曲的下降和网膜静脉的裸露。

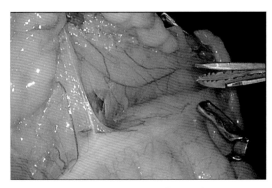

图 7-2-3　显露大网膜无血管区

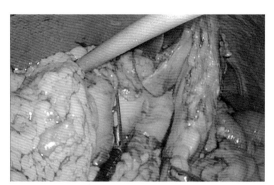

图 7-2-4　显露大网膜囊（1）

（三）游离胃结肠系膜间隙

将大网膜翻至胃壁前方，左手钳提起胃窦部大弯侧网膜，右手钳轻轻提起左侧游离网膜，同主刀左手钳共同暴露胃结肠系膜间隙（图 7-2-6）。直至打开十二指肠结肠融合筋膜。随着游离的进行，越靠近十二指肠，越需要将右手钳向左上方牵拉，显露十二指肠肠壁与网膜的间隙，完成十二指肠肠壁的裸化。

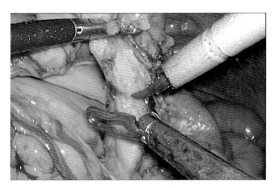

图 7-2-5　显露大网膜囊（2）

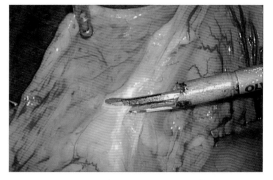

图 7-2-6　协助显露胃结肠系膜间隙

（四）No.6 淋巴结清扫

左手持无创抓钳钳抓胃窦后壁并向左上方提起，右手持无创抓钳向右上方牵引胃网膜右静脉表面脂肪结缔组织及淋巴组织（图 7-2-7），待主刀完全裸化胃网膜右静脉前方淋巴脂肪组织后，将胃网膜右静脉向前方牵引，打开胃网膜右静脉后方与胰腺的间隙，便于主刀裸化胃网膜右静脉后方组织。离断胃网膜右静脉后，助手左手钳继续向左上方牵拉胃壁，右手钳轻轻向右上方顶推十二指肠球部，显露十二指肠胰头沟间隙（图 7-2-8），便于胃十二指肠动脉的显露和分离。离断胃网膜右动脉时，助手左手钳继续牵拉胃窦后壁，右手钳牵拉胃网膜右动脉外侧淋巴脂肪组织，并适当将右手钳向前方牵引，显露胃网膜右动脉后方，为清扫 No.6 淋巴结提供良好的视野和张力（图 7-2-9）。

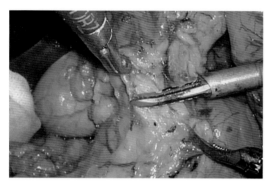

图 7-2-7　显露幽门下区清扫区域

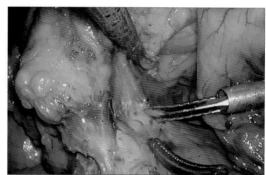

图 7-2-8　向右上方轻推十二指肠球部

（五）裸化十二指肠外侧壁

离断幽门下血管后，助手左手钳仍然抓住胃窦向左上方牵引，右手钳牵引十二指肠外侧壁脂肪组织，暴露组织间隙，协助主刀裸化十二指肠外侧壁（图 7-2-10）。

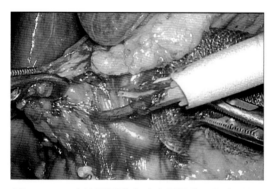

图 7-2-9　牵拉胃网膜右动脉周围淋巴脂肪组织

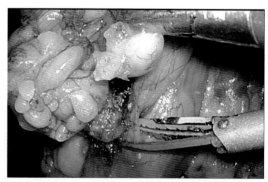

图 7-2-10　牵拉十二指肠外侧壁脂肪组织

（六）裸化十二指肠内侧壁

助手左手钳继续向左上方牵拉胃壁，右手钳轻轻向右上方顶推十二指肠球部，继续裸化十二指肠内侧壁，分离 No.5 和 No.8 淋巴结间的组织间隙。打开十二指肠内侧壁组织间隙（图 7-2-11，图 7-2-12）。

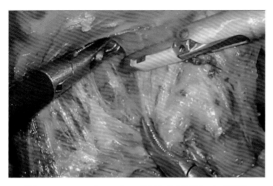

图 7-2-11　打开十二指肠内侧壁组织间隙

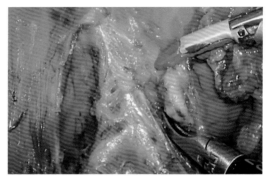

图 7-2-12　分离 No.5、No.8 组淋巴结

（七）幽门上区的清扫

助手左手钳轻轻钳抓肝十二指肠韧带，向左上方提拉，尽可能显露幽门上区。右手钳顶推右肝，保持肝十二指肠韧带足够的张力（图 7-2-13）。直至主刀完成幽门上区的清扫。

（八）胰腺上区的清扫

助手左手钳抓持胃胰皱襞中上 1/3 交界处，向上方牵拉（图 7-2-14），右手钳可通过推、挡、提、顶、拨等动作帮助主刀精细暴露，也可用吸引器吸引血液或渗液。主刀完成 No.11p 淋巴结清扫后，助手右手钳钳抓肝动脉前方淋巴结包膜，注意不要直接钳抓淋巴结，并可通过推挡血管帮助主刀裸化脾动脉及冠状静脉（图 7-2-15 至图 7-2-18）。

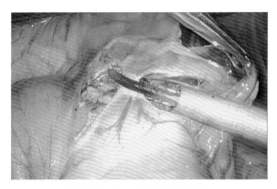

图 7-2-13　显露幽门上区

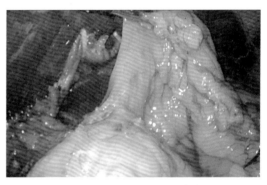

图 7-2-14　牵拉胃胰皱襞

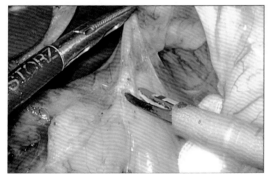

图 7-2-15　No.11p 淋巴结清扫暴露（1）

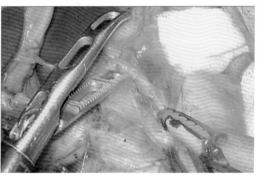

图 7-2-16　No.11p 淋巴结清扫暴露（2）

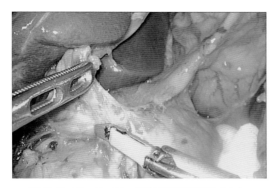

图 7-2-17　No.11p 淋巴结清扫暴露（3）

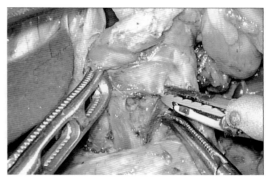

图 7-2-18　No.11p 淋巴结清扫暴露（4）

（九）清扫 No.8a 及 No.12 淋巴结

助手左手无创钳轻抓肝固有动脉表面已分离的脂肪结缔组织，右手钳顶开肝脏右叶，给予肝十二指肠韧带足够张力，或者向右下方牵拉肝固有动脉，协助主刀左手共同显露肝固有动脉表面组织解剖间隙，直至完成 No.12a 和 No.9 的清扫（图 7-2-19）。

（十）清扫 No.7 淋巴结及离断胃左动脉

助手左手钳继续提起胃胰皱襞，右手钳适当推挡组织帮助主刀精细显露胃左动脉，从根部结扎离断（图 7-2-20）。

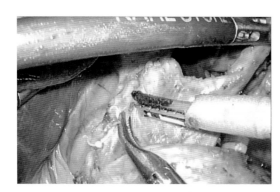

图 7-2-19　No.12a 清扫

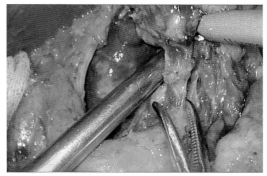

图 7-2-20　显露胃左动脉

（十一）大弯侧及脾门淋巴结的清扫

主刀和助手左右互换位置。主刀在患者右侧继续手术。助手右手钳提起胃壁，左手钳可使用纱布下压胰尾组织或使用吸引器吸引推挡脂肪组织或使用抓钳抓持向上提拉脾胃韧带处组织，协助主刀完成暴露及网膜左血管的离断和 No.4sb 的清扫（图 7-2-21，图 7-2-22）。离断胃网膜左血管后，将胃壁向右侧牵引，给予脾胃韧带足够张力，协助主刀完成胃短血管离断，此时要注意脾周粘连，控制牵引力度，以免造成脾脏破裂出血（图 7-2-23）。在清扫 No.11d 淋巴结时，助手右手钳继续牵拉胃底，左手钳可用纱布下压、吸引器推挡、抓钳牵拉脾动脉。协助主刀暴露（图 7-2-24）。

（十二）裸化食管壁

助手可手持抓钳牵拉胃体，推挡膈肌脚及左肝外叶，完成食管的显露、贲门下淋巴结的清扫（图7-2-25，图7-2-26）、迷走神经的离断（图7-2-27）、食管的离断（图7-2-28）。

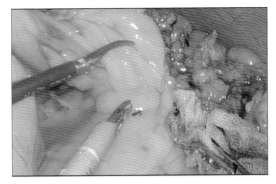

图 7-2-21　显露网膜左血管（1）

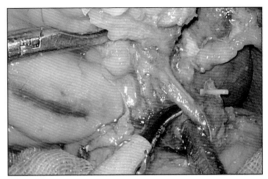

图 7-2-22　显露网膜左血管（2）

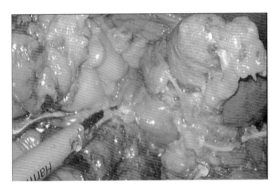

图 7-2-23　显露脾周粘连

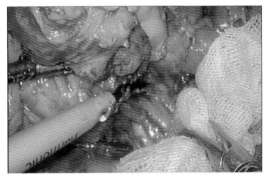

图 7-2-24　显露 No.11d 淋巴结

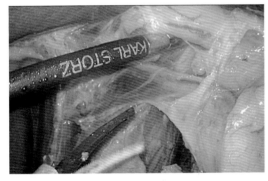

图 7-2-25　贲门下淋巴结的清扫（1）

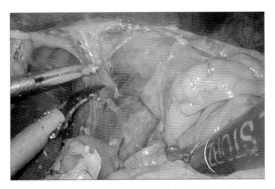

图 7-2-26　贲门下淋巴结的清扫（2）

（十三）离断十二指肠

助手牵引胃壁，给予十二指肠足够的张力，显露待离断的十二指肠（图7-2-29）。

（十四）十二指肠残端包埋

取出标本后，主刀用4针法荷包包埋十二指肠残端，助手用分离钳和抓钳协助包埋（图7-2-30，图7-2-31）。

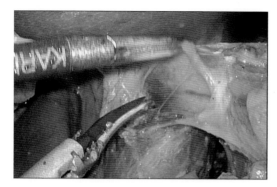

图 7-2-27　迷走神经的离断

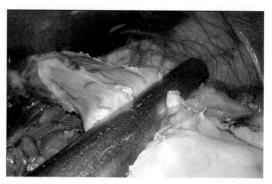

图 7-2-28　食管离断牵拉

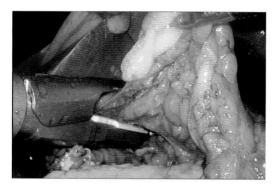

图 7-2-29　离断十二指肠

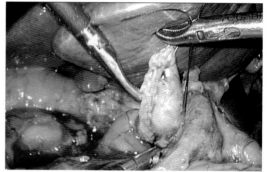

图 7-2-30　十二指肠残端包埋（1）

（十五）消化道重建

主刀使用倒刺线缝合食管残端用于牵拉并给食管残端开口，此时助手向下方牵拉食管，另一手使用抓钳牵拉膈肌脚或顶开肝左外叶打开空间和视野（图7-2-32，图7-2-33）。助手右手钳将空肠向上提起，左手钳牵引空肠肠壁，暴露足够空间肠壁置入切割闭合器（图7-2-34，图7-2-35）。重建及关闭共同开口时，可以牵拉缝线来牵拉食管，显露重建空间（图7-2-36至图7-2-38）。向下方牵拉输入襻，协助主刀离断输入襻（图7-2-39）。进行肠肠吻合时，同样向上牵拉空肠（图7-2-40，图7-2-41），关闭共同开口时，可以右手向右侧牵拉输出襻打开空间，左手向上方牵拉缝线以显露共同开口（图7-2-42，图7-2-43）。

（十六）关闭 Peterson 孔，放置引流管

消化道重建，显露 Peterson 孔后，助手无须特意牵拉或仅牵拉 Peterson 孔两侧系膜（图7-2-44）。在吻合口两侧各置入一根引流管，关闭切口，结束手术。

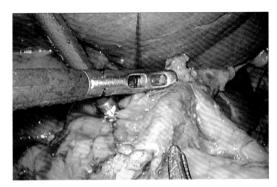

图 7-2-31 十二指肠残端包埋（2）

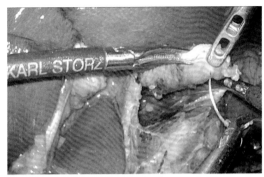

图 7-2-32 显露食管残端（1）

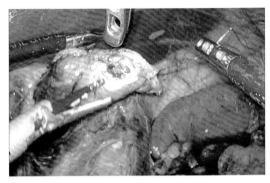

图 7-2-33 显露食管残端（2）

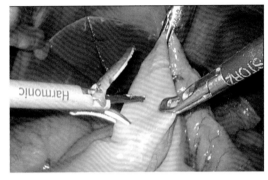

图 7-2-34 置入切割闭合器（1）

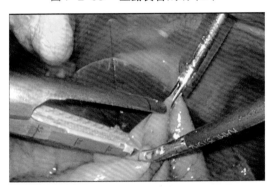

图 7-2-35 置入切割闭合器（2）

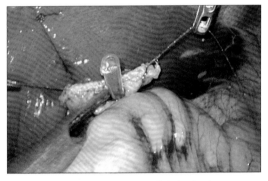

图 7-2-36 显露重建空间（1）

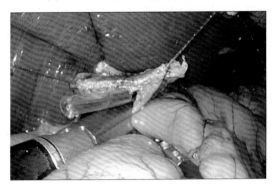

图 7-2-37 显露重建空间（2）

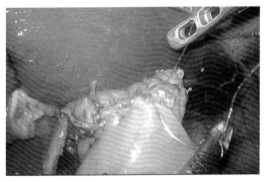

图 7-2-38 显露重建空间（3）

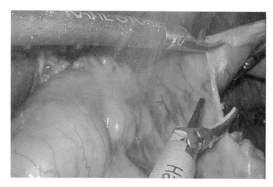

图 7-2-39 离断输入襻

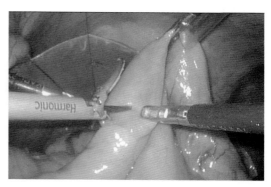

图 7-2-40 显露肠肠吻合口（1）

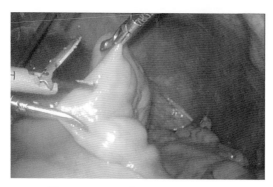

图 7-2-41 显露肠肠吻合口（2）

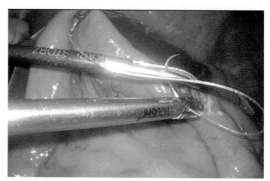

图 7-2-42 显露共同开口（1）

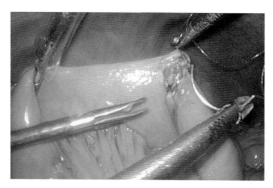

图 7-2-43 显露共同开口（2）

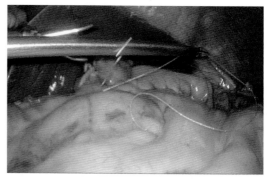

图 7-2-44 关闭 Peterson 孔

第三节　扶镜手视角

一、概述

近年来，腹腔镜手术作为一种微创手术方式在胃癌的根治性手术中应用广泛。3D 腹腔镜的镜头具有放大效应，能够更为清晰地显示腹腔内的解剖结构并呈现其 3D 立体结构，尤其是脉管、神经等重要组织。这一优势便于术者在镜头指引下进行术中精细操作，降低副损伤的发生概率。就客观情况而言，腹腔镜手术的视野格局相比于开腹直视下手术具有局限性，全局视野效果受限。这就要求腹腔镜手术的扶镜手能够有效、及时地为手术提供视野，并做好全局观察视野和精细操作视野的自如切换。扶镜手不仅是一台手术的眼睛，更是手术顺利开展的基石。因此，扶镜手首先要对腹腔镜手术方式有充分的理解和掌握，其次需要对不同术者的操作习惯和手术风格有良好的耐受，最后需要扶镜手具备灵活的思维和及时的应变能力。3D四方镜可以灵活调节镜头方向，避免出现视野盲区，尤其适合观测隐藏在被遮挡的目标后方的组织（图7-3-1，图7-3-2）。

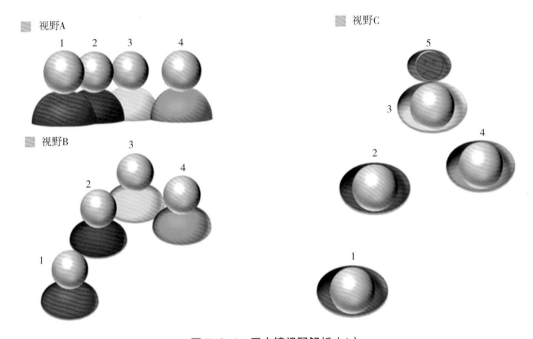

图 7-3-1　四方镜视野解析（1）

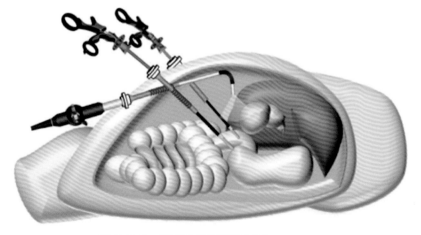

图 7-3-2　四方镜视野解析（2）

综上，本节将从扶镜手视角着手，描述不同手术阶段扶镜手视角的体验及配合技巧，以期为初学者提供指导和参考。

二、总体原则

总体而言，扶镜手应遵从以下操作要点，以便于手术的顺利进行：

1. 总体视野原则是以术者的超声刀头为视野中央，注意随着操作位置的改变而灵活调整。

2. 灵活应用 UDLF 4 个杠杆（图 7-3-3，图 7-3-4）。

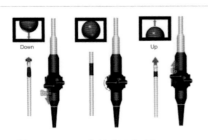

图 7-3-3　四方镜上下杠杆

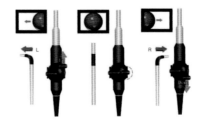

图 7-3-4　四方镜左右杠杆

3. 注意观察视野和局部解剖视野的有机结合，合理的放大视野应以术者能清晰地解剖局部组织结构，而操作过程中产生的气雾、水滴等不会进溅镜头为准。观察视野的距离选择需要保证至少看到操作部位和周围组织器官（应至少看到助手钳末端），但不会影响对组织结构的大体观察。

4. 扶镜手在操作过程中应注意兼顾助手视角，当术者需要助手提供暴露或者转换抓持位置时，可适当退镜或转换方向，提供全景视野，帮助助手找到合适的抓持位置后，再继续进镜，为术者提供局部解剖视野。

5. 镜头前进和后退时，应动作轻柔，不可突停突走。扶镜过程中，保持镜头平稳，不可随意摇晃和抖动。

三、手术步骤及操作要点

（一）建立观察孔

以腹腔镜下全胃切除术为例。经常规麻醉、消毒铺巾、连接器械后，首先应建立观察孔。经脐置入镜头戳卡，有突破感时停止前进，拔出套芯。扶镜手此时应及时插镜观察确认已突破腹膜。

（二）观察腹壁及建立手术体系

建立气腹后，进镜探查，此时应注意先提供视野给"天花板"（腹膜），此时因适当使用 U 杠杆，应注意观察腹膜有无粟粒样结节，有无条索或束带粘连。在协助术者及助手建立戳卡时，扶镜手应先将镜头紧贴腹膜层，利用镜头的光照由内向外提供射影，以便观察需要建立戳卡的位置是否有腹壁下血管，避免损伤。而后术者及助手置入戳卡时应协助操作者观察戳卡是否顺利进入腹腔，避免置入过深，损伤组织和器官（图7-3-5）。

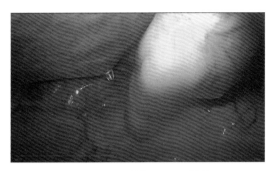

图 7-3-5　观察 Trocar 进针

（三）腹腔镜探查

手术体系建立完毕后，首先应进行腹腔镜探查。一般按照逆时针的顺序，从左上腹开始，依次探查左上腹—右上腹—肝脏—胆囊—右半结肠—回盲部—右髂窝—盆腔—脾脏—大网膜—胃。

探查过程中需要注意：

1. 腹腔内腹水量和腹腔内肿瘤转移情况。

2. 上述脏器形态有无异常，有无肿瘤转移结节。

3. 最后探查肿瘤原发灶的位置、大小、有无外侵、有无粘连。

（四）肝脏悬吊时视野

肝脏悬吊时，适当使用 U 杠杆，向上观察腹膜，便于穿刺针进针（图7-3-6）。

（五）胃大弯侧处理

进行胃大弯侧处理时，腹腔镜无须弯曲过多角度，保持直视或 Down 15°即可进行使用。处理胃大弯时不仅需要近景，也需要进行整体的观察，所以远景角度也会较多。但在离断胃网膜左血管时要推进镜头观察（图7-3-7）。

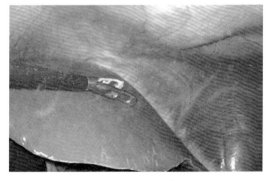

图 7-3-6　观察肝脏悬吊

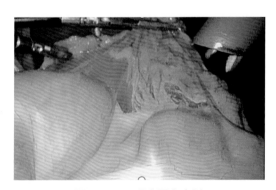

图 7-3-7　观察胃大弯侧

（六）幽门下区的处理

进行幽门下区处理时，扶镜手主要将腹腔镜向下弯曲约30°（图7-3-8），在分离横结肠与胃系膜间隙时要给予包含结肠的全景。在清扫No.6淋巴结时，要推进镜头，看清楚血管和周围组织。在观测胃网膜右血管时，为了更好地观察血管后方组织，可以拨动R杠杆，从侧面观察（图7-3-9）。

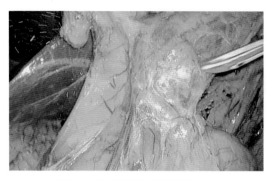

图7-3-8　观察幽门下区（1）

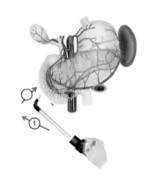

图7-3-9　观察幽门下区（2）

（七）幽门上区、肝十二指肠韧带及胰腺上区的处理

从后入路处理往往胃右动脉显露不佳，从前入路处理肝十二指肠韧带和胰腺上区，扳动D杠杆，通过俯视角度，能够得到更清晰、更全面的视野（图7-3-10，图7-3-11）。随着清扫的进行，逐层推进镜头，清扫脾动脉根部淋巴结。

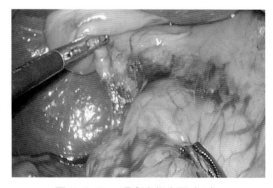

图7-3-10　观察幽门上区（1）

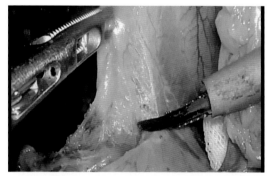

图7-3-11　观察胰腺上区（2）

（八）大弯侧及脾门淋巴结清扫

在观察大弯侧及脾门淋巴结清扫时，观察部位较深，扳动D杠杆，通过俯视角度，能够得到更清晰、更全面的视野（图7-3-12，图7-3-13）。

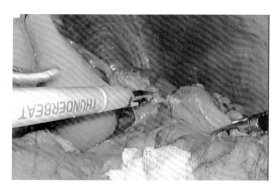

图 7-3-12　观察大弯侧及脾门淋巴结清扫（1）

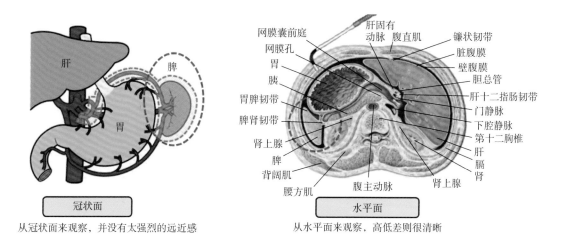

冠状面

从冠状面来观察，并没有太强烈的远近感

水平面

从水平面来观察，高低差则很清晰

图 7-3-13　观察大弯侧及脾门淋巴结清扫（2）

（九）食管的裸化和离断及十二指肠的离断

裸化食管时要灵活运镜，适当使用 U 杠杆观察食管周围组织。完成食管裸化后需要于镜下切割闭合食管和十二指肠，应配合术者观察切割闭合器是否已含住全部管壁。注意以下细节：

1. 吻合器远端已含住全部管壁。

2. 未夹带其他组织。

3. 吻合器头端是否抵于其他血管上，以免造成副损伤（图 7-3-14）。

（十）消化道重建及留置引流

经腹壁切口移除标本。重建气腹后，进行食管空肠 Roux-en-Y 吻合。切割闭合器同时含住食管和空肠肠壁时，应注意吻合线头端有无组织夹带。关闭共同开口时，要注意远近结合，在缝合时推进镜头，观察进针点有无血管，出针后适当后退协助主刀完成针线的夹持。吻合完毕后，应注意配合术者寻找纱布条及腹腔冲洗。关闭 Peterson 孔时扳动 D 杠杆，向下俯视便于得到更好的视野（图 7-3-15）。

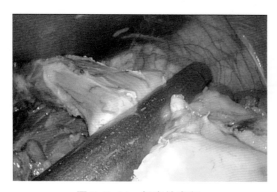

图 7-3-14   标本的离断

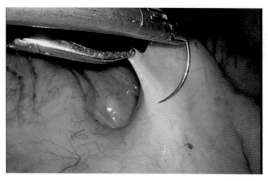

图 7-3-15   Peterson 孔的关闭

（俞鹏飞   叶泽耀）

第八章

保留幽门胃切除术

扫描观看
手术视频

第一节　术者视角

一、概述

随着我国早期胃癌检出率的逐步提高，在保证胃癌根治性的前提下，尽可能地保留胃功能的手术方式近年来是众多专家关注的热点。传统上对于早期胃中、下部癌多采用远端胃切除术（distal gastrectomy，DG），其治疗效果确切，但易出现倾倒综合征、胆汁反流和胆囊结石等并发症，术后生活质量较低。随着我们对胃中部癌各组淋巴结转移规律的认识逐步深入，对早期胃中部癌进行保留幽门胃切除术（pylorus-preserving gastrectomy，PPG）已逐步成为共识。该术式最早由 Maki 等于 1967 提出，最初在良性胃溃疡患者中开展。1991 年，Kodama 和 Koyama 率先将 PPG 用于治疗早期胃癌。PPG 完整保留了幽门的正常解剖结构和生理功能，可减少传统远端胃切除术后胆汁反流、残胃炎、倾倒综合征、胆囊结石等的发生。但该术式需要保留幽门上、下的部分淋巴结及迷走神经肝支、幽门支，消化道重建需要尽量避免术后幽门梗阻、胃排空延迟的发生，对于手术操作存在一定的技术要求。本节从术者视角详述保留幽门胃切除术的步骤及注意事项。

二、适应证、禁忌证、手术原则

（一）适应证

1. 术前评估为 cT1N0 且肿瘤位于胃中段 1/3 的早期胃癌患者，病灶下极距幽门＞4cm（肿瘤下缘距离下切缘 2cm，下切缘距离幽门管至少 2cm）。

2. 对于侵犯胃上 1/3 的早期胃癌（无论是术前内镜检查和术后病理证实），满足肿瘤近端边界距离食管胃结合部（esophagogastric junction，EGJ）≥ 3cm，肿瘤远端边界距幽门＞4cm。

（二）禁忌证

1. 胃保留部分（幽门近端 4cm、近端胃）存在糜烂、溃疡、息肉、肠化生等病变。

2. 术前评估提示进展期胃癌，幽门上、下或肝十二指肠韧带存在可以转移淋巴结。

3. 无法耐受腹腔镜手术。

4. 全身情况差，伴发严重疾病无法耐受全身麻醉。

（三）手术原则

腹腔镜下保留幽门胃切除术，尤其是全腹腔镜下手术，对于胃病灶的定位存在较高的要求，建议术中胃镜辅助定位，以保证安全切缘。为了既保留幽门的血供和功能，又保证肿瘤根治的安全性，PPG 手术有以下的技术要点：

1. 胃切除范围应保留上 1/3 的近端胃、幽门及足够的幽门袖长度（应尽量 > 3cm）。

2. 保留胃右动脉、幽门下动静脉及迷走神经肝支、腹腔支和幽门支。

3. D1 淋巴结清扫范围包括 No.1、No.3、No.4sb、No.4d、No.6 和 No.7 淋巴结，D1+ 淋巴结清扫则增加了 No.8a 和 No.9 淋巴结。No.5、No.12 淋巴结不予清扫。

4. No.6 淋巴结清扫范围限于 No.6a 和 No.6v 淋巴结；胃中部早期癌无 No.6i 淋巴结转移，可不予清扫。

三、麻醉、体位与戳卡位置

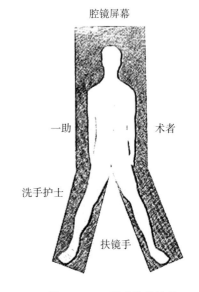

（一）麻醉方式

选择全身麻醉或全身联合硬膜外麻醉。

（二）手术体位

分腿平卧位（图 8-1-1）。

（三）戳卡位置

1. 腹腔镜镜头戳卡孔：脐下。

2. 操作孔：术中主要采取左侧站位，于左、右腋前线肋弓下 2cm 处，采用直径为 5mm 的 Trocar 建立操作孔，左、右锁骨中线脐上 3cm 采用直径为 12mm 的 Trocar 建立操作孔，共建立 4 个操作孔。12mm 的 Trocar 在下方，方便利用切割闭合器进行消化道重建，右下腹 Trocar 孔根据吻合方式的需要可调整为 5mm Trocar（图 8-1-2）。

图 8-1-1　**手术体位演示**

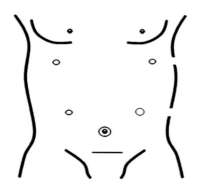

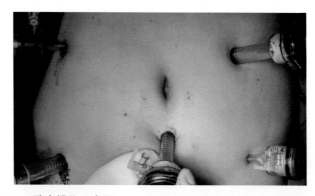

图 8-1-2　**戳卡操作示意图**

3. 采用荷包线以 V 字法或 W 字法（图 8-1-3）悬吊左侧肝支帮助显露。为保护肝胃韧带内贴近左肝的迷走神经肝支、幽门支，必须注意在离断小网膜时不可紧贴左肝、贲门部，不可使用 Hemolok 钳夹固定荷包线。可利用缝针穿过左肝附着处小网膜或直接缝线穿过左肝（图 8-1-4），达到悬吊左肝的目的。

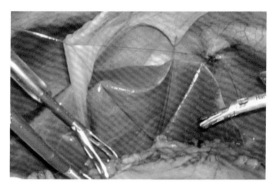

图 8-1-3　W 字法左肝悬吊

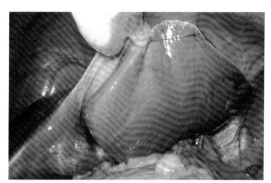

图 8-1-4　左肝穿刺悬吊

四、手术操作步骤

（一）探查与手术方案的制订

1. 常规探查　按照逆时针方向，逐步对肝、胆囊、膈肌、肝圆韧带、脾、大网膜、侧腹壁、结肠、小肠、直肠和盆腔进行探查（图 8-1-5，图 8-1-6）。

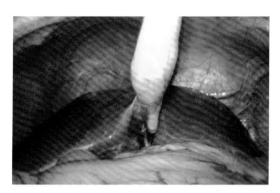

图 8-1-5　探查上腹腔

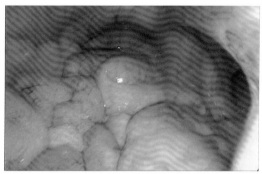

图 8-1-6　探查盆腔

2. 肿瘤探查　腹腔镜探查、排除肿瘤浸及浆膜的可能，如术中发现肿瘤为进展期，需要及时改变手术方式，保证肿瘤根治性。由于早期胃癌无法在腹腔镜下探及肿瘤，建议常规行术中胃镜检查，准确定位肿瘤部位（图 8-1-7，图 8-1-8）。

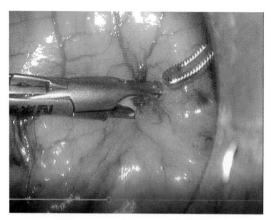

图 8-1-7 腹腔镜探查胃原发灶

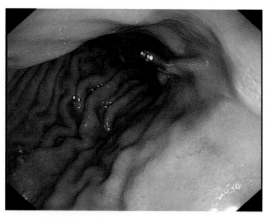

图 8-1-8 胃镜下病灶定位

（二）解剖与分离

1. 第一刀切入点　患者采取头高足低体位，右侧抬高，方便术者操作。将大网膜牵拉向下，将胃窦、胃体牵拉向左下腹腔，显露肝胃韧带，在左肝下方辨认迷走神经肝支，确认胃右动脉的走行、血管分支。助手左手钳夹持小网膜上提，展平幽门上部分的小网膜，暴露胃右血管及邻近的分支，超声刀紧贴胃小弯离断胃体小弯侧近侧部分的分支血管，由近至远游离小网膜，至胃右动脉主干，沿胃右动脉向肝门部游离小网膜，沿肝固有动脉左侧、迷走神经肝支下方离断小网膜，从右向走，离断肝胃韧带至贲门下方，游离右侧膈肌角前方附着的后腹膜，过程中离断迷走神经腹腔支（图 8-1-9，图 8-1-10）。

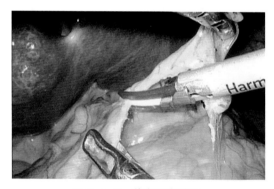

图 8-1-9 游离胃右动脉

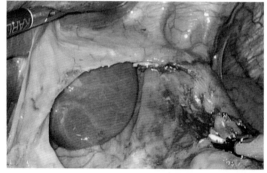

图 8-1-10 保留迷走神经肝支

2. 幽门上区淋巴结清扫　助手左手钳夹持肝胃韧带（胃右动脉上方系膜）向前上方提，右手钳夹持纱布将胃窦大弯侧或大网膜向下牵拉，暴露胃右动脉各分支，沿胃窦小弯侧缘离断小网膜及解剖胃右动脉近侧端分支（图 8-1-11）。可将肝胃韧带分前、后膜性结构分别离断，以充分保护系膜间隙内的胃右动脉及肝固有动脉，并保留与周围血管紧密伴行的迷走神经肝支、幽门支（图 8-1-12）。保留胃右动脉根部，于其第一分支远侧离断，在不予清扫 No.5 淋巴结的前提下，清扫 No.3 淋巴结。

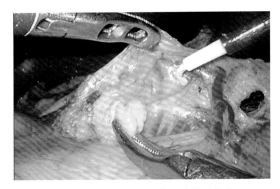

图 8-1-11 游离肠系膜下动静脉根部

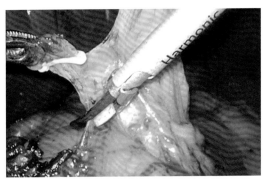

图 8-1-12 离断胃右动脉分支血管

3. 幽门下区淋巴结清扫 由于 PPG 针对早期胃癌，目前不要求切除全部的大网膜，一般在大网膜血管弓外 2cm 处离断胃结肠韧带，左侧至接近脾下极，右侧至胰头前十二指肠与右肝结肠肝曲的融合筋膜（图 8-1-13），大网膜离断后，经胃前上翻，置于胃小弯区域。离断大网膜过程中，需要特别注意网膜左与网膜右两者交汇的区域，此处可形成无血管交通区，不易分辨血管弓的走行。

大网膜上翻后，助手左手钳夹持胃窦部，连同大网膜向前上方提，右手钳机动，暴露胃网膜右静脉、结肠中动脉及胰十二指肠前上血管，由胰腺下缘，从右至左，进一步游离胃结肠韧带（图 8-1-14），注意保护结肠中动静脉、肠系膜上静脉，暴露网膜右静脉。逐渐在胰头前层面游离胃结肠韧带，注意保护胰十二指肠前上动脉和幽门下动脉（图 8-1-15）。然后从胃窦 - 胰体间隙进入，切开两者间的膜性结构，暴露后方的胃十二指肠动脉，沿动脉远侧游离，进一步暴露幽门下动脉、网膜右动脉，裸化网膜右静脉，在胰腺下缘略偏下水平离断，然后离断胃网膜右动脉，保留幽门下动脉（图 8-1-16），完成 No.6a、No.6v 淋巴结清扫。

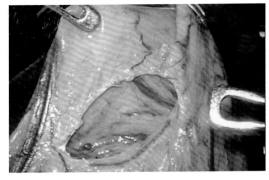

图 8-1-13 离断胃结肠韧带

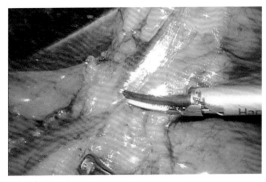

图 8-1-14 胰腺下缘进入

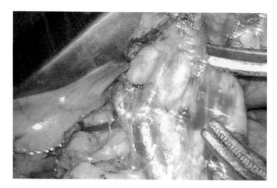

图 8-1-15　胰头前层面

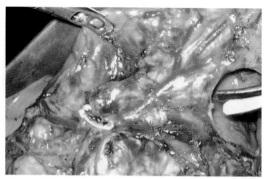

图 8-1-16　离断胃网膜右血管

　　清扫 No.6 组淋巴结，注意保留幽门下血管。解剖 No.6 组淋巴结时，幽门下动脉为起源于胰十二指肠上前动脉的 I 型或起源于胃十二指肠动脉的 III 型，可在根部离断胃网膜右血管，保留幽门下血管；幽门下动脉为起源于胃网膜右动脉的 II 型，则需要在幽门下动脉起源的远侧离断胃网膜右血管，保留幽门下血管。

　　继续由助手上提胃窦，术者从胃窦胰体之间的间隙进入（图 8-1-17），沿胃十二指肠动脉向上游离，按顺序暴露胃十二指肠动脉、肝总动脉、肝固有动脉、胃右动脉（图 8-1-18），注意游离层次，保护胃右动脉，避免误伤胃冠状静脉。

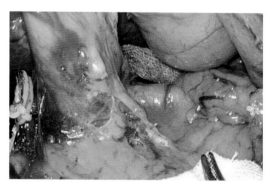

图 8-1-17　沿胃十二指肠动脉游离

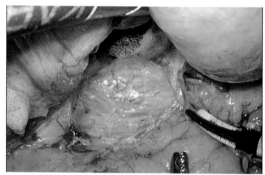

图 8-1-18　暴露肝总动脉

　　4. 网膜左区域淋巴结清扫　保持患者头高足低位，改为左侧略抬高。沿胃结肠韧带血管弓外，继续向左离断（图 8-1-19），至脾下极，清扫 No.4d 淋巴结。将大网膜向右翻入胃小弯，助手左手钳夹持胃网膜左血管所在系膜，向前上提起。首先暴露脾下极（图 8-1-20），离断胃结肠韧带附着于脾下极前缘的粘连带，暴露脾下极血管、胃网膜左动脉。然后助手左手钳夹持系膜向外展，暴露胰尾（图 8-1-21），沿胰尾离断胃结肠韧带内侧膜性结构，暴露脾动脉末端、胃网膜左动脉。裸化胃网膜左动脉后，在根部离断，注意保护脾下极血管（图 8-1-22）。助手保持系膜紧张度，术者继续游离紧邻网膜左动脉的 1～2 根胃短血管，并离断（图 8-1-23），沿离断后的胃短血管的间隙，继续游离胃结肠韧带，清扫 No.4sb 淋巴结，并裸化胃体大弯侧（图 8-1-24）。

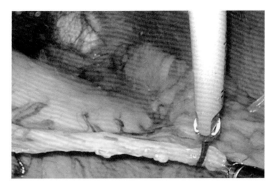

图 8-1-19　血管弓外向左离断胃结肠韧带

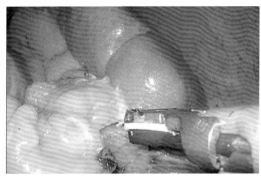

图 8-1-20　离断脾前缘粘连

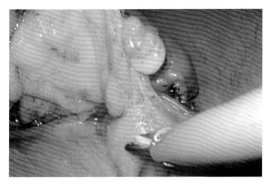

图 8-1-21　沿胰尾部离断胃结肠韧带内侧膜

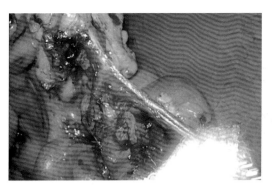

图 8-1-22　游离胃网膜左血管

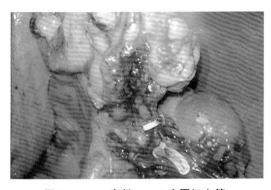

图 8-1-23　离断 1～2 支胃短血管

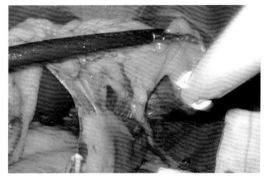

图 8-1-24　裸化胃体大弯侧

5. 胰腺上区淋巴结清扫　保持头高足低位，将大网膜向下放回胃体下方，助手左手钳夹持含胃左动脉胃胰皱襞，向上提起，在胃体、胰尾之间填塞纱布（图 8-1-25），使胃体不易倒向胃胰皱襞。在不离断十二指肠的前提下，前入路清扫胰腺上区淋巴结。

从脾动脉起始部后腹膜进入（图 8-1-26），该处脾动脉弯曲向下，形成腹膜后一疏松间隙（Toldt 间隙），且该间隙一般无分支血管经过。沿该疏松间隙（图 8-1-27），向右侧游离可达腹腔干、左侧膈肌脚，向上游离可达贲门、膈肌食管裂孔，向左游离可达脾动脉、脾静脉、胃后动脉，保留胃后动脉，沿胃后动脉向贲门处游离（图 8-1-28），完成 No.11p 淋巴结清扫，将淋巴结连于胃胰皱襞。

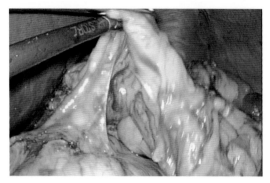

图 8-1-25　前入路清扫胰腺上区淋巴结

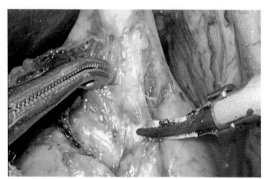

图 8-1-26　脾动脉起始部进入腹膜后间隙

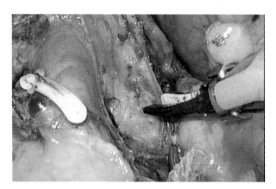

图 8-1-27　Toldt 间隙

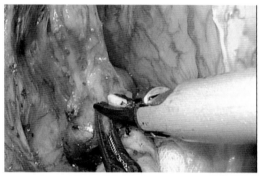

图 8-1-28　No.11p 淋巴结清扫至胃后动脉

　　沿脾动脉根部向左继续离断后腹膜，经腹腔干、肝总动脉起始部，注意暴露胃冠状静脉。胃冠状静脉可经肝总动脉前或后汇入脾静脉，可先行离断（图 8-1-29）。继续游离肝总动脉至肝固有动脉，由助手左手钳夹持后腹膜向上向左牵引，术者左手钳夹持肝总动脉向下向右牵引，拉紧操作界面（图 8-1-30）后，在肝总与肝固有分界的夹角处（图 8-1-31）开始，从右向左清扫 No.8a 淋巴结，将淋巴结连于胃胰皱襞。此时腹腔干左、右两侧均完成淋巴结清扫，继续 360° 环绕裸化胃左动脉起始部，在起始部双重 Hemolok 夹、离断胃左动脉（图 8-1-32），完成 No.7、No.9 淋巴结清扫。

　　6. 胃小弯区域淋巴结清扫　胃左动脉离断后，助手夹持胃胰皱襞不变，将胃胰皱襞向上、前提拉，暴露后方的膈肌脚。术者沿右侧膈肌脚，继续离断后腹膜，直至贲门右侧。然后由助手将小网膜上提、展平，显露小网膜背侧面（图 8-1-33），术者由胃体向贲门离断背侧系膜血管，裸化胃小弯，至贲门右。再由助手将小网膜向右展平，显露小网膜腹侧面（图 8-1-34），术者由胃体向贲门离断腹侧系膜血管，裸化胃小弯，至贲门右，完成 No.3 与 No.1 淋巴结清扫。

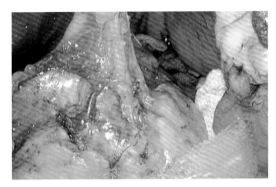

图 8-1-29 胃冠状静脉

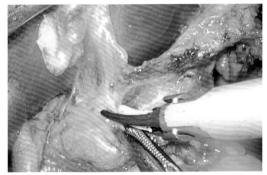

图 8-1-30 No.8a 淋巴结离断界面

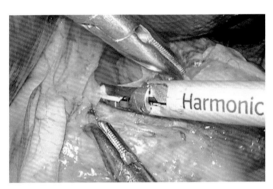

图 8-1-31 肝动脉夹角

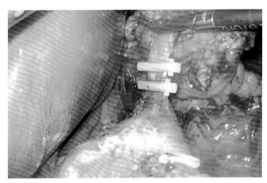

图 8-1-32 胃左动脉

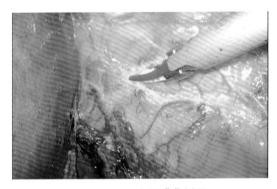

图 8-1-33 小网膜背侧面

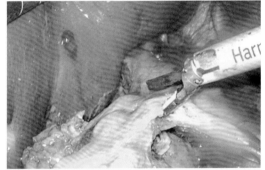

图 8-1-34 小网膜腹侧面

（三）标本切除与消化道重建

目前对于 PPG 手术的标本切除与消化道重建方式主要分为两种：全腹腔镜下重建、小切口辅助重建。

　　1. 全腹腔镜下标本切除、消化道重建（图 8-1-35）　　腹腔外备一 4cm 长的测量带，带入腹腔后，标记胃窦预切除线。继续在胃小弯第一分支下方与脾下极处连线处做胃体预切除线。利用切割闭合器分别离断胃窦、胃体。将胃体及附着的网膜组织装入取物袋中，扩大脐部腹腔镜 Trocar 孔后，取出切除的胃组织。立即检视胃组织标本，确定肿瘤病灶位置及切缘距离，保证肿瘤的根治性切除。

　　封闭脐部扩大的 Trocar 孔后，重新建立气腹。距离末端约 5mm，分别切除胃窦、胃体切割闭合断端、大弯侧的角，通往胃腔的小孔，以备吻合。利用 60mm 切割闭合器，经上述两处小孔，置入后，距离原切断线约 2cm 闭合胃窦、胃底的后壁。移除切割闭合器后，经共同开口检查吻合的严密程度及有无出血。间断缝合共同开口的前端、后端及原切除线的对合端，以备关闭共同开口时牵拉用。利用切割闭合器关闭共同开口。检查吻合的严密性及血供、张力。

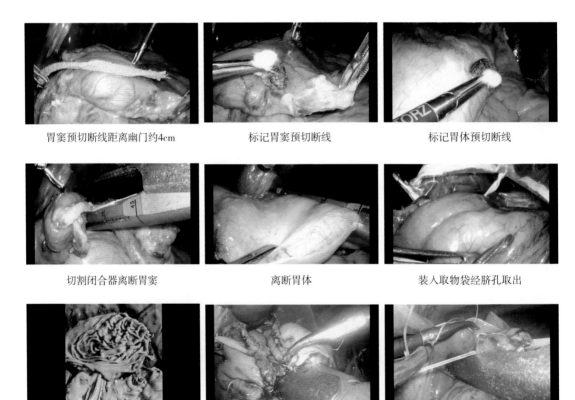

胃窦预切断线距离幽门约4cm　　　　标记胃窦预切断线　　　　标记胃体预切断线

切割闭合器离断胃窦　　　　离断胃体　　　　装入取物袋经脐孔取出

确定胃体病灶位置　　　　切割吻合胃底、胃窦后壁　　　　切割关闭共同开口

图 8-1-35　全腹腔镜下、保留幽门、胃底胃窦三角吻合消化道重建

　　2. 小切口消化道重建　　见图 8-1-36。

　　上腹部正中做一纵向的 8cm 左右切口，逐层进腹，安装切口保护器，将胃体提出腹腔外。备一 4cm 长的测量带，距离幽门 4cm 处标记胃窦预切除线。远侧端肠钳夹闭、近侧端 Kocher 钳夹闭，横向离断胃窦。继续将胃体拖出腹腔，在胃小弯第一分支下方与脾下极处连线处做胃体预切除线。近侧端肠钳夹闭、远侧端Kocher钳夹闭，从大弯侧开始，电动离断胃体大弯侧，长度比对胃窦切断线，距离相等后停止，小弯侧部分利用切割闭合器分别离断胃体。将胃体及附着的网膜组织移出腹腔，立即检视胃组织标本，确定肿瘤病灶位置及切缘距离，保证肿瘤的根治性切除。

　　将肠钳夹闭的胃窦、胃底裂口拉拢，呈平行线排列。使用3-0可吸收线连续缝合，逐次缝合胃窦、胃底的端端吻合口的后壁、前壁。间断缝合加固胃底胃窦端端吻合连线与胃底小弯侧切断线的交叉处。检查吻合的严密性及血供、张力。

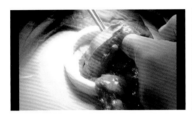

胃窦预切断线距离幽门约4cm

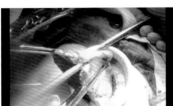

离断胃窦

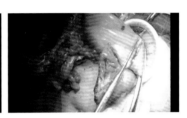

离断胃体大弯侧

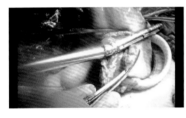

离断胃体小弯侧

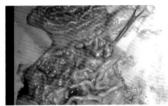

确定胃体病灶位置

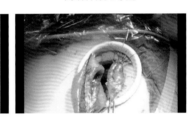

胃底胃窦端端吻合

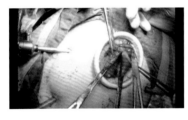

连续缝合吻合后壁

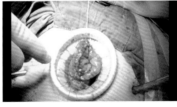

间断缝合加固吻合口后壁

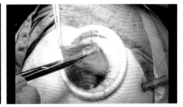

连续缝合吻合前壁

图8-1-36　小切口、保留幽门、胃底胃窦端端吻合消化道重建

（四）标本展示、腹腔检视、留置引流管

　　逐层缝合、关闭腹壁切口之腹膜层、腹白线层、皮下脂肪层及真皮层。重新建立气腹，腹腔镜下使用蒸馏水冲洗腹腔（图8-1-37），检视手术区域有无出血，吸出组织碎块。在肝胃间隙留置腹腔引流管，末端置于胃底胃窦吻合口后方（图8-1-38），经右侧腹引出、固定。依次拔除腹腔Trocar，缝合穿刺孔处腹壁肌肉，并检视穿刺孔有无出血。

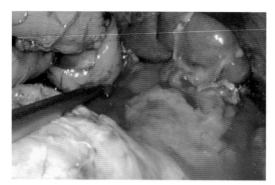

图 8-1-37　腹腔冲洗、止血

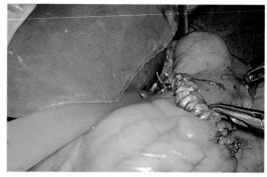

图 8-1-38　留置腹腔引流管

五、手术操作技巧与要点

PPG 的开展与关注点均围绕"保留幽门"这一主题，保留幽门就必须保留幽门的血供与自主神经支配，相应地就无法清扫 No.5、No.6i、No.12 淋巴结。所以，PPG 手术的开展需要注意以下要点：

1. 注意 No.6a，No.6v，No.6i 淋巴结的区分。

2. 保留幽门及近端 3 ～ 4cm 幽门管。

3. 保留胃右血管及幽门下动静脉。

4. 保留迷走神经肝支、幽门支。

六、术后管理

1. 胃肠减压　术后常规留置胃管进行胃肠减压，一般用于观察术后早期胃出血的可能。术后第 1 天及胃管减压引流液的性状排除出血可能后，拔除胃管。

2. 镇痛　良好的镇痛有利于患者及早离床活动。

3. 体位　待患者清醒后，生命体征平稳，改半卧位，有利于呼吸，减少腹胀对膈肌的压迫，减少肺部并发症的发生，同时有利于引流。

4. 预防深静脉血栓形成　物理治疗，包括弹力袜、下肢气压治疗；必要时低分子肝素预防性抗凝治疗。

5. 饮食护理　术后第 2 天若无明显不适，适量饮温水，再根据肠道功能恢复情况，进流食、半流食等。

6. 营养支持及液体治疗　术后调节水、电解质平衡，恢复足量饮食之前给予静脉营养支持，根据病情合理使用抗生素。

七、并发症及处理

PPG 和一般的腹腔镜胃癌手术类似，均存在手术后胃手术区域并发症、身体重要脏器损伤、胃肠道消化功能障碍及营养障碍等手术相关并发症的可能，此节仅针对 PPG 特定相关的手术并发症进行讨论。

1. 消化道出血　可能的出血部位包括胃吻合口及胃肠道黏膜的应激性溃疡出血。一般通过胃肠减压、抑酸、盐水洗胃等非手术治疗，如出现持续出血，可考虑急诊胃镜检查，必要时急诊手术止血。

2. 吻合口漏　PPG 只存在胃吻合口，由于血供障碍、吻合张力、切断线密闭性不足等原因，存在吻合口漏的可能。建议术后第 5 天常规进行胃造影，判断吻合口的愈合情况。如明确吻合口漏，及早进行胃肠减压、禁食、鼻饲营养、药物抑制胃肠道分泌、置管引流的积极治疗，必要时急诊手术探查。

3. 胃排空障碍　PPG 保留了胃底、胃窦，存在胃动力不足或幽门痉挛的可能性，均可导致胃排空障碍。建议术后第 5 天常规进行胃造影，如胃动力不足，需要胃肠减压、静脉营养、禁食等处理。如幽门痉挛，必要时可胃镜下幽门扩张或置入支架等。

第二节　助手视角

一、概述

腹腔镜手术的外科医生团队包括术者、助手和扶镜手。术者是整台手术成功开展的关键，而一名优秀的助手也是不可或缺的。腹腔镜胃癌手术一般只有一名助手，不同于开放手术可以设二助、三助，因此对于助手的要求也更高。助手不仅必须具备和术者同等的对手术的理解，而且必须熟悉不同术者的手术习惯与意图，同时在术者与扶镜手、洗手护士之间建立良好的沟通，使整台手术顺畅、高效地实施。本节将结合腹腔镜下保留幽门胃切除术的操作步骤来论述助手的配合方法和技巧。

二、总体原则

腹腔镜手术相比开腹手术存在操作空间有限、参与操作人员少、器械切换不如徒手便捷等特点，因此对于助手提出了更高的要求。

1. 助手必须和术者具有同等的手术理解，在辅助的角度为术者创造最大限度的操作便利性。

2. 助手的主要作用是为术者提供一个良好的手术操作平面、保持一定的张力。

3. 注意对特定组织器官、神经、血管的保护，避免误损伤导致手术方案更改。

4. 确定主牵引手与机动手，避免频繁倒换操作手与操作器械。

5. 提前预判术者的手术步骤，协调扶镜手与洗手护士，确保手术进程顺利。

三、手术步骤及操作要点

（一）探查与肝脏悬吊

1. 常规探查　按照逆时针方向，逐步对肝、胆囊、膈肌、肝圆韧带、脾、大网膜、侧腹壁、结肠、盆腔、直肠、小肠和肠系膜进行探查。注意保持视野移动的稳定性。对于肝胃韧带、大网膜、横结肠系膜及小肠系膜必须利用肠钳进行充分展示，避免暴力牵拉引起误损伤，尤其注意系膜挛缩、网膜粘连等。探查过程中，注意肝圆韧带的下垂情况，避免其影响视野，可电凝使其收缩，可穿刺荷包线使其贴紧腹壁，必要时可直接切除（图8-2-1，图8-2-2）。

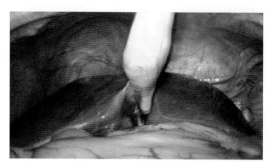

图 8-2-1　探查上腹腔

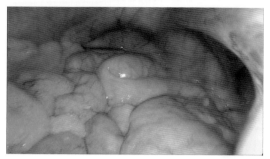

图 8-2-2　探查盆腔

2. 肝脏悬吊　笔者所在单位一般采用左肝穿刺法悬吊左侧肝脏。为保护肝胃韧带内贴近左肝的迷走神经肝支、幽门支，无法使用 Hemolok 钳夹固定荷包线。可利用荷包线缝针直接穿过左肝，然后经前方腹壁穿出后，收紧缝线、打结，达到悬吊左肝的目的。为避免左肝切割，注意不可使缝线捆绑过紧（图8-2-3，图8-2-4）。

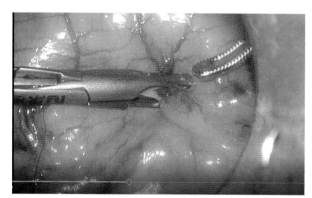

图 8-2-3　腹腔镜探查胃原发灶

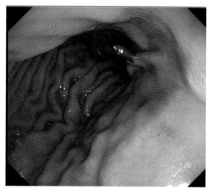

图 8-2-4　胃镜下病灶定位

（二）解剖与分离

1. 离断肝胃韧带　患者采取头高足低体位，右侧抬高，方便术者操作。将大网膜牵拉向下，术者将胃窦、胃体牵拉向下腹腔，显露肝胃韧带、胃右动脉及其血管分支。助手左手钳夹持小网膜上提，右手钳夹持胆囊颈部，展平、绷紧幽门上部分的小网膜，暴露胃右血管以及邻近的分支，方便术者由近至远游离胃体部小网膜，至胃右动脉主干。当术者沿肝固有动脉左侧、迷走神经肝支下方离断小网膜时，助手左手钳持续向左牵拉小网膜，右手钳更换支点至左肝下方，将左肝向前、上抬起，方便暴露迷走神经肝支、右侧膈肌角（图

8-2-5，图 8-2-6）。

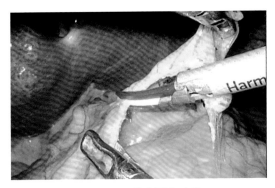

图 8-2-5　游离胃右动脉

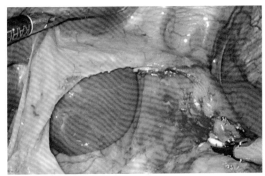

图 8-2-6　保留迷走神经肝支

2. 幽门上区淋巴结清扫　助手左手钳作为主牵引手夹持肝胃韧带（胃右动脉上方系膜）向前上方提，右手钳夹持纱布将胃窦大弯侧或大网膜向下牵拉，暴露胃右动脉各分支，方便术者沿胃窦小弯侧缘离断小网膜及解剖胃右动脉近侧端分支（图 8-2-7）。助手左手夹持时避免大块钳夹，应将肝胃韧带前、后膜性结构分离，以充分保护系膜间隙内的胃右动脉、肝固有动脉及与前述血管紧密伴行的迷走神经肝支、幽门支（图 8-2-8）。

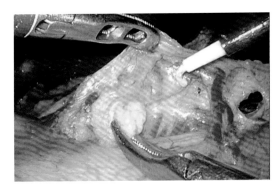

图 8-2-7　游离肠系膜下动静脉根部

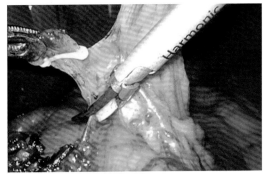

图 8-2-8　离断胃右动脉分支血管

3. 幽门下区淋巴结清扫　在离断大网膜时，注意保护大网膜血管弓，助手夹持时必须在血管弓外，左右手均夹持大网膜，保持一定距离，将大网膜向前、上展平，两手交替时，注意以左手为主牵引手，右手机动，避免两手过多地交替（图 8-2-9）。

清扫幽门下区淋巴结时，首先将大网膜上翻至肝胃间隙，助手左手钳夹持胃窦部，连同大网膜向前、左侧方牵拉，右手钳机动，在胰头前层面操作时，右手可夹持幽门下的大网膜，将大网膜外展、上提，暴露胰头、结肠中动静脉、网膜右静脉及幽门下动脉等结构（图 8-2-10 至图 8-2-12）。

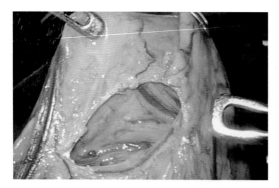

图 8-2-9　离断胃结肠韧带

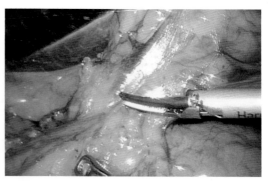

图 8-2-10　胰腺下缘进入

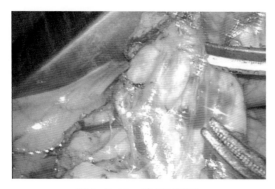

图 8-2-11　胰头前层面

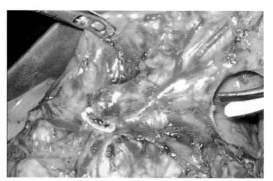

图 8-2-12　离断胃网膜右血管

在处理胃窦胰体之间的间隙时，助手左手钳继续夹持胃窦大弯侧，牵拉方向改为向前、上方，右手钳机动，可将胃窦部后壁向右拨，以充分暴露胃十二指肠动脉（图 8-2-13）。当主刀沿胃十二指肠动脉向上游离，按顺序暴露胃十二指肠动脉、肝总动脉、肝固有动脉、胃右动脉时（图 8-2-14），助手右手钳注意及时调整，其挑拨的位置也应随主刀逐渐向上。注意挑拨的位置不应过于靠近胃十二指肠动脉、肝固有动脉，以免影响术者超声刀的操作。在出现出血时，助手右手应及时将无创钳改为吸引管，吸除积血，干净手术界面。

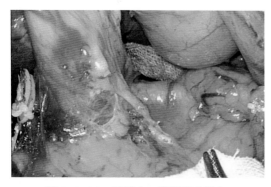

图 8-2-13　沿胃十二指肠动脉游离

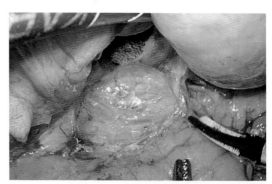

图 8-2-14　暴露肝总动脉

4. 网膜左区域淋巴结清扫　保持患者头高足低位，改为左侧略抬高。助手左手钳作为主牵引手，夹持胃结肠韧带血管弓外部分，向前上抬起，主刀左手钳夹持横结肠相对应位置，与助手相互牵拉，绷紧胃结肠韧带，在血管弓外向左离断（图8-2-15），至脾下极，清扫No.4d淋巴结。将大网膜向右翻入胃小弯，助手左手钳夹持网膜左血管所在系膜，向前上提起，形成主牵引点，先向右侧牵拉，右手可夹持横结肠脾曲向下方牵拉，暴露脾下极（图8-2-16），方便主刀松解脾下极前缘粘连，显露脾下极血管、胃网膜左动脉。然后助手左手钳夹持系膜向外展，暴露胰尾（图8-2-17），右手钳夹持或推挡胃体上部、偏大弯侧后壁，向右侧牵引，方便主刀从内侧沿胰尾离断胃结肠韧带内侧膜性结构，进一步暴露脾动脉末端、胃网膜左动脉并离断胃网膜左血管（图8-2-18）。血管离断后，助手左手钳保持夹持不变、持续适度上提，保持系膜紧张度，方便术者继续游离、离断胃短血管（图8-2-19）。胃短血管离断后，助手右手协助牵拉胃结肠韧带向上，一般左手在前、左，右手在后、右，展平胃结肠韧带，方便主刀沿离断后的胃短血管的间隙，继续游离胃结肠韧带，清扫No.4sb淋巴结，并裸化胃体大弯侧（图8-2-20）。

5. 胰腺上区淋巴结清扫　保持头高足低位，将大网膜向下放回胃体下方，助手左手钳夹持含胃左动脉胃胰皱襞，向上提起，形成主牵引点，在胃体、胰尾之间填塞纱布（图8-2-21），形成胃胰皱襞、胃体小弯侧、胰腺上缘的三角区域，此三角是十二指肠非离断、前入路胰腺上区淋巴结清扫的主要框架。

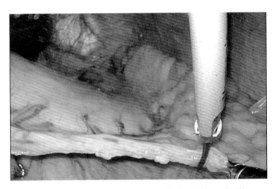

图8-2-15　血管弓外向左离断胃结肠韧带

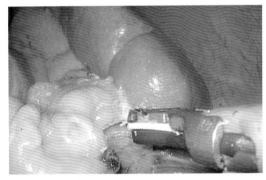

图8-2-16　离断脾前缘粘连

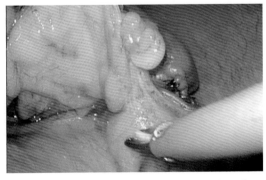

图8-2-17　沿胰尾部离断胃结肠韧带内侧膜

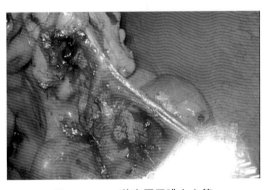

图8-2-18　游离胃网膜左血管

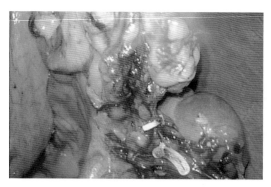

图 8-2-19　离断 1～2 支胃短血管

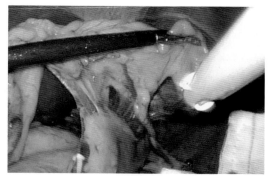

图 8-2-20　裸化胃体大弯侧

在助手左手钳上提胃胰皱襞时，助手右手钳可夹持肝总动脉前方淋巴结的后腹膜或胃左动脉根部的腹膜组织，上提后显露肝总动脉或脾动脉根部，方便术者进行游离（图 8-2-22），进入 Toldt 间隙。进入 Toldt 间隙后，术者右手可利用弯钳或吸引器杆将腹膜后连同 No.11p 淋巴结向上顶，充分游离 Toldt 间隙（图 8-2-23），显露腹腔干、左侧膈肌脚、膈肌食管裂孔、脾动脉、脾静脉、胃后动脉（图 8-2-24），完成 No.11p 淋巴结清扫。

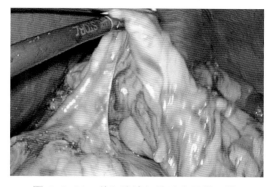

图 8-2-21　前入路清扫胰腺上区淋巴结

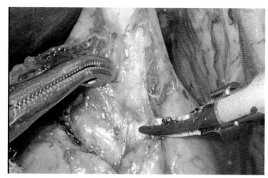

图 8-2-22　脾动脉起始部进入腹膜后间隙

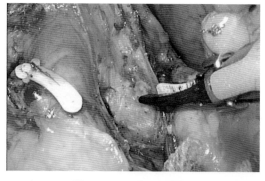

图 8-2-23　Toldt 间隙

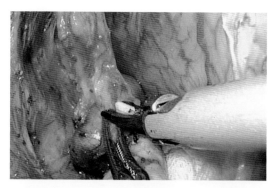

图 8-2-24　No.11p 淋巴结清扫至胃后动脉

助手左手作为主牵引、夹持持续上提不变，略向左侧牵引，右侧夹持肝总动脉前方后腹膜，牵拉 No.8a 淋巴结，方便术者沿脾动脉根部向左继续离断后腹膜，经腹腔干、肝总动脉起始部，暴露、离断胃冠状静脉（图 8-2-25）。当术者游离至肝固有动脉时，助手左手更换夹持位点，将肝总动脉前方后腹膜向上向左牵引，术者左手夹持肝总动脉向下向右牵引，拉紧操作界面（图 8-2-26）后，显露肝总与肝固有分界的夹角（图 8-2-27），从右向左清扫 No.8a 淋巴结。此一过程中助手右手钳可更换为吸引器，吸除肝尾状叶下方的积液，同时向上推挡肝尾状叶，充分显露后腹膜在膈肌脚处的分界线。助手左手钳再次转换位点，夹持胃左动脉主干、系膜，上提胃左动脉，方便术者 360° 环绕裸化胃左动脉起始部并离断胃左动脉（图 8-2-28），完成 No.7、No.9 淋巴结清扫。

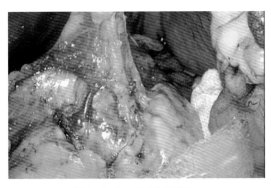

图 8-2-25　胃冠状静脉

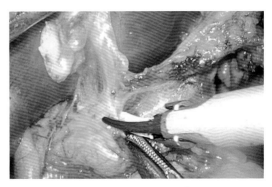

图 8-2-26　No.8a 淋巴结离断界面

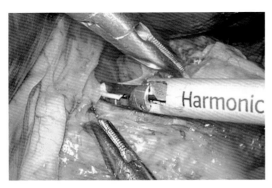

图 8-2-27　肝动脉夹角

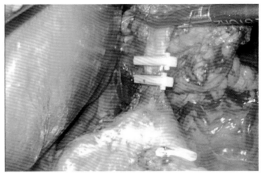

图 8-2-28　胃左动脉

6. 胃小弯区域淋巴结清扫　胃左动脉离断后，助手左手钳保持夹持胃胰皱襞不变，将胃胰皱襞向上、前提拉，暴露后方的膈肌脚。术者沿右侧膈肌脚，继续离断后腹膜，直至贲门右侧。然后由助手将小网膜上提、展平，一般左手钳在前、左，右手钳在后、右，显露小网膜背侧面（图 8-2-29），术者由胃体向贲门离断背侧系膜血管，裸化胃小弯，至贲门右。再由助手双手分别夹持小网膜、隔开约一个血管间隙，将小网膜向右展平，显露小网膜腹侧面（图 8-2-30），术者由胃体向贲门离断腹侧系膜血管，裸化胃小弯，至贲门右，完成 No.3 与 No.1 淋巴结清扫。

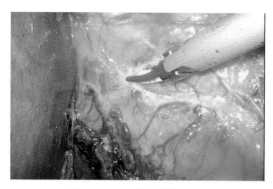

图 8-2-29　小网膜背侧面

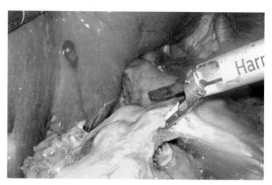

图 8-2-30　小网膜腹侧面

（三）标本切除与消化道重建

目前对于 PPG 的标本切除与消化道重建方式主要分为两种：全腹腔镜下重建、小切口辅助重建。

1. 全腹腔镜下标本切除、消化道重建（图 8-2-31）　协助测量、标记胃窦预切除线。在术者利用切割闭合器分别离断胃窦、胃体时，注意牵拉胃小弯、胃大弯，确保切断线的准确位置，确保胃前、后壁的整齐，避免切断后出现胃前、后壁移位、旋转。协助将胃体及附着的网膜组织装入取物袋中，逐层切开、略扩大脐部腹腔镜 Trocar 孔后，取出切除的胃组织。立即检视胃组织标本，确定肿瘤病灶位置及切缘距离，保证肿瘤的根治性切除。

间断缝合脐下腹壁切口、封闭脐部扩大的 Trocar 孔后，重新建立气腹。向上牵拉胃窦、胃体切割闭合断端、大弯侧的角，方便术者切除断端角，做通往胃腔的小孔，以备吻合。术者利用 60mm 切割闭合器，经上述两处小孔，距离原切断线约 2cm 闭合胃窦、胃底的后壁。闭合过程中，注意保持闭合两侧的对合整齐，避免夹闭其余组织，造成误损伤。移除切割闭合器时，保持两侧牵拉，注意经共同开口检查吻合的严密程度及有无出血。当术者利用切割闭合器关闭共同开口时，注意牵拉共同开口前、中、后的牵引线，保证开口处的胃壁浆膜层、黏膜层均在切断线外。

2. 小切口消化道重建（图 8-2-32）　小切口辅助下胃底、胃窦吻合，相比全腹腔镜手术，对助手要求相对不高。上腹部正中做一纵向的 8cm 左右切口，逐层进腹，安装切口保护器，将胃体提出腹腔外。距离幽门 4cm 处标记胃窦预切除线。远侧端肠钳夹闭、近侧端 Kocher 钳夹闭，横向离断胃窦。继续将胃体拖出腹腔，在胃小弯第一分支下方与脾下极处连线处做胃体预切除线。近侧端肠钳夹闭、远侧端 Kocher 钳夹闭，从大弯侧开始，离断胃体大弯侧，长度比对胃窦切断线，距离相等后停止，小弯侧部分利用切割闭合器离断。将胃体及附着的网膜组织移出腹腔，立即检视胃组织标本，确定肿瘤病灶位置及切缘距离，保证肿瘤的根治性切除。

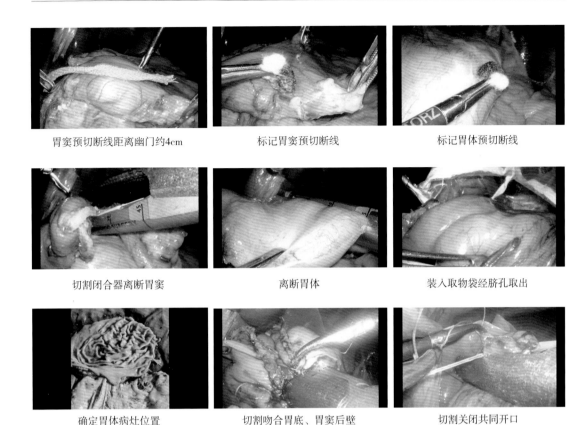

胃窦预切断线距离幽门约4cm　　　标记胃窦预切断线　　　标记胃体预切断线

切割闭合器离断胃窦　　　离断胃体　　　装入取物袋经脐孔取出

确定胃体病灶位置　　　切割吻合胃底、胃窦后壁　　　切割关闭共同开口

图 8-2-31　全腹腔镜下、保留幽门、胃底胃窦三角吻合消化道重建

　　将肠钳夹闭的胃窦、胃底裂口拉拢，呈平行线排列。使用 3-0 可吸收线连续缝合，逐次缝合胃窦、胃底的端端吻合口的后壁、前壁。间断缝合加固胃底胃窦端端吻合连线与胃底小弯侧切断线的交叉处。检查吻合的严密性及血供、张力。

　　（四）腹腔检视、冲洗、留置引流管

　　重新建立气腹，腹腔镜下使用大量蒸馏水冲洗腹腔（图 8-2-33），重点在手术区域，检视手术区域有无出血，吸出组织碎块。对于幽门下区域、腹腔干周边、脾动脉根部、脾下极等区域需要重点关注。主刀经右上腹肋弓下 Trocar 孔，反向引入引流管，经过肝胃间隙，末端置于胃底胃窦吻合口后方（图 8-2-34），助手右手钳可向上推挡左肝，显示肝胃间隙。依次拔除腹腔 Trocar，扶镜手检视各穿刺器拔除后 Trocar 孔有无渗血，缝合穿刺孔处腹膜、腹壁肌肉。

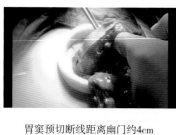

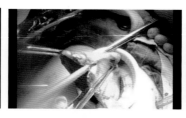

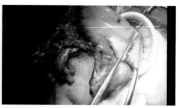

胃窦预切断线距离幽门约4cm　　　　　　　离断胃窦　　　　　　　　　　离断胃体大弯侧

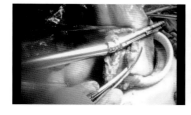

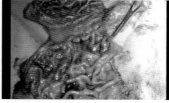

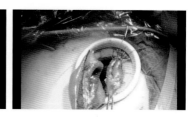

离断胃体小弯侧　　　　　　　　确定胃体病灶位置　　　　　　　胃底胃窦端端吻合

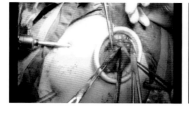

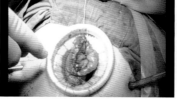

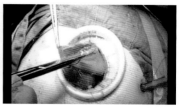

连续缝合吻合后壁　　　　　　间断缝合加固吻合口后壁　　　　　连续缝合吻合前壁

图 8-2-32　小切口、保留幽门、胃底胃窦端端吻合消化道重建

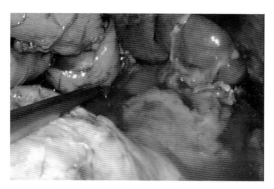

图 8-2-33　腹腔冲洗、止血

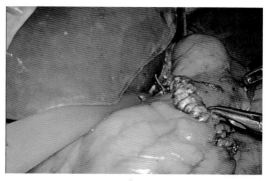

图 8-2-34　留置腹腔引流管

（杜义安　黄　灵）

第九章

腹腔镜胰十二指肠切除术

扫描观看
手术视频

第一节 术者视角

一、概述

腹腔镜胰十二指肠切除术（laparoscopic pancreaticoduodenectomy, LPD）是腹腔镜手术中最复杂、技术难度最大的手术之一。其切除的脏器多，特别是钩突切除时出血风险高；淋巴结清扫的区域广；消化道重建尤其是胰肠吻合的难度大。同时，在脏器切除和淋巴结清扫过程中，需要处理的血管较多，血管的变异也较多，如发自肠系膜上动脉的变异肝右动脉，使得淋巴结清扫过程中的难度明显提高。胰肠吻合原本在开放手术中胰瘘的发生率就较高，而在腹腔镜下进行吻合的难度明显大于开放手术，其吻合质量和术后胰瘘相关并发症的预防又该如何去实践，都是围手术期需要被重点关注的问题。本节从术者视角详述腹腔镜胰十二指肠切除手术的步骤及注意事项。

二、适应证、禁忌证、手术原则

（一）适应证

腹腔镜胰十二指肠切除术可应用于包括胰头部胰腺癌、十二指肠乳头癌、胆总管下端癌、壶腹部周围癌等肿瘤。在学习曲线的早期建议先由胆总管下端癌、十二指肠乳头癌等相对较容易的病例入手；在熟练掌握腹腔镜胰十二指肠切除术的中心可以逐步开展胰头或者钩突癌的腹腔镜胰十二指肠切除术，再扩展到联合血管切除、人工血管、人工补片修补重建的高难度腹腔镜扩大胰十二指肠切除术。

（二）禁忌证

1. 相对禁忌　需要合并 PV-SMV 静脉切除重建，有复杂、多次上消化道手术史。

2. 绝对禁忌　有全身麻醉禁忌证；合并肠系膜上动脉、肝动脉、腹腔干侵犯，肠系膜上静脉无法重建等开腹胰十二指肠切除术禁忌证。

（三）手术原则

各种类型的腹腔镜胰十二指肠切除术都有不同淋巴结清扫区域的要求，规范的淋巴结清扫是保证根治的基本要求。根据国内《腹腔镜胰十二指肠切除专家共识》，不同类型的腹腔镜胰十二指肠切除术的淋巴结清扫范围为：

1. 腹腔镜胰十二指肠切除 + 标准淋巴结清扫：清扫 No.5、6、8a、12b1、12b2、12c、13a–b、14a–b、17a–b，完整切除钩突，肠系膜上动脉右侧骨骼化。

2. 腹腔镜扩大胰十二指肠切除 + 扩大淋巴结清扫：在标准清扫范围的情况下，清扫 No. 8p、9、16a2、16b1。

3. 腹腔镜扩大胰十二指肠切除术：标准腹腔镜胰十二指肠切除术联合其他脏器切除。

4. 腹腔镜保留幽门的胰十二指肠切除术：胰头部的良性或交界性病变，恶性肿瘤未侵犯幽门或十二指肠球部，胃周淋巴结无转移。

三、麻醉、体位与戳卡位置

（一）麻醉方式

选择全身麻醉或全身联合硬膜外麻醉。建议采用多模式镇痛，包括切口浸润麻醉、NSAID 类药物的联合应用。

（二）手术体位

平卧分腿位，扶镜手站于患者两腿之间，主刀站于患者右侧，助手站于患者左侧（图 9-1-1）。

（三）戳卡位置

布孔采用 V 型布孔方式进行，术者或助手的两个操作孔之间距离宜大于 10cm 以上，防止操作中左右手相互干扰，具体如下：

1. 腹腔镜镜头戳卡孔　脐部下方，可视患者剑突至脐距离适当调整。

2. 术者主操作孔　位于右侧锁骨中线与平脐水平线外侧 2 ～ 3cm，12mm Trocar。

3. 术者辅助孔　位于右侧腋前线与肋缘交点，5mm Trocar。

4. 助手主操作孔　位于左侧腋前线与肋缘交点略靠近中轴线方向 1 ～ 2cm，10mm 或者 12mm Trocar。

5. 助手辅助孔　位于左侧锁骨中线与平脐水平线外侧 2 ～ 3cm 交点，5mm Trocar。

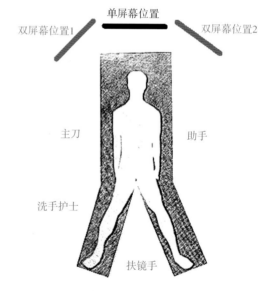

图 9-1-1　腹腔镜胰十二指肠切除术患者体位及医生站位、设备放置位置

四、手术操作步骤

（一）探查腹腔

探查全腹腔，肝、脾、消化道及网膜、系膜、腹膜有无肿瘤转移等情况（图 9-1-2），

如在探查阶段发现存在手术绝对禁忌，如腹膜转移则仅取病理结果后结束手术；如同时存在胆道、胃肠道梗阻的可在腔镜下同时行胆肠吻合术和（或）胃肠短路手术。

（二）游离结肠肝曲及 Kocher 切口

患者体位转为头高右侧抬高 30°，沿 Toldt 间隙游离结肠肝曲及横结肠右半部分使之下降，便可充分显露十二指肠降部（图 9-1-3）。应用超声刀打开十二指肠降部外后侧的后腹膜，Kocher 切口沿右肾前筋膜、胰头后方路径向左侧游离至腹主动脉左侧缘（图 9-1-4）。显露下腔静脉、左肾静脉及肠系膜上动脉（SMA）根部，必要时可至腹腔干根部。充分游离十二指肠水平部、升部，完全离断 Treitz 韧带。如需要清扫 No.16a2、No.16b1 淋巴结，此时可完成。

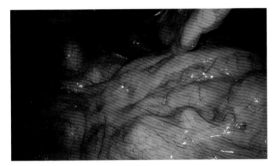

图 9-1-2　使用腹腔镜探查腹腔排除远处转移

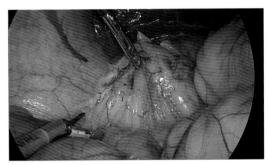

图 9-1-3　沿 Toldt 间隙下降结肠肝曲及横结肠右半部分

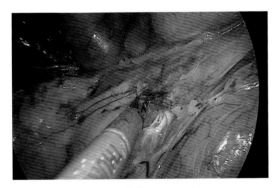

图 9-1-4　游离 Kocher 切口

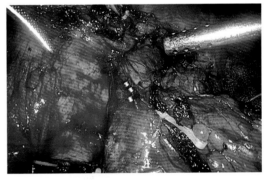

图 9-1-5　显露 SMV，钛夹所夹处为 Henle 干

（三）游离显露 SMV

沿十二指肠水平部及钩突前方，可自然显露 SMV 右侧缘，沿胰腺表面及 SMV 右侧，自尾侧向头侧游离，可遇到 1 ~ 2 支胰腺钩突至门脉小静脉，需要仔细处理（图 9-1-5）。

（四）游离胃大弯

超声刀游离胃大弯，向左至大弯侧游离 1/3 ~ 1/2 处，向右至靠近胃网膜右血管处。

（五）处理 Henle 干，显露胰后隧道（图 9-1-6）

提起胃窦，可清楚显露 Henle 干位置，需要看清 Henle 干结构后根据解剖形态仔细处理，常规处理可选择离断胃网膜右静脉，保留 Henle 干结肠血管，或者离断 Henle 干主干。Henle 干处理后，可自然显露 SMV 入胰颈后方处。在胰腺下缘，继续向左侧游离，在 SMV 左侧，需要注意可能存在自 SMA 发出的胰背动脉汇入胰颈，仔细处理后，胰腺下缘解剖完成。

（六）断胃

以胃左动脉为界，离断胃小网膜，结扎胃冠状静脉分支近端后离断。拔除胃管，直线切割闭合器（一般用蓝色或金色钉仓）离断远端胃，切除 30% ～ 40% 的远端胃（图 9-1-7）。

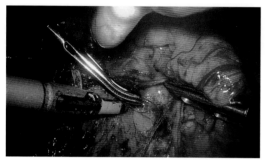

图 9-1-6　在胰腺颈部与肠系膜上静脉之间显露胰腺后隧道

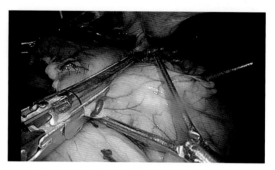

图 9-1-7　使用切割闭合器离断胃体部

（七）肝脏悬吊

应用荷包线针自腹壁外向内穿刺，应用腹腔镜持针器将荷包线针自腹腔内倒向穿刺出腹壁外，应用 hemolok 夹固定荷包线和小网膜囊，在腹壁外提拉荷包缝线，左肝自动抬起，结扎荷包缝线。若肝圆韧带肥厚，影响操作视野，可紧贴腹壁离断肝圆韧带，将肝圆韧带放置在荷包缝线与肝脏面之间（图 9-1-8）。

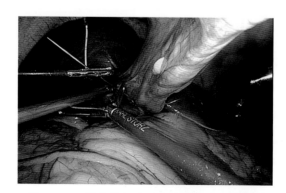

图 9-1-8　使用荷包线悬吊左肝外叶及圆韧带

（八）循肝动脉清扫

根据肝总动脉搏动，应用超声刀自肝总动脉起始部向腹腔干及肝门方向清扫周围软组织和淋巴结（图 9-1-9）。游离出胃右动脉，近端结扎一道后，超声刀离断胃右动脉；游离出胃十二指肠动脉后，近端应用 2-0 丝线适度力度结扎（打结用力过猛、过紧可能导致动脉内膜受损，假性动脉瘤形成）和 5mm Hemolok 双道结扎，远端 Hemolok 双重夹闭后，剪刀离断胃十二指肠动脉。应用血管悬吊带（手套边等橡胶套带均可，4～5cm 长，使用 Hemolok 夹闭后呈环状）悬吊肝动脉，提拉血管悬吊带继续 360° 裸化肝总动脉周围软组织和淋巴结。自尾侧向头侧，清扫至右肝动脉显露（图 9-1-10）。

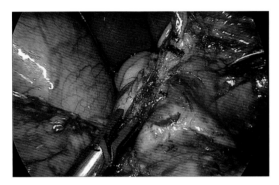
图 9-1-9　清扫 No.8a 组淋巴结

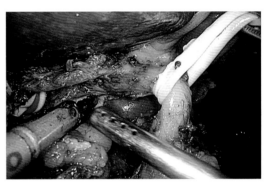
图 9-1-10　悬吊肝动脉，清扫其周围淋巴结

（九）离断近端空肠

距 Treitz 韧带 10～15cm 处应用直线切割闭合器(白色钉仓)离断近端空肠(图 9-1-11)，断面止血。用超声刀或 Ligasure 紧贴小肠继续离断小肠系膜至 Treitz 韧带根部（图 9-1-12），此时，后腹膜切面可与此前 Kocher 切口交通，十二指肠从后腹膜完全游离。助手将空肠标本向左展平，可显露十二指肠升部、胰腺钩突与 SMA，将十二指肠升部和胰腺钩突自 SMA 左侧游离。

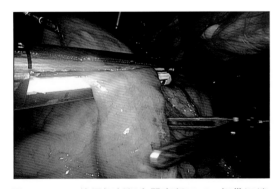
图 9-1-11　使用切割闭合器离断 Treitz 韧带远端 10cm 的空肠

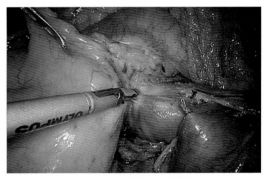
图 9-1-12　离断近端空肠的系膜

（十）断胰颈

应用超声刀离断胰颈。对于术前 CT 或 MRI 提示细小胰管时，超声刀离断至胰管大致位置时，应用剪刀离断胰管（图 9-1-13）；胰腺断面出血点应用电凝钩止血，上下缘血管弓必要时缝合止血。

（十一）断钩突

将空肠拖至右上腹，自足侧向头侧游离 SMV 右侧，近端 5mm Hemolok 双重结扎胰十二指肠后下静脉后，超声刀慢档离断远端；助手使用无创钳将 SMV 牵向左侧，与主刀保持合适的张力，也可游离出 SMV 后，用血管带悬吊向左方牵拉 SMV，充分显露 SMA。根据 SMA 的搏动，紧贴 SMA 右侧自下而上应用超声刀离断钩突系膜，直至 SMA 根部右侧至腹腔干根部右侧。SMA 鞘膜可不用打开，游离过程中在钩突下缘需要处理胰十二指肠下动脉（IPDA），至 SMA 根部，需要警惕存在变异右肝动脉或者异常的 SMA- 腹腔干动脉弓（图 9-1-14）。

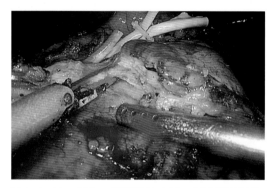

图 9-1-13　超声刀离断胰腺实质，至胰管附近停用能量器械，改剪刀锐性离断

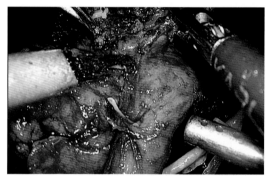

图 9-1-14　使用套带将 SMV 向左侧牵拉后分离钩突与门静脉之间

（十二）切除胆囊，离断肝总管或胆总管

游离胆囊动脉，近端结扎后超声刀离断，逆行将胆囊从胆囊床进行离断（胆囊管不离断）。若胆囊肿大明显影响手术视野，可切除胆囊。此时肝总管已经基本游离，根据右肝动脉定位，在肝总管后方水平使用无损伤胃钳游离出肝总管后壁后离断肝总管或胆总管、（图 9-1-15），在此处需要注意避免损伤起源于肠系膜上动脉的位于胆总管右侧缘的肝右动脉和肝总动脉及变异的肝外胆管。应用血管阻断夹夹闭胆管。

（十三）取出标本

在脐下纵形或耻骨联合上弧形切开 4 ～ 6cm，连标本袋一起取出标本。标本标记各切缘送病理检查：胰腺断端、肝总管断端、十二指肠断端、钩突系膜（左界、后界、上界、下界）切缘。关闭切口，重建气腹。

（十四）消化道重建

温蒸馏水冲洗腹腔，反复检查手术视野无出血后，准备胰肠吻合、胆肠吻合和胃肠吻合。

1.胰肠吻合　我们采用双连续的导管对黏膜的方式进行胰肠吻合。

导管对黏膜胰肠吻合术具体步骤：

（1）胰腺实质 - 空肠浆肌层连续吻合：使用 3-0 Prolene 缝线连续缝合，头尾端全层贯穿胰腺全层，而中间缝合胰腺后缘断端及对侧空肠浆肌层（图 9-1-16）。

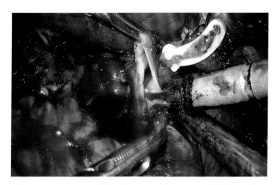

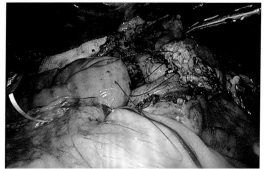

图 9-1-15　在胆囊管汇入以上水平横断肝总管

图 9-1-16　使用 3-0 Prolene 线连续缝合胰腺实质及空肠浆肌层完成后壁吻合

（2）胰腺导管 - 空肠黏膜连续吻合：在空肠对系膜缘打孔，使用 5-0 PDS Ⅱ 连续缝合胰管后壁及空肠开孔处的后壁全层后，置入相应直径的胰管支撑管后，继续使用后壁的 PDS Ⅱ 缝线连续缝合胰管 - 空肠开孔处的前壁全层，并打结固定完成导管对黏膜的吻合（图 9-1-17）。

（3）继续使用后壁 3-0 Prolene 缝线连续缝合胰腺断端前缘与空肠浆肌层，从而完成整个胰肠吻合的过程（图 9-1-18）。

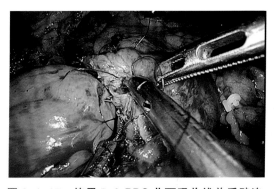

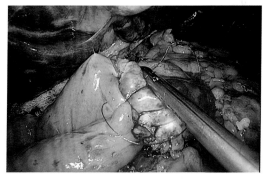

图 9-1-17　使用 5-0 PDS Ⅱ 可吸收线前后壁连续缝合完成导管对黏膜吻合

图 9-1-18　继续使用 3-0 Prolene 缝线缝合前壁的胰腺实质与空肠浆肌层

2.胆肠吻合　据胰肠吻合口约 8 ～ 12cm 处（保证胆肠吻合，胰肠吻合无张力）行胆管空肠吻合术。肝总管直径 ≥ 10mm 以上，4-0 倒刺线或 PDS Ⅱ 可吸收线连续缝合；肝总管直径 < 10mm，4-0 倒刺线连续缝合后壁，前壁 5-0 PDS Ⅱ 线间断缝合。吻合口完成后反复用纱条挤压，观察是否有胆汁渗漏，若有，可应用 5-0 PDS Ⅱ 在渗漏处补针直至无胆

汁渗漏（图 9-1-19）。

3. 胃肠吻合及鼻肠营养管放置　将手术床转至平卧位，提起横结肠，找到近端空肠，提拉空肠，明确是胰肠、胆肠吻合的空肠襻，用无创伤钳抓住距胆肠吻合 40～50cm 左右的空肠。将手术床转至头高足低位，将空肠与胃靠拢。3-0 薇乔线缝合空肠浆肌层与胃断端胃浆肌层两针，分别切开空肠和胃肠，切割闭合器（白色或蓝色钉仓）伸入胃腔和肠腔吻合，击发吻合器。生理盐水反复冲洗胃腔，牵开胃肠吻合口，观察胃肠吻合口内壁是否有活动性出血。麻醉医师帮助将鼻肠营养管送入胃腔，用肠钳将鼻肠管拉至胃肠吻合口输出襻，应用导丝将营养管送至距胃肠吻合口约 20cm 的小肠。3-0 倒刺线连续缝合关闭共同开口，即完成胃肠端侧吻合（图 9-1-20）。

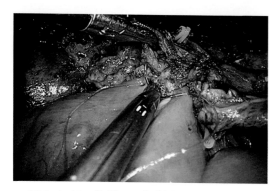

图 9-1-19　使用 4-0 倒刺线完成胆肠吻合

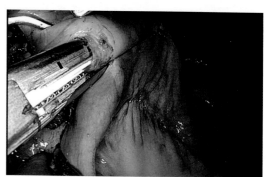

图 9-1-20　使用切割闭合器完成胃肠吻合（大弯侧，输入襻对远端，输出襻对近端，侧侧吻合）

（十五）游离肝镰状韧带和肝圆韧带

应用温蒸馏水冲洗腹腔、盆腔后，用超声刀游离镰状韧带和肝圆韧带，适当下降肝脏，减少胆肠吻合口的张力，利于其愈合。

（十六）腹腔引流管放置

冲洗腹腔和盆腔，仔细检查手术创面无活动性出血、胆漏后，经左侧 Trocar 孔放置引流管绕经胰肠吻合口后方、胆肠吻合口后方；经右侧主操作 Trocar 孔放置引流管途经胆肠吻合口前方、胰肠吻合口上方；由于右侧辅助操作孔位于肋缘下故不用于放置引流管；另外在右侧腹壁打孔放置胰肠吻合口前方到肝脏下方引流管一根。通过这三根引流管的重叠交叉来最大限度地保障引流的通畅，笔者所在单位常规采用此种方法进行术后引流，效果良好，很大程度上避免了术后积液需要再行穿刺引流的情况。

（十七）缝合切口，结束手术

五、手术操作技巧与要点

一个良好的操作视野，各种器械间协调配合是一个成功手术的基本要素，因此 Trocar 的位置对于一个腹腔镜手术的成功与否起到至关重要的作用。而腹腔镜胰十二指肠切除术因手术范围大更需要精准地布孔。另外，钩突的切除与胰肠吻合是整个手术的难点，是学习曲线中需要突破的瓶颈。

1.Trocar 的位置　腹腔镜手术的原则是围绕手术中心区域在其周围成扇形布孔，主刀的主操作孔、助手的辅助操作孔均位于脐旁，距离脐部比较近，在进行左上腹或右上腹操作时，镜子、主刀与助手的操作孔均指向同一位置，邻近镜孔的两个 Trocar 可能产生相互干扰，故可根据情况将脐部的镜孔适当下移 3 ～ 4cm，对于瘦小、腹腔空间较窄的人更加合适。同时助手操作孔的连线可以适当调整，更加与身体的长轴平行，这样在进行胆肠吻合时，进出针的方向就会非常便利。

2. 钩突切除　由于钩突的解剖位置较深，毗邻重要的血管，胰头部的肿瘤，尤其是位于钩突部的肿瘤更容易侵犯肠系膜上静脉及动脉，而肠系膜上动脉的累及被视为不可切除的标志。因此，钩突是否能切除标志着手术是否能达到根治。为此，临床上提出了"动脉优先"的理念，也有多条动脉优先的入路，常见的包括后方入路、结肠下入路、结肠上前入路（又称为钩突内侧入路）、结肠下左后入路等。显露肠系膜上动脉的同时，便于优先离断钩突。

3. 胰肠吻合　迄今为止没有任何一种胰肠吻合的方式能够保证有绝对的优势，自己熟练掌握的方式对自己来说就是最佳的方式。开腹情况下的胰肠吻合方式达数百种之多，但无论怎么变化，最终可归结为两种，即胰管空肠吻合（ductal to mucosal）和胰肠套入吻合（Invagination）。尽管有各种不同胰瘘率的文献报道，但是导管对黏膜的胰肠吻合方式还是成为腹腔镜下胰肠吻合的主流技术。粗胰管、硬胰腺的吻合难度相对较小。通过主刀使用 Trocar 位置的变化可以使得胰肠吻合缝合时角度更加适宜（助手辅助孔为主刀主操作孔，主刀主操作孔变为辅助操作孔）。对于 3mm 以下的细小胰管可以采用使用导管将胰管支撑管固定于胰管上，然后通过缝合使其和空肠靠拢的方式来完成吻合，最为代表性的就是程向东教授创立的 Kissing 胰肠吻合术。对于质地较软的胰腺，胰腺实质与空肠浆肌层缝合组织宜多不宜少，缝合的针数宜少不宜多；因为腔镜下缝合难度大，所以均采用连续缝合；缝合时手法轻柔，避免缝针和缝线对组织的切割；打结时力度适中，将胰腺组织与空肠浆肌层靠拢即可。在缝线材料的选择上，胰管与空肠全层采用 5-0 PDS Ⅱ 缝合线，由于其慢吸收的材质特质，既能为吻合口组织提供较长时间的支持力，又能降解后减少吻合口狭窄的发生；而胰腺实质与空肠浆肌层则采用 3-0 的 Prolene 缝线，这种缝线为单丝不吸收缝线，针线同径，缝合后能最大限度减少针眼胰液的渗漏，同时光滑的表面材质便于抽拉时减少对组织的切割。

六、术后管理

1. 良好的镇痛及早期活动：应用 ERAS 理念下的多模式镇痛，鼓励患者早期下床活动，主动深呼吸，主动咳嗽排痰。

2. 肠内和肠外营养的应用与衔接：术后 3 天内以肠外营养为主。术后第 1 天即通过术中留置的鼻肠管开始进行早期肠内营养，一般顺序为：术后第 1 天使用 5% 葡萄糖溶液

500ml，通过肠内营养泵鼻饲，滴速为 30ml/h；术后第 2 天，使用肠内营养液 250ml 兑等量开水鼻饲，速度由 30ml/h 过渡至 50ml/h，每次增加 10ml/h，6～8 小时增加一次，这种方法可以减轻术后高浓度营养液对小肠的刺激导致的腹泻、腹痛、腹胀等情况；术后第 3 天，用肠内营养液原液 500ml，以 50ml/h 的滴速鼻饲，后续如营养液走速能满足每日肠内营养总量达到 1500ml 时，可停用肠外营养。

3. 低分子肝素应用：对于高龄、全身情况差、有血管重建的患者需要抗凝治疗，笔者所在单位的抗凝治疗多起始于术后第 2 天，一般使用 1/2 支的低分子肝素皮下注射，每天 1 次，使用 2 天后改为全量，1 日 1 次。使用低分子肝素期间注意观察切口、引流管口有无瘀斑、腹腔引流管液体有无转为血性，如有发生及时停用。

4. 规范监测记录引流管淀粉酶，在术后第 1、3、5、7 天记录腹水淀粉酶及腹腔的量，便于术后统计胰瘘的发生及严重程度的评估。应用抑酸药至术后 2 周。

七、并发症及处理

1. 腹腔出血　由于胰液具有腐蚀性，在肠激酶的激活下从无活性的酶原变为有活性的酶，其中的弹力蛋白酶 A 可以腐蚀血管壁导致出血；另外胃十二指肠动脉残端由于处于 T 管的三叉路口，容易继发形成假性动脉瘤继而破裂出血，故该部位是术后出血最常见的位置，笔者所在单位一般通过较粗丝线在近端进行轻柔的结扎和在远端用 Hemolok 夹轻柔夹闭，避免突然地压榨动脉血管壁导致动脉瘤的形成。术后常规 5～7 天需要复查增强 CT，在观察腹腔有无积液的情况下，需要评估胃十二指肠动脉等部位有无动脉瘤形成。我们在处理胃十二指肠动脉时一般会将残端留一定距离的血管，术后如有出血情况可在胃十二指肠动脉下进行栓塞止血；而对于胃十二指肠动脉残端较短的病例，可通过在肝动脉放置覆膜支架来控制出血。

2. 胰瘘　尽管胰肠吻合方式不断改进，总体胰瘘的发生率还是在 20%～30%，国际胰腺外科研究小组（ISGPS）定义中的 B 级及 C 级瘘需要被重点关注。除了吻合环节外，要特别重视腹腔引流管的放置，胰腺术后位置较深，术后通过穿刺引流困难较大，故笔者所在单位常规放置三根引流管，位置分别位于：①胰肠吻合口、胆肠吻合口后方直至肝肾隐窝；②胆肠吻合口前方、胰肠吻合口上方直至小网膜囊内；③胰肠吻合口前方、左肝下缘。通过三根引流管的前后、左右、不同层面的交错来保障引流的通畅。

3. 胆漏　一般发生概率较低，对于胆管较细的病例可在胆肠吻合口内放置支撑管，有助于减少胆漏的发生；胆管条件允许也可以放置 T 管，既能减少胆漏的发生概率，又能减少输入襻和胰肠吻合口的张力。积液引流不畅的可以通过超声引导下穿刺置管来引流。

4. 乳糜漏　发生于淋巴结清扫以后，尤其是后腹膜 No.16a2、No.16b1 等。如引流量较大，需要通过禁食、肠外营养、使用生长抑素和白蛋白等治疗；如引流量不大，通过低脂饮食、中链脂肪组件等治疗措施后会逐步减少；禁食时间较长者需要注意通过静脉适当补充脂溶性维生素。

第二节　助手视角

一、概述

腹腔镜胰十二指肠切除术由于其手术的复杂性，需要一个相对固定的团队经过长期的磨合，才能达到配合娴熟。腹腔镜胰十二指肠切除术横跨上腹部左右侧，又需要在横结肠系膜下方来离断空肠、经过结肠下入路显露肠系膜上动脉、处理钩突等操作，因此在不同的手术区域，主刀侧的操作和助手侧的操作各有自己的优势。在多年手术量大于 100 例的中心，很多都是采用了"双主刀"的模式，所以助手也有成为主刀的机会，因此对助手的整体技术提出了更多的要求。常规情况下，助手在整个手术中承担着牵拉、吸引、上夹、剪线等任务，但在腹腔镜胰十二指肠切除手术中，助手有时也需要承担解剖分离、缝合等传统手术中应由主刀承担的任务。所以，一名合格的助手几乎等同于主刀。本节将结合手术中的具体操作步骤来论述助手在该手术中配合的技巧与方法。

二、总体原则

1. 助手在腹腔镜手术中主要承担暴露手术区域的工作，也就是要通过自己手中的各类器械，如无创钳、吸引器等来暴露主刀所需的操作区域。而对于任何手术来说，"张力"是至关重要的，合适张力的产生需要通过适当力度的牵拉来实施。在腹腔镜胰十二指肠切除手术过程中，离断胃结肠韧带时需要助手将胃推向头侧腹侧，便于拉平胃结肠韧带，使得离断的平面更加直观；在胰腺颈部上缘操作时，位于患者左侧的助手，需要使用左手抓取小纱条后将胰腺下压至足侧，更好地显露胰腺上缘，便于胃十二指肠动脉的解剖、结扎及离断。而右手可以牵拉已经安置悬吊带的肝总动脉。

2. 传递是助手需要掌握的另一种技能。一些体积较大的组织，通过一个人手中的两种器械来相互传递转移位置、方向是比较困难的，因此需要通过主刀和助手的配合来完成这种大范围的转移。如转到结肠下去离断空肠和处理肠系膜上动脉左侧血管等任务时，需要主刀与助手密切配合将横结肠移向头侧，便于空肠起始部的显露。

3. 用好两条吸引器。吸引器发明之初其功能单纯就是为了吸引术区积液，保持术野清晰。但在腔镜手术下频繁地更换器械需要耗费大量的时间，因此吸引器也会承担一些查找止血点并压迫止血、协助保持张力、分离组织等任务。如吸引器可以通过轻度吸引找到出血点，并且以压迫的形式来进行临时止血，同时引导主刀进行烧灼、缝合等止血操作，也可以在分离胰头隧道时担任分离胰颈和门静脉之间疏松结缔组织的任务。

4. 在主刀困难的位置代替主刀进行操作。比如胆肠吻合时，由于布孔的关系，助手的两个操作孔更加适合进行胆肠吻合，所以有时这些操作可由助手来完成。

三、手术步骤及操作要点

（一）探查腹腔

在探查过程中，助手站位于患者左侧，与主刀协同配合。如在探查小肠时与主刀配合，使用无创钳传递由近端到远端检查肠管；在探查时，尤其是右肝，需要助手通过无损伤肠管向尾侧下压结肠肝曲，便于暴露右肝下缘（图 9-2-1）。

（二）胆囊减压

主刀用辅助操作孔提起胆囊底部时，助手用辅助操作孔持无创钳同样夹持胆囊底部，与主刀呈反方向牵拉胆囊底部，便于主刀切开胆囊底部减压；助手主操作孔使用吸引器，置于胆囊底部旁，一旦主刀使用超声刀切开胆囊底部后，及时吸尽外溢的胆汁，避免胆汁污染腹腔。吸尽胆汁后，配合主刀缝合关闭胆囊底部，使用分离钳协助打结后持结防止第一结松脱，完成所有打结后由助手剪断缝线。

（三）断胃

主刀牵拉胃壁，助手配合向足侧牵拉胃结肠韧带，离断胃结肠韧带；在预定离断胃壁的大弯侧，牵拉胃结肠韧带，协助主刀显露胃大弯侧血管弓，保持适度的张力，配合主刀从血管弓内离断细小的胃支，靠近近端胃的血管弓使用 Hemolok 夹夹闭后离断远端血管。转至胃小弯侧后，助手用主操作孔器械协助挑起左肝外侧叶，便于暴露肝胃韧带；助手在辅助操作孔将胃体部向足侧牵拉，便于显露小弯侧血管弓后离断。在主刀使用切割闭合器离断胃体部时助手牵拉近端胃，帮助主刀展平胃壁，便于在合适的位置离断胃壁。

（四）肝脏悬吊

根据腔镜下视野定位，助手将使用荷包缝线针自腹壁外向内穿刺，随后主刀应用腹腔镜持针器将荷包缝线针自腹腔内倒向穿刺出腹壁外，使用 Hemolok 夹固定荷包缝线和肝静脉韧带，由助手在腹壁外提拉荷包缝线，肝脏脏面自动抬起后再结扎荷包缝线固定牵拉（图 9-2-2）。

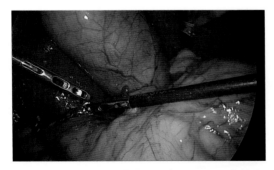

图 9-2-1　助手站于患者左侧帮助向足侧牵拉右半结肠，便于主刀下降右半结肠

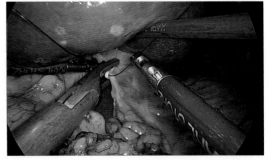

图 9-2-2　助手帮助挑起左肝外叶，持线便于主刀使用 Hemolok 夹将荷包缝线与静脉韧带固定

（五）循肝动脉清扫

胃体离断后，主刀将远端胃翻向右侧，助手在辅助操作孔使用无创钳夹持小纱条向足

侧背侧下压胰腺（图9-2-3），便于显露胰腺上缘；同时，助手在主操作孔使用吸引器帮助主刀保持创面清洁。在找到胃十二指肠动脉后，由助手右手提拉肝总动脉的悬吊带，左手下压胰腺，随后由主刀分离钳解剖出胃十二指肠动脉并离断。在清扫的过程中，助手右手牵拉悬吊带，与主刀牵拉淋巴脂肪组织的方向相反，便于主刀更好地显露、清扫；同时，助手左手使用吸引器保持创面干净，在不吸引时使用吸引器下压胰腺颈部，使胰腺上缘显露得更好。

（六）逆行离断胆囊，离断肝总管

主刀左手使用无创钳提起胆囊底部时，助手左手使用无创钳夹持胆囊Hartmann囊袋，并根据主刀解剖胆囊前、后三角浆膜时下压或上翻，为主刀提供最良好的视野。待主刀离断胆囊动脉后，助手用右手使用吸引器向头侧顶、推胆囊床周围肝脏组织，与主刀牵拉胆囊配合，在离断胆囊床时，使得切割平面保持适度的张力。至完全将胆囊从胆囊床上剥离后，主刀使用超声刀沿肝门部打开肝十二指肠韧带表面浆膜，并向胆管远端剥离，显露肝总管侧壁，此时助手应左手持钳提起肝总管前壁，右手在肝总管左侧，紧贴肝总管后壁钝性分离，游离出胆总管后壁后，使用无损伤血管夹。再由主刀使用Hemolok夹夹闭并离断远端胆管。特别需要注意的是，右肝动脉往往经过肝总管后壁与门静脉主干或右支之间，在分离过程中要注意动作轻柔，避免损伤肝右动脉。

（七）肝十二指肠韧带骨骼化清扫

主刀站位在右侧时，清扫路径是从肝门板下方的肝十二指肠右缘起始，再清扫除肝动脉、门静脉之外的所有淋巴脂肪组织，所以需要清楚地识别肝动脉及由其发出的胃右动脉、肝左动脉及肝右动脉、门静脉。所以助手右手在清扫过程中需要提拉血管悬吊带（图9-2-4），与主刀牵拉的淋巴脂肪组织呈相反方向，同时用吸引器帮助主刀保持术野清晰。

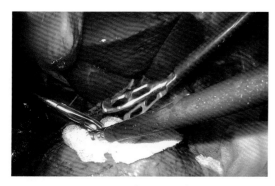

图9-2-3 助手向足侧背侧下压胰腺，便于显露胰腺上缘，方便主刀操作

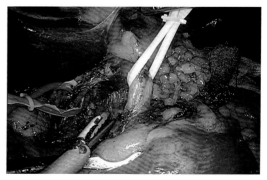

图9-2-4 根据主刀清扫的方向助手改变方向牵拉套带便于清扫过程的顺利进行

（八）游离胰颈下缘SMV

在主刀打开胰腺下缘后腹膜时，助手使用左手向足侧压迫横结肠系膜根部；在主刀分离Helen干时，需要助手使用无创钳，适当向左侧牵拉肠系膜上静脉，此时不可大力牵拉，否则Helen干发生撕裂时出血非常难以控制。

（九）游离 Kocher 切口

下降结肠肝曲是游离 Kocher 切口的第一步，完整下降右半结肠后，便于下半部分的 Kocher 切口的游离；在下降结肠肝曲过程中，助手的左手应下压横结肠右侧部分及结肠脾曲，右手抓住并向左侧翻起十二指肠降部（图 9-2-5）。随着主刀打开后腹膜，沿 Toldt 间隙游离时，助手左手无创钳逐步靠近 Toldt 间隙并向尾侧给予张力显露此间隙。完全下降结肠肝曲后，助手左手继续保持向足侧下降结肠，右手向腹侧牵拉十二指肠降部，便于显露十二指肠与后腹膜之间的间隙。随着 Kocher 切口游离，助手左手逐步靠近中轴线方向向足侧压迫横结肠系膜，右手翻起胰头十二指肠，主刀沿着下腔静脉，左肾静脉平面，直至肠系膜上动脉根部右侧缘为止。助手与主刀分别在左右两侧双手交替将横结肠翻向头侧，显露横结肠根部、空肠起始部及 Treitz 韧带等结构。当主刀左手牵拉空肠起始部并向右侧牵拉时，右手用超声刀离断 Treitz 韧带及打开其周围浆膜后，助手用右手持无损血管钳骑跨于肠系膜上动脉、静脉左缘，并轻推向腹侧同时主刀左手向背侧牵拉空肠起始部，如此充分暴露肠系膜上动脉与空肠起始部之间的间隙，细小血管予超声刀直接离断；在遇胰十二指肠下动脉时，助手应接替主刀牵拉十二指肠水平部，此时可不换无创钳，直接使用吸引器向背侧下压十二指肠水平部保持肠系膜上动脉与十二指肠水平部组织间隙的张力，便于主刀解剖、夹闭及离断该血管。

（十）离断近端空肠

此时助手需要配合主刀，展平近端空肠系膜，便于在无血管区离断系膜后再离断肠管（图 9-2-6）。

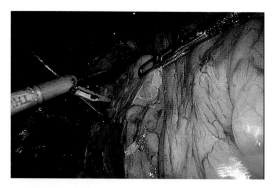

图 9-2-5　助手右手抓住十二指肠降部向左侧翻起，便于主刀游离 Kocher 切口

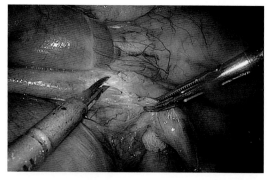

图 9-2-6　助手与主刀用力反向牵拉横结肠系膜根部，便于游离

（十一）断胰颈

主刀左手牵拉胰颈切断线右缘时，助手右手牵拉胰颈切断线左缘，主刀离断胰颈时，助手左手持吸引器，吸尽离断面的液体，便于主刀寻找胰管所在；如胰腺断面有明显的渗血点，助手右手可换做双极电凝，既能抓持远端胰腺保持切割平面张力，又能在胰腺断面止血（图 9-2-7）。

（十二）断钩突

助手配合主刀将离断后的近端空肠经系膜孔放置结肠上区后，主刀将胰头－十二指肠标本牵拉向右侧。此时，助手需要用右手持无创血管钳将肠系膜上静脉前壁轻轻牵拉向左侧，便于主刀沿肠系膜上静脉右侧解剖、离断胰十二指肠下静脉及其他静脉分支时更好地显露。在此区域特别需要注意的是离断后的 Henle 残端如使用 Hemolok 夹夹闭，可能因为牵拉出现 Hemolok 夹脱落而导致大出血。主刀自足侧向头侧将胰头与肠系膜上静脉－门静脉壁分开后，助手可使用无创钳夹持、牵拉肠系膜上静脉－门静脉的右侧壁，显露胰腺钩突与肠系膜上动脉右侧壁（图 9-2-8）。在结肠下区如未离断胰十二指肠下动脉，此区域下方应该显露并离断。主刀紧靠肠系膜上动脉离断钩突时，助手左手持吸引器吸尽创面周围的血液和烟雾，便于精准识别及处理肠系膜上动脉发往钩突的小动脉。离断钩突后完成了标本的完整切除，助手协助主刀将标本装入取物袋封闭，重建后移出。

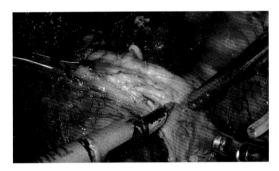

图 9-2-7　断胰颈时助手需要帮助产生张力，同时保持创面清晰

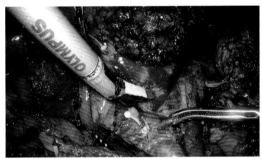

图 9-2-8　在离断钩突时，在肠系膜上静脉层面可向左侧牵拉肠系膜上静脉；在肠系膜上动脉层面可抓取少量动脉鞘组织并向左侧牵拉；如此便于暴露钩突与上述两血管之间的关系

（十三）消化道重建

一般为距空肠与胰腺断端 2 ～ 3cm 行空肠浆肌层与胰腺被膜间断缝合。

1. 胰肠吻合　胰肠吻合术是腹腔镜胰十二指肠切除术中的最大难点，通常我们采用导管对黏膜的方式进行。缝合主要分为外层的胰腺与空肠浆肌层，内层的胰管与空肠全层。此时主刀变换站位于患者两腿之间，扶镜者站于患者右侧，主刀借用助手的辅助孔为主操作孔；使用自己的主操作孔为辅助操作孔。因此，助手此时仅保留原辅助操作孔为唯一可使用操作孔。主刀使用 3-0 Prolene 缝合外层的后壁，助手右手持械牵拉进针后尾线。完成外层后壁缝合后，使用 5-0 PDS Ⅱ前后壁连续缝合，完成后壁缝合后，主刀将胰管支撑管置入主胰管内，而对侧交由助手放入空肠肠腔内（助手右手持械放置角度更合适）。在主刀完成前后壁连续缝合打结时，需要持结防止松脱，但力度不宜过大，因为 5-0 单丝线的断裂风险较细，大力夹持可能导致线的断裂。完成导管对黏膜的吻合后，再使用 3-0 Prolene 缝合外层的前壁并打结固定。

2. 胆肠吻合　助手左手持无损伤肠钳夹持空肠至肝总管断端下方，在胰肠吻合口无张力的情况下确定空肠对系膜缘的开孔位置，右手持分离钳夹持开孔处肠壁配合主刀开孔，电刀切开浆肌层后，助手用分离钳提出黏膜后由主刀使用超声刀切除多余的黏膜。主刀在肝总管左缘开始使用 4-0 PDS Ⅱ缝合第一针，并连续缝合后壁，在上述缝合的过程中助手需要帮助主刀提线，防止缝线松动、退缩导致后壁产生胆漏。缝至肝总管右缘后，由助手使用新的缝线先缝合打结固定一针后，尾线与后壁缝线打结固定后间断，使用新线完成前壁缝合后与后壁起始线打结固定，完成胆肠吻合。

3. 胃肠吻合及营养管的放置　在胆肠吻合口远端 40～50cm 处，助手左手持械夹持空肠至胃体大弯侧后壁，右手持械夹持胃大弯侧，主刀使用 3-0 可吸收线缝合固定胃大弯后壁及空肠对系膜缘，电刀开口后，助手分别使用两个无创钳调整胃体部和空肠的角度，便于吻合器的插入。在主刀击发吻合器完成胃肠吻合后，检查胃肠吻合口内无出血，由台下人员插入鼻肠营养管，助手需要与主刀配合将荧光管放入输出襻内 20～30cm，再使用 3-0 倒刺线缝合关闭共同开口，此过程中助手需要帮助主刀提拎缝线防止吻合口松动。

（十四）取出标本

配合主刀在下腹部开口取出所有标本并缝合关闭。

（十五）腹腔引流管放置

配合主刀在胰肠吻合口后方、胆肠吻合口后方；胆肠吻合口前方、胰肠吻合口上方；胰肠吻合口前方到肝脏下方各放置引流管 1 根。

（十六）缝合切口，结束手术

第三节　扶镜手视角

一、概述

随着腹腔镜设备的发展，尤其是高清镜头、高清显示器的出现，使手术中解剖过程中的细节显示得更加清楚，术者在操作时对器械左右、远近、上下的操作更加精准。腹腔镜的足侧视野，使得腹腔镜胰十二指肠切除术的手术流程与开放手术有了较大的区别；腹腔镜 30°的独特视角可能帮助更好地显露一些特殊部位。但有些腔镜在远近不同视野下需要人工对焦，以保持术野清晰；另外，由于镜头由腹腔外进入腹腔内时是一个由冷到热的过程，可能导致相对温度较低的镜面产生水雾而使模糊视野，因此，需要提前用 50℃热水浸泡镜头。腹腔镜胰十二指肠切除术涉及的脏器范围大，遍布横结肠系膜以上及以下，横跨腹腔中轴线，主刀和助手在操作过程中，扶镜手需要充分理解术者的意图，及时调整镜头聚焦的位置、远近，把握整体与局部的关系。同时，一名优秀的扶镜手需要一个团队的长期配合，熟悉整体手术的操作流程，了解主刀在不同阶段的操作习惯。本节从扶镜手的视角去阐述腹腔镜胰十二指肠切除术中的配合要点与注意事项。

二、总体原则

总体而言，扶镜手应遵从以下要点操作，以利于手术的顺利进行：

1. 理解主刀指令中的进、退、左、右、上、下六个维度及顺时针旋转、逆时针旋转两种方向。

2. 理解何谓镜头的水平方向。可以以胰腺体部水平位置为水平点，但在体位左右发生变化时，镜子需要转动相应的角度来弥补体尾改变而带来水平位的变化。

3. 术野的聚焦。在主刀进行局部细节操作时，扶镜手始终将焦点放在主刀的超声刀处；在向头侧翻起横结肠系膜时，需要退镜提供较大的视野，便于主刀与助手的左右手均能出现在视野中。

4. 保持术野的稳定。扶镜手在移动镜头过程中，需要动作稳定，不可突然进退、旋转导致观看者产生眩晕的感觉。

5. 镜子防雾处理。既往曾有厂家的腹腔镜镜体自带加热功能，因为自身加热后抗雾能力较好，但后续因安全隐患均已禁用该功能；而对于胰十二指肠切除术这种高难度的手术来说，使用热水浸泡腹腔镜抗雾生成是较好的办法，缺点就是需要定期泡镜保持镜体温度来抗雾形成，但这种操作影响了手术的正常进程。

三、手术步骤及操作要点

（一）探查腹腔

进入腹腔内，扶镜手首先需要探查全腹腔情况，包括肝、脾、胃、小肠、大肠、网膜、系膜、腹膜等，此时扶镜手需要给予主刀及助手一个较大的视野，全面地去观察腹腔情况；如探查发现局部组织存在疑似肿瘤转移情况时，需要给予一个较近的视野，便于观察肿瘤的形状及进行活检。

（二）胆囊减压

无论十二指肠乳头癌、胆管下端癌及胰腺癌都有可能引起胆道梗阻，导致包括胆囊在内的肝外胆管扩张，而对于术前没有放置 PTCD 的患者来说，胆囊扩张后下垂干扰结肠肝曲的下降和 Kocher 切口的游离，所以需要对胆囊先行减压，必要时也可以切除胆囊。此时扶镜手应先给予一个较远的视野，引导主刀和助手的操作器械进入到胆囊周围，应将镜子靠近胆囊底部，便于主刀和助手的后续操作。

（三）断胃

在离断远端胃时，扶镜手应熟知操作流程，由大弯侧开始离断胃结肠韧带，在胃离断处紧贴胃壁离断血管弓胃支，远近端血管 Hemolok 夹夹闭后离断，此操作平面位置较靠足侧，应适度退镜便于显露操作视野；而当转至小弯侧时镜子应适度进镜便于小弯侧的操作。

（四）肝脏悬吊

一般使用荷包缝线配合 Hemolok 夹钳夹静脉韧带完成对左肝外叶的悬吊，在荷包缝线从体外进针及出针时，扶镜手需要将视野对准左上腹腹壁，通过体外手指按压的位置来确定荷包缝线进针的位置。同时，在荷包针通过腹壁戳入后，扶镜手需要缓慢引导主刀将视野对准肝圆韧带。荷包针穿过圆韧带浆膜后，再将视野对准右上腹腹壁，引导主刀将荷包针穿出体外。

（五）循肝动脉清扫

在进行动脉清扫时，主刀会先清扫 No.8a 组淋巴结，此时扶镜手适度向进镜，利用 30° 的视野便于观察动脉的头侧方向，同时，助手使用小纱条向足侧推压胰腺有助于视野的暴露和解剖平面张力的保持。在主刀清扫 No.8a 组淋巴结后，肝总动脉根部便显露出来了，使用血管悬吊带，悬吊肝总动脉后并交由助手向腹侧牵拉。在清扫肝总动脉后方淋巴结时，扶镜手可以适当将镜头向逆时针方向倾斜 20° ～ 30° ，便于显露动脉背侧的视野。

（六）逆行离断胆囊，离断肝总管

自胆囊底部开始游离胆囊，此时扶镜手应将视野聚焦到胆囊床，便于清楚地显露胆囊床，以免分离层次错误导致误入肝内或破入胆囊。在打开胆囊后三角浆膜时，扶镜手可以适当逆时针转动镜子角度便于显露胆囊后三角、胆囊管及胆囊动脉等结构。

（七）肝十二指肠韧带骨骼化清扫

离断了肝总管后，肝十二指肠韧带内仅需要保留肝固有动脉及门静脉而清扫其他所有淋巴脂肪组织。扶镜手将视野聚焦于肝总动脉处，主刀提起已经清扫的 No.8a 组淋巴结，沿肝固有动脉表面清扫肝动脉腹侧及左缘的淋巴脂肪组织，显露肝固有动脉根部后，同样予以血管悬吊带悬吊并沿血管向肝门部裸化血管，从肝固有动脉起始处开始，依次可以遇到胃十二指肠动脉、胃右动脉及左右肝动脉分叉。在整个清扫过程中，扶镜手需要通过与血管悬吊带牵拉方向的配合来显露肝动脉，在清扫动脉遮挡侧时，需要主刀将动脉牵拉向自己同侧，然后扶镜手应将镜头视野推远至动脉遮挡侧，并可适度顺时针转动镜头，便于显露被动脉遮挡侧视野；而当清扫非遮挡侧时，需要将动脉牵拉向自己对侧，扶镜手把视野拉近至动脉的非遮挡侧，必要时可以逆时针转动镜头，便于显露动脉的后方组织。

（八）游离胰颈下缘 SMV

打开胰腺下缘后腹膜后可以显露肠系膜上静脉根部，此处可能出现汇入肠系膜上静脉根部的 Helen 干、结肠中静脉及胰腺下缘的一些小静脉。在分离、离断这些血管时，扶镜手需要给予一个近距离的高清视野，清晰显露解剖结构，以免分离时撕裂小血管导致出血。

（九）游离 Kocher 切口

Kocher 切口游离和结肠肝曲的下降，这需要跨越横结肠系膜根部，对于肥胖和结肠胀气较严重的患者来说，扶镜手使镜身跨越横结肠显露右半结肠与后腹膜的附着点，然后沿 Toldt 间隙游离结肠，在结肠肝曲附近时镜头转向右侧结肠肝曲处并可适当顺时针旋转 20° ～ 30° ，如此主刀可较容易地游离结肠肝曲。下降结肠肝曲后，由助手牵拉十二指肠降部至腹侧，主刀打开后腹膜后紧贴十二指肠和胰头后方分离，在这个过程中，扶镜手需要向逆时针方向转动镜身，便于显露胰后间隙，同时随着分离向肠系膜上动脉根部的靠近，镜身也可以转动更大的角度来方便显露（图 9-3-1）。

（十）离断近端空肠

对于腹腔空间较小的患者来说，横结肠系膜翻向头侧后，如果脐部建立气腹，在结肠下区操作时可能会无法观察到全貌，所以对于此类患者，可在脐下 3 ～ 4cm 建立气腹，扶镜手可以完整地展现结肠下区的全貌（图 9-3-2）。

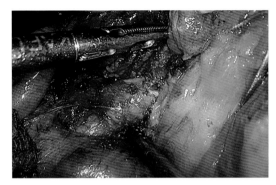 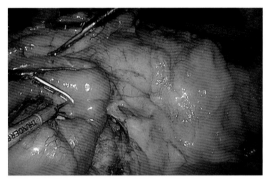

图 9-3-1　逆时针转动镜身可以更好的角度显露左肾静脉头侧的肠系膜上动脉根部

图 9-3-2　通过脐下 3cm 建立的观察孔可以以更大的视野观察结肠下区，便于主刀和助手的操作

（十一）断胰颈

当主刀使用切割闭合器经胰后隧道穿过后，扶镜手需要关注切割闭合器顶端，避免击发时误伤闭合器头端邻近的肝总动脉。

（十二）断钩突

钩突的离断是手术的难点，首先需要从足侧向头侧游离肠系膜上静脉–门静脉与胰腺之间，切断包括胰十二指肠下静脉等血管。然后由助手将肠系膜上静脉–门静脉牵拉向左侧后，此时扶镜手应该给予一个较近的视野，便于让主刀看到胰腺钩突和肠系膜上动脉鞘之间的间隙，和其中的胰十二指肠下动脉或者其与第一支空肠动脉的共干，避免损伤第一支空肠动脉。在钩突下缘时，扶镜手应该适度逆时针旋转镜头，便于更好地显露钩突下缘。

（十三）消化道重建

胰十二指肠切除术的消化道重建主要是胰肠和胆肠吻合，无法像胃肠一样使用切割闭合器来完成吻合，而需要手工缝合。在缝合过程中，需要扶镜手跟随缝针而移动，在主刀需要持针时，需要将焦点放在夹持的针上，帮助主刀完成持针、调整针的方向和长度等过程。然后，镜子跟随、引导缝针至需要缝合的组织处，使主刀看清缝针和被缝合组织的关系，跟随进针及出针过程。在打结的过程中，扶镜手需要给予一个相对较大的视野，便于主刀能全面地看清自己双手所持的器械；在绕线的过程中，扶镜手应跟随绕线的持针器，完成绕线后引导持针器夹持另一端的线头；在打结过程中，随着结打下去，扶镜手应跟随线结，让主刀看清所扩的结是否紧实。

（十四）取出标本

此时扶镜手可以适当退出镜孔的 Trocar，给予一个较大的视野，便于多个器械联合操作将标本放入标本袋内。

（十五）腹腔引流管放置

放置完引流管后，适当吸出部分二氧化碳气体，减少腹压，此时扶镜手需要观察引流管的位置有无变化，引流管有无扭曲等情况，必要时适当拔出引流管。

第四节　护理视角

一、手术体位

采用平卧分腿位，术中在结肠上区操作时头高 30°，在结肠下区操作时采用平卧位，下降结肠肝曲时可在头高 30° 的情况下再右侧抬高 20° ～ 30°。

二、腹腔镜位置

腹腔镜屏幕置于患者头侧或双屏放置于患者头侧的左边或右边，主刀站于患者的右侧，助手站于患者的左侧，扶镜手站于患者的两腿之间。

三、洗手护士站位

洗手护士与术者站于同侧，位于患者右侧靠近腿侧。

四、手术配合

（一）清点

洗手护士与巡回护士：巡回护士、手术医生共同清点器械、敷料、缝针及杂项物品。

（二）连接腔镜及器械

洗手护士：

1. 协助医生固定腹腔镜及各种器械；腹腔镜机组连接气腹管、视频线、光源线等固定于主刀一侧；其他器械固定在使用频率较高者的一侧。

2. 完成腹腔镜机组的连接后，护士提供一块白色纱布，由扶镜手或巡回护士按白平衡（White Balance，WB）键（根据按键位置，在腹腔镜镜头上由扶镜手完成，在腹腔镜机组上由巡回护士完成）。

（三）建立观察孔

1. 洗手护士递 2 把巾钳钳夹并提拉脐部，递尖刀片由主刀在脐下或脐下 3 ～ 4cm 切开皮肤。

2. 递气腹针，充气结束洗手护士收回气腹针。

3. 主刀穿刺确认气腹针进入腹腔后，巡回护士设置气腹压在 12 ～ 14mmHg，流速选择最快后开启充气按钮。

4. 放入镜头前，洗手护士擦拭镜头后再进入腹腔内使用。

注：①可采用 50℃温水浸泡法将腹腔镜镜头浸泡 30 秒；②备擦镜布或小纱布（1 块碘附纱布条及 1 块干净纱布）。

5. 洗手护士与术者共同确认腹腔镜戳卡进入腹腔，未出现副损伤。

6. 巡回护士关闭无影灯。

（四）观察腹壁及建立手术体系

术者确定切口位置后，由洗手护士递手术刀，根据切口的大小呈递 5 ～ 12mm 不同的 Trocar。

（五）手术操作过程中的配合

1. 探查腹腔　如使用 3D 腹腔镜，巡回护士在探查腹腔前应帮助主刀、助手、扶镜手、洗手护士戴上合适的 3D 眼镜。

2. 胆囊减压　主刀行胆囊减压时，巡回护士需要准备合适的缝线，一般用 3-0 Vicryl，洗手护士保留 12 ～ 15cm 缝线长度后剪断多余缝线，用持针器夹持缝线后递交主刀，完成胆囊开孔的缝合。

3. 断胃　巡回护士应在主刀使用切割闭合器前先询问需要钉仓的型号（熟悉不同品牌的吻合器的型号，包括长度、钉高、使用方式、故障时的处理方式）；洗手护士应熟知切割闭合器钉仓替换时的拆卸、安装方法。

4. 肝脏悬吊　由巡回护士预先准备好荷包线和持针器，洗手护士递交给主刀医生使用。注意不要用持针器等钳夹荷包线，这样容易使牵拉肝脏受力时发生断裂。

5. 循肝动脉清扫　腔镜下淋巴结清扫过程中，通常需要使用血管悬吊带来悬吊血管便于清扫，除了专用的血管悬吊带外，手套边也是一种很好的材料，需要洗手护士通过裁剪手套获得，根据主刀悬吊的血管的不同来裁剪合适的长度后递交给主刀，但有时血管悬吊带需要的数量较多，洗手护士与巡回护士应在术毕仔细清点数量，以免遗漏在腹腔中。一般情况下，完成淋巴结清扫后，就应提醒主刀取出所有的血管悬吊带。在取血管悬吊带时，一般是采用剪刀剪断环中任意一段的胶带后抽出，此时血管悬吊带由一长一短 2 个悬吊带及 1 个 Hemolok 组成，再通过 Trocar 时有可能被密闭阀卡住导致其中一部分回落至腹腔内，故洗手护士应在此时提醒主刀和扶镜手，在将悬吊带取出体外的过程中务必使用镜子全程追踪直至其完整取出。同时在清扫过程中，巡回护士应预先备好 4-0 及 5-0 Prolene 缝线，便于清扫过程中出现意外出血情况时缝合修补使用。

6. 逆行离断胆囊，离断肝总管　在离断肝总管时，如患者术前无明显黄疸的情况下，通常会使用无损伤血管夹夹闭肝总管，以免手术过程中胆汁渗漏污染腹腔。巡回护士需要在术前备好此类物品，并提供不同长短及弯度的无损伤血管夹供主刀选择使用。

7. 肝十二指肠韧带骨骼化清扫　同循肝动脉清扫注意事项。

8. 游离胰颈下缘 SMV　此区域主要需要处理 Helen 干，此时洗手护士应递送直角分离钳或 10mm 的大分离钳，由主刀在 Helen 干根部进行分离。由于静脉壁薄，分离过程中容易导致出血，故巡回护士需要事先准备金属钛夹、4-0 Prolene 的血管缝线，万一发生 Helen 干根部撕裂出血时便于使用金属钛夹临时阻断破口，再行缝合（图 9-4-1）。

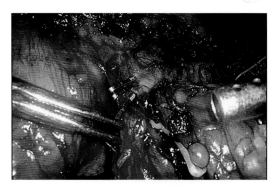

图 9-4-1　术前准备金属钛夹，便于血管损伤时临时止血观察情况后再做最合适的处理

9. 游离 Kocher 切口　在下降结肠肝曲时，通常沿 Toldt 间隙走行，对于体型较胖、腹膜后脂肪较多者，有时容易走错层次导致误入肾周脂肪囊，此时应事先预备双极电凝，该设备对于脂肪组织的出血及渗血的止血效果尤佳。

10. 离断近端空肠　转至结肠下区，离断小肠系膜后，巡回护士需要事先准备白色血管钉，洗手护士提供给主刀用于离断 Treitz 韧带下方 10cm 的小肠。

11. 断胰颈　在腹腔镜手术下通常使用超声刀和剪刀来离断胰腺颈部，很多学者在离断胰颈前会在胰腺横断平面两侧的上下缘各缝合一针，用于牵拉和断端止血。此时应事先备好 3-0 Vicryl 或 Prolene 缝线以备使用。离断胰颈后根据主胰管直径，巡回护士提供事先准备好的不同直径的胰管支撑管供主刀医生在后续胰肠吻合过程中使用。

12. 断钩突　钩突内包含着胰十二指肠下动脉及其他数支由肠系膜上动脉发往钩突的小动脉，除胰十二指肠下动脉需要精细解剖并使用 Hemolok 夹夹闭后离断外，理论上来说其他小血管均可使用超声刀离断，但此处淋巴管丰富，容易发生淋巴漏，因此也有学者通过 LigaSure 来离断钩突，故巡回护士应事先准备，在使用前由术者选择使用不同尖端形状的 LigaSure。

13. 消化道重建　消化道重建时主要在于缝合材料的选择，以下为缝合材料的具体选择：

（1）胰肠吻合：

① 胰腺实质与空肠浆肌层：使用 3-0 Prolene（36 号针）间断缝合，或者使用 3-0 倒刺线（25 号针）连续缝合胰腺与空肠浆膜的前后壁。

② 导管对黏膜：5-0 PDS Ⅱ（17 号针）前后壁连续缝合。

（2）胆肠吻合：

① 胆管较宽：4-0（17 号针）倒刺线前后壁连续缝合。

② 胆管较窄：4-0 倒刺后壁连续；前壁 4-0/5-0（17 号针）PDS Ⅱ 间断吻合。

（3）胃肠吻合：白钉或蓝钉吻合，3-0 或 4-0 倒刺线（25 号针）关闭共同开口。

14.取出标本　由巡回护士准备直径 100mm 或 130mm 的取物袋来装取标本。标本取出后洗手护士应自己检查取物袋有无破损、残缺等情况。

15.腹腔引流管放置　根据手术中胰肠、胆肠吻合的满意度来决定放置引流管的种类，巡回护士需要事先准备 22F 以上的普通橡胶引流管数根及线性沟槽引流管 1 根，对于细胰管、软胰腺的具有胰瘘高危因素的患者还需要准备 12F 脑室引流管 1 根，由助手和洗手护士配合制作冲洗、引流管双套管。

巡回护士与洗手护士共同清点器械、敷料、缝针及杂项物品。断开机器与手术台上的连接，放净管道内的残气，按操作规程关闭机器开关，再关闭电源。

（张宇华　吴　嘉　韩　方）

第十章

单孔或减孔腹腔镜胃癌根治术

扫描观看
手术视频

第一节　术者视角

一、概述

自 1994 年 Kitano 等首次报道了腹腔镜辅助胃癌根治性远端胃大部切除术以来，腹腔镜技术在胃癌领域的普及和发展至今已有近 30 年，目前腹腔镜胃癌根治术已经作为大多数临床中心的常规术式，但随之而来的，传统的腹腔镜手术产生的切口相关的并发症，包括切口出血、切口疝和切口感染等情况也逐步显现。同时，随着手术技巧的日益成熟，手术经验的丰富积累，加之手术器械的不断完善，外科医师也开始不断探索和追求更为微创、更加美观的手术方式，逐步诞生了 NOTES、达芬奇机器人等微创的新技术、新理念，这其中单孔或减孔腹腔镜技术由于其更为美观的切口、更为低创的操作、更快的肠功能的恢复及对患者产生更为良好的心理支持，逐步被临床医师所重视和接受。

单孔腹腔镜技术（single-incision laparoscopic surgery，SILS）是近年来在传统腹腔镜技术基础上发展起来的一种新兴的微创技术，是通过腹壁单一小切口，置入多个穿刺器或 1 个带有多个操作孔道的穿刺器，并通过这些孔道放入腹腔镜器械来完成手术。相较传统的常规多孔腹腔镜手术而言，单孔腹腔镜手术有其独特的优势：首先，单孔腹腔镜手术通常是利用脐部这一人体表面的天然瘢痕，可经脐或绕脐来建立手术切口，利用特制的单孔操作盘置入各种腹腔镜操作器械来完成手术操作，由于脐部切口遗留的瘢痕可以很好地隐蔽于脐窝内或脐周附近，可以达到近乎于"无瘢痕"的美容效果；其次，依据现有的临床真实世界研究结果，对于符合适应证的患者采取单孔腹腔镜胃癌根治性手术较常规五孔法来说，在肿瘤的根治性、手术时间、术中出血量、术后病理学检测指标等方面无统计学差异，同时，单孔腹腔镜手术对患者而言在减轻疼痛、加快通气、改善心理等方面具有明显的优势，有助于患者术后的早期康复，符合 ERAS（快速康复）的理念；最后，单孔腹腔镜结直肠手术在传统腹腔镜手术基础上相同手术条件下可减少 1 名手术参与者，降低了人力成本，优化了人力资源分配。

单孔腹腔镜技术自出现以来，首先在妇科、泌尿外科、胆道外科等领域进行了初步尝试。1992 年 Pelosi 利用单孔腹腔镜技术施行子宫和双侧附件切除的同时进行了阑尾切除术，首次将这一技术引入消化道手术领域。2009 年，密歇根州大学 Saber 率先报道了经脐单孔腹腔镜胃短路手术；同年，Bucher 为 1 例进展期胰腺癌合并胃远端梗阻的患者施行经脐单孔腹腔镜胃肠吻合术，应用腹腔镜直线切割闭合器完全在腹腔内完成吻合，标志着单孔腹腔镜技术在胃手术中的应用开端。在胃癌的临床治疗中，因手术既需要切除病灶，同时还需要进行区域淋巴结清扫及消化道重建，手术难度大，技术要求高，且需要助手的熟练配合，因此，单孔腹腔镜技术在胃癌根治中应用较晚。2011 年 Omori 等首次报道了单孔腹腔镜远端胃癌根治术，严格而言当时该手术方式并非纯单孔腹腔镜胃癌手术，其助手利用了特制的超细腹腔镜器械协助其手术。2013 年 Park 等报道了真正意义上的完全单孔腹腔镜远端胃癌手术。2014 年 Ahn 等首次报道了单孔腹腔镜全胃根治术。就国内胃癌领域，2010 年南京军区总医院（现为东部战区总医院）报道了早期胃窦癌的经脐单孔腹腔镜远端胃次全切除术（D1+α），并顺利完成 Billroth-Ⅱ消化道重建，这是国内外首次将单孔腹腔镜应用于胃癌根治术的报道。自此，单孔腹腔镜技术在我国胃癌领域逐渐得到应用，2011—2015 年的单孔腹腔镜远端胃癌根治术至 2013—2014 年的单孔腹腔镜全胃根治性切除术，再到 2016 年的单孔腹腔镜近端胃癌根治术，单孔腹腔镜胃癌手术在国内呈现出蓬勃发展之势。笔者所在的医疗团队自 2014 年开始实施单孔腹腔镜胃癌手术，2015 年在《中华胃肠外科杂志》上报道了单孔腹腔镜的全胃根治性切除术，至今也已开展了近 200 例。

当然，在单孔腹腔镜的手术操作中，由于所有器械都经由同一狭小切口放置，其术中操作必然存在一定的局限性。比如，各器械经脐部同一入路操作，各器械几乎在一个支点上，必然存在同轴效应，又称筷子效应，尤其在处理近距离的组织分离中会出现器械间相互干扰问题，难以达到常规多孔手术操作的灵活性和准确性；腹腔镜视角与主刀的主操作器械呈平行状态，观察和操作常互相影响，限制操作空间和视野角度，增加了手术操作的难度，常需要主刀和助手的长期配合和相互调整；由于完全的单孔腹腔镜手术中术者只能使用左右手器械，助手只能做持镜者，缺少了助手的有效牵拉和显露，难以实现常规多孔腹腔镜手术所遵循的"三角操作原则"，时常需要通过术中体位的调整、器官自身重力的牵拉、术中纱布的有效撑开、腹腔内合理的悬吊技术等方法来建立局部的"三角操作空间"，对术者的经验和技术提出了更高要求。因此，为了解决上述问题，笔者所在的医疗团队在标准单孔腹腔镜手术的基础上，于患者的右侧肋缘下多放置一个 2.6mm 的辅助操作孔，即"单孔 +1"布局，有效保证了在最小创伤的前提下最大限度地降低手术难度、增加手术的安全性和可操作性，同时，依据 2010 年"单孔腔镜手术技术专家共识"及"美国腹腔镜内镜手术协会有关单孔腹腔镜手术的共识"的指南要求，允许术者在单孔腹腔镜手术中采用除脐孔或脐缘以外直径 3mm 以下的腹壁小切口或戳孔作为辅助操作点，而且右肋缘下的穿刺孔可作为术后的引流管放置孔，亦未增加患者的腹壁创伤，目前已成为本医疗团队常规的单孔腹腔镜胃癌操作布局。以笔者的经验来看，对于训练有素的腹腔镜手术团队，通过一段时间的熟悉、训练与经验积累，一般都应该能够较快地掌握这一技术，实践中这一学习曲线要比从开腹手术到常规腹腔镜的学习曲线短得多。目前，随着手术技术的成熟、手术流程的优化及单孔器械的不断改进，单孔腹腔镜可以完成包括全胃根治性切除、近端胃癌根治、远端胃癌根治（毕Ⅰ、毕Ⅱ、Roux-en-Y）等各类胃癌根治性手术。在本节中，笔者将以"单孔+1"布局下的远端胃癌根治术（Roux-en-Y）为例，分别从主刀视角、助手视角及护理配合三个方面介绍手术的主要流程和操作技巧。

二、适应证、禁忌证、手术原则

由于单孔腹腔镜技术是在传统多孔腹腔镜技术基础上更新发展起来的，因此本质上而言，在手术适应证、禁忌证及手术原则方面均与常规多孔腹腔镜是一致的。当然，以笔者的经验而言，目前在多孔腹腔镜手术中，由于医生技术的不断成熟及手术团队的默契配合，目前腔镜下的很多复杂操作基本可以实现同开腹手术一致的效果，比如术中出血的止血、缝合，包括助手的显露、扶镜手的稳定视角等，使得常规腹腔镜手术的适应证正在不断扩大。但对于单孔腹腔镜手术而言，由于助手辅助钳的减少、操作器械间不可避免的相互影响等原因，要求术者及助手在术中有更高的默契度、更稳定的操作、更清晰的操作视野，尽量避免难以控制的出血等情况。所以尤其在早期的实践中，笔者建议，单孔腹腔镜在病例的选择上较常规的多孔手术要更为严格，尽量选择早期胃癌患者，另外在患者的一般情况评估、BMI、气腹的耐受性等方面也需要全面考量、合理选择。

（一）适应证

1. 早期胃癌及部分进展期胃癌，包括 TNM Ⅰ期、Ⅱ期及部分Ⅲa期的患者。

2. 肿瘤位于胃窦或胃体下部，肿瘤浸润深度不超过 T3，淋巴结转移影像学评估不超过 N1，未穿透浆膜层。

3. 术前腹部 CT 评估无腹主动脉周围明显肿大淋巴结，无胃肿瘤侵犯胰腺、脾、肝、结肠等周围器官征象。

4. 术中探查无远处转移征象。

（二）禁忌证

1. 伴有重要脏器功能障碍，如冠心病、肺部疾病或晚期肝脏疾病等，不能耐受全身麻醉和气腹者。

2. 有严重出血倾向。

3. 中晚期胃癌，腹腔镜下清扫困难者。

4. 合并远处转移者。

5. 患者有上腹部手术史，上腹部广泛粘连者为相对禁忌证。

（三）手术原则

单孔腹腔镜胃癌根治手术的原则与常规多孔法是完全一致的，包括 D2 淋巴结清扫、切缘的阴性、术中的无瘤原则、周围脏器的保护等。同时，在单孔腹腔镜的操作中，为了达到腹腔内同样"微创"的目的，术中需要更加注意低张力、微牵拉、少反复、清显露的操作手法，力图将手术的损伤控制在最低的程度。

三、术前准备

（一）患者准备

1. 完善各项术前实验室检查及影像学检查

（1）实验室检查：血、尿、便常规，血型，凝血指标，肝肾功能，血糖，电解质，传染病等。

（2）影像学检查：心电图、胸部 CT、胃镜、腹部增强 CT，必要时需要做肝脏增强 MRI、PET-CT 等检查。需要详细做好术前评估和临床分期，为手术策略的制定提供充分的依据。

2. 术前处置　除了常规的术前禁食、禁水及术区皮肤清洁之外，术前给予患者口服缓泻剂以达到术前适当清肠的目的很重要，这对于患者术后肠道功能的早期恢复是有利的；但需要注意的是，术前不必像肠镜检查前那样清洁肠道，同时口服缓泻剂的时间最好是在术前 12 小时以上，以免术中结肠过度扩张积气导致操作的不便。

（二）设备准备

1. 手术器械　除了常规的整套腹腔镜手术器械，如无创钳、抓钳、分离钳、胃钳、持针器、施夹器、吸引器及多种直径的穿刺套管（1 个 12mm，1 个 10mm，1 个 5mm），还需要准备：单孔操作装置 1 套，1 个 3mm 的穿刺套管（特制）及 1 套 2.6mm 腹腔镜手术钳，一般需要分离钳和胃钳各 1 把（图 10-1-1，图 10-1-2）。

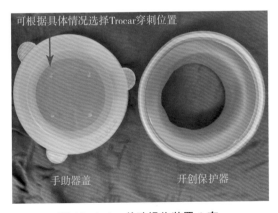

图 10-1-1　单孔操作装置 1 套

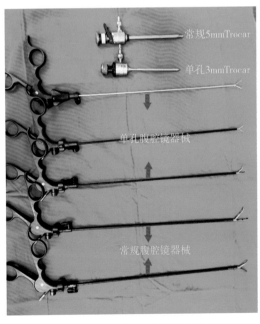

图 10-1-2　单孔腹腔镜手术器械钳与常规腹腔镜手术器械对比

2. 镜头　目前主要还是采用 30° 斜面腹腔镜。如果条件允许还可采用奥林巴斯的头端可调节腹腔镜（LTF），这种腹腔镜在单孔腹腔镜操作中可更好地避免器械间"打架"的问题，尤其对于深处的显示尤为有利。

3. 其他的常规器械　如超声刀、LigaSure、腹腔镜下切割闭合器及各种型号的钉仓以用于胃肠道的重建，还包括各种缝线、倒刺线等。

四、麻醉、体位与单孔操作盘上戳卡的设置

（一）麻醉方式

选择全身麻醉或全身联合硬膜外麻醉。

（二）手术体位及医生站位

仰卧"大"字体位（图10-1-3）。笔者所在医疗团队的习惯站位是：主刀位于患者的右侧，助手位于患者的两腿之间。这种站位的优势在于术中无须变换手术人员的位置，使得手术流程更为流畅。监视器置于患者的左肩部。

（三）单孔操作装置器盖上戳卡的布局（图10-1-4）

1. 腹腔镜镜头孔　盘下方正中（盘上有预置穿刺点），大小10mm Trocar。

2. 主操作孔　可放置于盘上镜头孔左上预置穿刺点稍靠外侧，大小12mm Trocar。

3. 助手辅助孔　可放置于镜头孔右上预置穿刺点，大小5mm Trocar。

4. 术者辅助孔　右腋前线肋缘下约2cm，大小2.6mm Trocar，该钳抓持力较小，主要起到轻度提拉系膜的作用。需要注意的是，对于气腹建立后放置该穿刺孔时需充分考虑非气腹状态下放置引流管的需求，避免贴近右肋缘下导致术后置管口疼痛，同时穿刺点应适当靠近右下方以方便引流通畅。

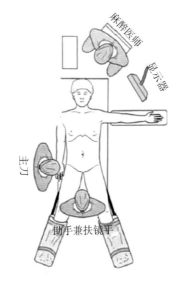

图 10-1-3　手术体位及术者、助手站位

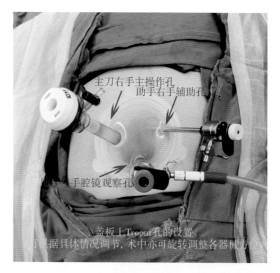

图 10-1-4　单孔操作装置器盖上戳卡的布局

五、手术操作步骤

（一）建立气腹、置入穿刺套管和腹腔镜初步探查

沿脐上缘腹正中做纵向切口，长约 1cm，切开皮肤、皮下，于腹白线正中切开，用 2 把巾钳从两侧将腹壁提起，于切口处行气腹针穿刺，充入 CO_2 气体建立气腹，维持腹内压在 13mmHg。气腹成功后，再次提起腹壁，于脐部切口行 10mm 套管针穿刺，穿刺成功后放入腹腔镜初步探查腹腔、盆腔，重点观察：腹腔、盆腔有无积液？肝脏、腹膜及肠系膜表面有无明显的转移性病灶？腹腔内有无明显难以分离的粘连？如初步探查条件允许，可请巡回护士打开单孔操作装置拟行单脐腹腔镜手术。

（二）延长探查切口、置入单孔操作装置、放置各腹腔镜器械

沿探查切口向上纵行延长至长度 3～5cm，切开皮肤、皮下、腹白线及腹膜。对于身体较瘦的患者，可适当减小切口，以防止因切口过大导致术中漏气现象。放好单孔操作装置后，于盖板上依次置入各 Trocar（具体位置如上所述）。于右侧腋前线肋缘下约 2cm 置入 2.6mm Trocar 作为主刀辅助孔。置入腹腔镜及各腹腔镜操作器械。

（三）再次腹腔探查

术者首先对腹腔、盆腔进行仔细探查，包括有无腹水，肝脏及腹膜等有无转移性结节；然后由助手轻轻挑起左肝（主刀的辅助钳承受力度不够，无法挑起肝脏），由主刀医师详细探查胃部病变的部位，有无侵及浆膜，与周围器官组织如胰腺、左肝、横结肠系膜等有无粘连，胃周淋巴结转移情况等（图 10-1-5 至图 10-1-8）。

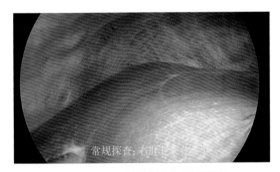

图 10-1-5　右肝上及右膈下探查

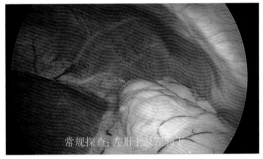

图 10-1-6　左肝上及左膈下探查

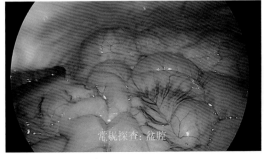

图 10-1-7　盆腔探查

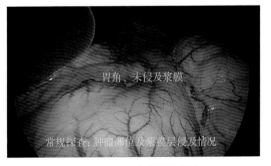

图 10-1-8　肿瘤部位探查

　　由于单孔腹腔镜患者的肿瘤多为偏早期，绝大多数以 T3 以内的病变为主，腹腔镜下仅靠器械的触碰往往难以确定病变的具体准确位置，因此对于早期胃癌患者的定位非常重要。一般来说，我们可以采用术前定位和术中胃镜定位两种方法：

　　1. 术前胃镜定位　可以采取在肿瘤边缘黏膜下注射显影剂的方法，可选用的显影剂包括纳米碳、吲哚菁绿、自体血等；也可以采取金属钛夹定位的方法。两者相比，笔者所在医疗团队目前更倾向于使用术前钛夹定位，在术前 1 天请内镜医师于贲门下缘、肿瘤病变的上下缘各予以 1 个钛夹定位，定位完成后嘱患者适量饮水后（使胃腔适当撑开）行腹部立位片检查，这样可以较为明确肿瘤上缘距离贲门的距离，从而为手术策略的制定提供依据（图 10-1-9）。这种定位方法相对于注射显影剂来说，操作简便，避免了因不同医师注射显影剂操作的深度、角度、范围不同而导致显影差异等问题，同时也降低了医疗费用。

　　2. 术中胃镜定位　即请内镜医师行术中胃镜下定位，这种方法是最为准确的定位，但需要内镜医师及麻醉医师的充分配合，同时术中胃镜定位后可导致胃及小肠内积气，增加了手术操作的难度，打乱了手术的节奏，延长了手术及麻醉时间。

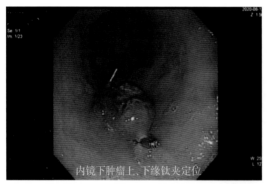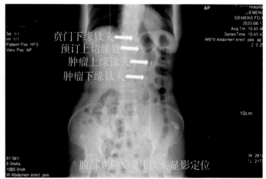

图 10-1-9　肿瘤的术前钛夹定位

　　腹腔探查完后，可根据病变探查的情况来确定切除范围及消化道重建方式。切缘距肿瘤边缘的距离同常规多孔腹腔镜是一致的：T1b 肿瘤切缘距肿瘤应＞2cm，局限型肿瘤切缘距肿瘤应＞3cm，浸润型肿瘤切缘距肿瘤应＞5cm。幽门管受侵犯时，十二指肠切缘距肿瘤应＞3cm。同样淋巴清扫的范围应包括：No.1、3、4sb、4d、5、6、7、8a、9、11p、12a 组淋巴结。

　　因单孔腹腔镜操作的主要流程和步骤与常规多孔腹腔镜是基本一致的，只是在局部操作区域内的主刀和助手的配合、腹腔镜视角的变换中有所区别，故本节中将以远端胃癌根治，Roux-en-Y 吻合为例介绍手术的主要步骤及要点。

　　（四）肝脏悬吊

　　首选用荷包针悬吊肝脏，此时需要助手的辅助钳挑起左肝，主刀使用超声刀离断肝胃韧带，注意可能存在的副左肝血管（图 10-1-10，图 10-1-11）。

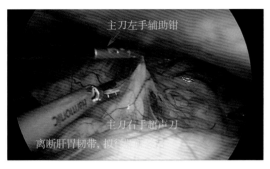

图 10-1-10　离断肝胃韧带

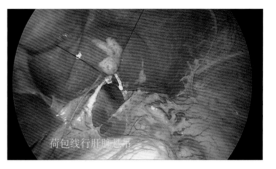

图 10-1-11　肝脏悬吊

（五）离断左侧大网膜并清扫 No.4sb、4sd 组淋巴结，处理胃网膜左血管

患者头高足低 15°～20°，将大网膜向头侧翻起，自网膜囊右侧缘起沿横结肠上缘向左离断大网膜，此处注意及时松解胃后壁与胰腺被膜间存在的粘连，充分显露胃胰间隙，可取纱布块垫入胃胰间隙至脾门处，以无损伤肠钳于靠近横结肠处提起大网膜，使横结肠自然下垂，沿横结肠用超声刀游离大网膜，向左至结肠脾曲，近结肠脾曲下缘时助手可适当向右下腹方向牵拉结肠，显露胰尾，解剖、夹闭、离断胃网膜左动静脉根部。注意尽量保护脾下极供血血管，必要时继续离断第 1 支胃短血管（图 10-1-12）。

将大网膜充分展平，于远端胃预定离断处沿胃大弯向脾离断大网膜，充分裸化胃大弯侧至远端 1/3 处，游离大网膜（图 10-1）。

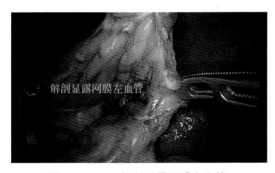

图 10-1-12　解剖显露网膜左血管

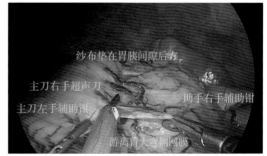

图 10-1-13　游离胃大弯侧网膜

（六）离断右侧大网膜，清扫 No.6 组淋巴结，处理胃网膜右血管

患者左低右高 15°～20°，将大网膜再次向头侧翻起，自网膜囊右侧缘，沿横结肠上缘向右离断大网膜至肝曲。以结肠中血管为标志，进入胃十二指肠与横结肠系膜间的融合筋膜间隙，向外侧扩展层面至十二指肠降部外侧，于胰腺下缘胰十二指肠上前静脉汇入点稍上方解剖、显露、夹闭、离断胃网膜右静脉（图 10-1-14）。沿胰腺表面、胃十二指肠动脉解剖、显露、夹闭、离断胃网膜右动脉与幽门下动脉（图 10-1-15）。裸化十二指肠下缘并显露胃十二指肠动脉后于幽门后垫入纱布（图 10-1-16）。

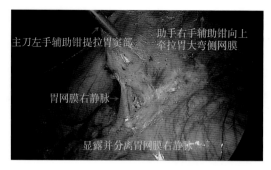

图 10-1-14　显露、分离胃网膜右静脉

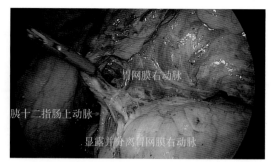

图 10-1-15　显露、分离胃网膜右动脉

此区域操作对于右侧站位的术者而言是较为困难的，操作的难点在于操作部位与镜头距离是整个术程中最短的，且几乎呈"垂直操作"，易发生"直线视野""筷子效应"，需要主刀和助手间耐心的调整和配合。镜头角度以左偏视角为宜，注意保持镜头与超声刀头间的距离，避免过近或过远。如果使用头端可转弯的镜头或者利用 3D 腹腔镜三维显像技术，可以获得高清、立体的图像，相对会比较好地解决视野被遮挡的问题。

（七）离断十二指肠

此时操作视野由幽门下区转至幽门上区。将小纱布垫于十二指肠及幽门后方用以引导保护，此时主刀左手辅助钳向左上牵拉肝十二指肠韧带，助手轻轻牵拉幽门上缘向左下方，此时可隐约看到幽门后方垫的纱布（图 10-1-17）。以幽门下静脉为解剖标识，自十二指肠前方裸化至十二指肠上缘，距幽门以远约 3cm 处用直线切割闭合器离断十二指肠（图10-1-18），十二指肠残端的处理依据术者经验可行包埋。离断十二指肠后可将胃窦向脾窝处翻折，取纱布轻轻挡住，充分显露胰腺上区。

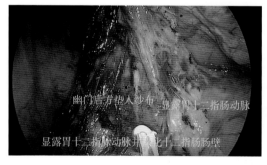

图 10-1-16　裸化十二指肠壁、显露 GDA、幽门后垫入纱布

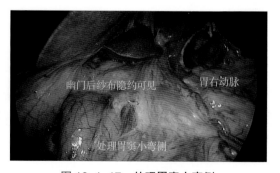

图 10-1-17　处理胃窦小弯侧

（八）清扫 No.5、12a、1、3 组淋巴结，处理胃右血管

以胃十二指肠动脉为导向，沿动脉向肝十二指肠韧带方向逐步解剖、显露胃右血管，明确后予以夹闭离断（图 10-1-19）。此时主刀向右侧牵拉肝固有动脉，助手向左上牵拉胃右动脉断端，解剖、显露、清扫肝固有动脉左侧、门静脉前方及左侧淋巴脂肪组织，术

中需要常规显露门静脉侧壁（图 10-1-20），随后顺势沿肝下缘离断肝胃韧带至贲门右侧，清扫 No.1、3 组淋巴结，注意可能出现的副左肝血管（根据具体情况可选择予以离断或保留）。

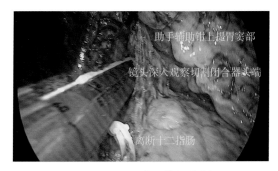

图 10-1-18　十二指肠离断

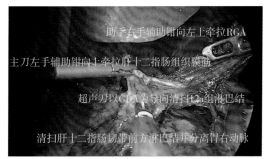

图 10-1-19　显露分离胃右动脉及 No.12a 组淋巴结清扫

（九）清扫 No.7、8a、9、11p 组淋巴结，处理胃左血管

此处主刀左手辅助钳可轻提胰腺上缘系膜，助手取吸引器轻压胰腺，充分显露胰腺上区，以肝总动脉为解剖标识，由右侧向左侧逐步解剖、游离、脉络化肝总动脉及脾动脉近端，明确辨认胃左静脉、动脉后予以夹闭、离断（图 10-1-21，图 10-1-22）。继续以脾动脉为标识向左侧解剖、分离至贲门胃体后方，并显露左、右膈肌脚，此处需要注意可能出现的胃后血管（图 10-1-23）。

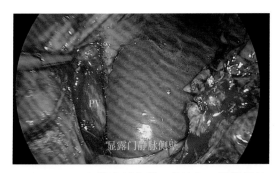

图 10-1-20　门静脉侧方淋巴结清扫，显露门静脉侧壁

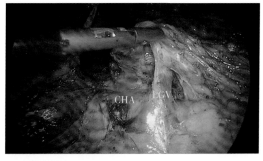

图 10-1-21　胃左静脉显露及 No.8a 组淋巴结清扫

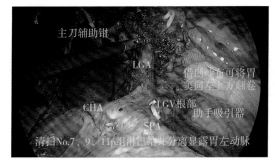

图 10-1-22　胃左动脉显露及 No.7、9、11p 组淋巴结清扫

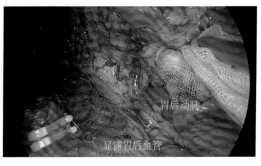

图 10-1-23　胃后血管显露

（十）裸化食管下段及胃小弯侧

将胃小弯后壁翻起，显露胃小弯侧系膜，此处主刀左手辅助钳和助手钳自食管下端起逐段间距 3 ～ 5cm 分别向腹壁方向钳夹胃小弯侧系膜并将其展成一条直线，利用胃壁的自身重力作用形成一个潜在间隙，用超声刀由后向前、由上到下逐步解剖、离断胃小弯侧系膜（图 10-1-24），此处与常规腹腔镜相比因缺少一把辅助钳的牵拉，间隙操作相对困难，尤其对于系膜较为肥厚的患者，需要一定的耐心缓慢操作，注意避免损伤胃壁。

（十一）远端胃离断、标本的取出与处理

将胃重新展平至正常解剖位置，取直线切割闭合器按预定切缘离断远端胃，检查切缘无活动性出血后，暂停气腹，将单孔操作套件的盖板打开，将标本经切口取出，盖板暂时无须放回（图 10-1-25，图 10-1-26）。术中常规解剖标本，检查病灶上缘距离切缘的长度、切缘处黏膜组织有无浸润改变等（图 10-1-27）。如对切缘存有疑虑，需要行术中快速冰冻检查，在确定切缘阴性后，准备行消化道重建。

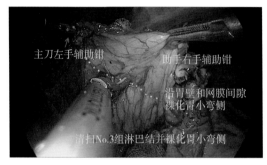

图 10-1-24　胃小弯侧裸化

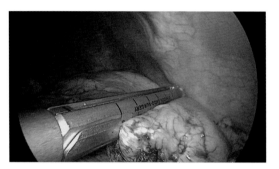

图 10-1-25　离断远端胃

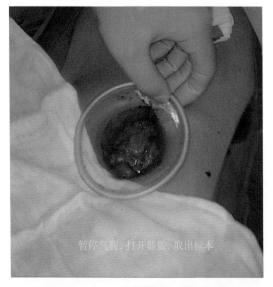

图 10-1-26　打开器盖，取出标本

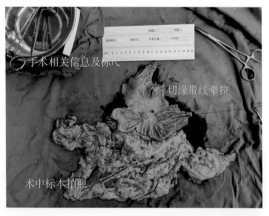

图 10-1-27　术中标本拍照及切缘检查

（十二）消化道重建（以胃空肠 Roux-en-Y 术式为例）

辨明屈氏韧带，经小切口提出近端空肠，体外裁剪小肠系膜，距屈氏韧带 20～25cm 取直线切割闭合器离断空肠，远切端予以浆膜层包埋。距预定胃空肠吻合口以远 25～40cm 处先行近远端空肠侧侧吻合术，间断关闭系膜裂孔（图 10-1-28）。

将吻合好的肠管放回腹腔，将空肠待吻合一端置于上腹部，重新扣紧盖板，重建气腹，于腹腔镜下取直线切割闭合器行残胃大弯侧与远端空肠侧侧吻合，共同开口取倒刺线连续关闭（图 10-1-29，图 10-1-30）。当然，如患者体型较小或残胃体积较大，残胃可较为松弛地牵拉至切口下，亦可通过小切口一并完成残胃与空肠的吻合。此处可充分显现出这种分体式单孔操作装置的优势，可在术中非常方便地实现腔镜和开放的自由转换，在取标本和完成小肠系膜裁剪、肠肠侧侧吻合、系膜裂孔关闭等操作中更加方便、快捷、安全。

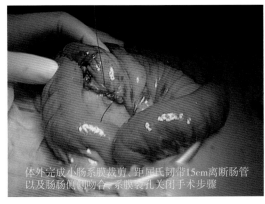

体外完成小肠系膜裁剪，距屈氏韧带15cm离断肠管以及肠肠侧侧吻合，系膜裂孔关闭手术步骤

图 10-1-28　充分利用切口于体外完成小肠侧侧吻合

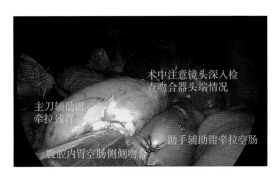

术中注意镜头深入检查吻合器头端情况

主刀辅助钳牵拉残胃

助手辅助钳牵拉空肠

腹腔内胃空肠侧侧吻合

图 10-1-29　腹腔内胃空肠侧侧吻合

（十三）冲洗检查术野，放置引流，关腹

冲洗术野，常规检查各解剖血管残端结扎是否确实，创面有无活动性出血点，有无肠管扭转等异常（图 10-1-31 至图 10-1-33）。完成检查后经主刀左手肋缘下辅助操作孔常规留置一根普通胃管（直径 5mm）作为腹腔引流管。逐层关闭腹膜、腹白线、皮下组织及皮肤，皮肤常规采用皮内连续缝合，术后无须拆线，术毕。

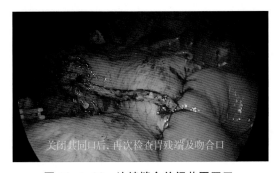

关闭共同口后，再次检查胃残端及吻合口

图 10-1-30　连续缝合关闭共同开口

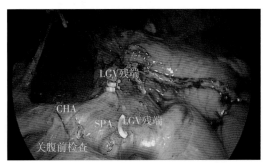

LGV残端

CHA

SPA　LGV残端

关腹前检查

图 10-1-31　关腹前各重要血管检查（腹腔干左侧区）

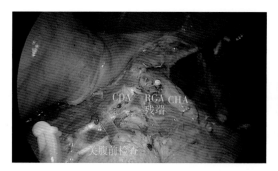

图 10-1-32　关腹前各重要血管检查（腹腔干右侧区）

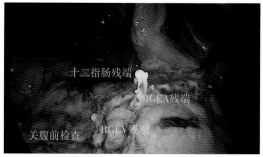

图 10-1-33　关腹前各重要血管检查（胰颈下区及十二指肠残端）

（十四）其他处理

远端胃切除术后可根据患者术前情况选择不予放置胃管，或者留置胃管 1 天以观察有无吻合口出血等异常，如无异常可于术后第 1 天拔除。术后禁食不禁水，且术后第 1 天即予口服通便药物促进肠蠕动，术后 3 天予流质饮食，术后 4～5 天常规予以腹部平扫 CT 复查，如无腹腔积液等异常情况常规可于术后 1 周内出院。

六、手术操作的技巧及几点体会

1. 术者和助手的站位　单孔腹腔镜技术本质上还是源于一般腹腔镜技术的一个改进，由多孔转变为经脐单孔，其基本原则和操作技术没有发生根本改变，因而单孔腹腔镜胃癌手术的术者站位和常规多孔腹腔镜一样，其实是没有定式的，按各位术者的习惯不同可采用左侧站位、中间站位及右侧站位，部分术者还会在术中根据操作部位的改变而变换站位。笔者所在医疗团队目前统一为患者右侧站位，全程无须变换站位，这种站位的优点是避免了术中变换站位导致手术过程的中断，而且每次变换站位后还需要助手、器械护士等一起变换，固定站位则可避免这些。当然，右侧站位在解剖网膜的结肠右半区域及幽门下区时会存在垂直视野、反手操作的问题，需要团队成员相互熟悉和默契配合。在其他区域的操作中，包括离断胃及后续的吻合，不论是远端胃空肠的吻合还是全胃食管空肠的器械吻合和手工缝合，右侧站位都没有问题。

2. 术中应巧用体位的改变及纱布的撑开作用创造出操作三角　因单孔腹腔镜手术较常规多孔腹腔镜手术缺少了助手的一把辅助钳，而且助手仅有的一把辅助钳的牵拉范围较常规多孔手术也因单孔器械间的"筷子效应"受到较大的限制。因此在单孔腹腔镜胃癌手术中，既往所熟悉的"大平面操作"在大部分时候会变换为"局部三角操作"，此时就需要术者通过自己的左手辅助钳、助手的辅助钳及第三个作用力来构建局部的操作三角，这第三个作用力就需要根据术中的不同操作需求而改变，比如在行左半结肠网膜及结肠脾曲时，可以通过头高足低、左高右低的体位使结肠通过重力作用向右下腹倾斜；再如解剖网膜左血管时，可以通过纱布垫于胃胰之间作为支撑，将胰尾 - 胃后的操作三角显露出来；而在处理右半结肠网膜及胰腺上区时，体位则需要调整为头高足低、右高左低，使横结肠适当向左下腹倾斜，这样的例子还有很多，可以根据术者的不同操作习惯进行调整。此外，目前还有腹腔内的悬吊技术或者经腹壁的穿刺悬吊牵拉等，都可以作为单孔条件下术野显露的有效手段，这方面可以参考免气腹手术的一些术中操作和配合。

3. 主刀与助手的配合　不论是常规的多孔腹腔镜手术，还是单孔或减孔腹腔镜手术，一个熟练的手术团队还是必要的。尤其是单孔腹腔镜手术中，由于器械间的交叉影响，需要主刀和助手有更为长期的配合和流程的熟悉，当术中出现器械间干扰的情况，此时一般需要镜头远观，主刀先调整至合适部位，然后助手的镜头再跟进并同时通过视角的调整来完成术区的显露，当然此时如果有可转弯的镜头或腔镜器械将会大大降低器械间的干扰概率。

4. 充分利用好分体式单孔操作装置的便捷　既往在多孔腹腔镜手术中，我们在取出标本时往往是通过延长脐部的镜头观察孔或者是脐上腹部正中或下腹部沿皮纹另开一个 5cm 左右的切口来取出标本，取出标本后还需要缝合关闭该切口后再进行后续的腔镜操作，而分体式操作盘的一个便捷之处在于术中可随时进行腔镜和开腹之间的转换，使得整个手术流程更为流畅；此外，上面的盖板可以自由旋转以实现镜头可以从下方、右侧及上方等不同的角度进行观察。

5. 重要血管的解剖务必清晰、明确，杜绝盲目操作　虽然胃癌手术因涉及淋巴结清扫和消化道重建，腔镜手术会有一定的难度，尤其是单孔腹腔镜下因助手配合的限制和术区显露的不充分更会增加腔镜操作的难度；但从另一个角度来看，胃癌手术中胃周所属各血管的解剖位置基本固定，对于早、中期胃癌患者，只要患者自身粘连不严重，解剖的平面应该还是比较清晰的，只要所走的解剖间隙不出现偏差，各重要血管的处理应该是比较确定的。在部分肥胖的患者或血管变异等特殊情况时，当血管的显露没有足够清晰时，切勿盲目地分离，以免出现非控制性的出血，在单孔腹腔镜操作中如果出现难以控制的出血，处理起来还是比较棘手的。对于淋巴结的出血则无须紧张，可用双极电凝暂时予以止血，之后在明确解剖后予以彻底的清扫。

6. 消化道重建方式的选择　在单孔腹腔镜操作下，胃癌根治性切除后的消化道重建需要较为娴熟的腹腔镜外科缝合技术，所以还是需要一定的常规多孔腹腔镜下缝合的基础。不论是远端胃癌根治术还是全胃切除术，合理地使用腔镜下的直线切割闭合器，再结合倒刺线的使用可以比较顺利地完成腔镜下的消化道重建工作。

7. 对单孔腹腔镜手术中"微创"的理解　单孔腹腔镜技术是近年来在传统腹腔镜技术基础上发展起来的一种新兴微创技术，自出现至今其实还是存在着很多的争议。单从表面上来看，它仅比传统的多孔腹腔镜少了 3 个小孔，而在实际操作中其手术难度要远高于常规的多孔腹腔镜，尤其对于尚未成熟的手术团队而言，多个操作孔道都从一个切口中进出，器械之间的相互干扰会让术者和助手很"别扭"，颇有点"得不偿失"的感觉。但笔者认为，单孔腹腔镜的理念和多孔腹腔镜相比，其"微创"并非仅表现在腹壁少了几个穿刺孔，那么，单孔的"微创"意义到底何在呢？

其一，单孔的微创不仅是表面上的，更重要的是腹腔内的微创，由于主刀的左手辅助钳只有 2.6mm，抓持力较常规 5mm 的钳子要弱很多，因此这把辅助钳实际上无法抓持胃壁、肠壁等组织，术中更多的是用它来抓持系膜或起挡、撑、抬的作用，从而客观上使得对非操作区域的胃肠组织做到了最大限度的保护；此外，单孔腹腔镜所有的操作集中于以脐部为顶点的扇形辐射区域，从而较多孔腹腔镜手术中腹壁多个穿刺点辐射区域的损伤要小很多，对皮肤、腹壁肌肉、腹膜附属神经血管的创伤同样减小。

其二，在单孔腹腔镜手术过程中，由于其器械间活动度的限制，使得术中的解剖操作过程需要尽可能地达到微牵拉、微显露，不同于多孔腹腔镜大开大合的牵拉，使得手术器械对胃肠道的刺激尽量减小。笔者所在团队目前初步的回顾性研究结果提示单孔腹腔镜相较于多孔腹腔镜而言，患者在术后肛门排气时间上明显短于多孔腹腔镜组，提示单孔腹腔镜手术术后胃肠道功能的恢复会更快，从而可以让患者早进食、快康复。

其三，除了上述各项临床指标方面，单孔腹腔镜在对患者围手术期心理的影响方面同样要优于常规的多孔腹腔镜。笔者所在团队在两组患者中进行的心理学方面的问卷结果也证实了上述结果。

总之，笔者认为，单孔腹腔镜手术不仅是腹壁切口的微创，更重要的是理念上的微创、手术操作的微创、腹腔干扰的微创及身心影响的微创，最终目的是为了实现患者更早期、更快速的康复。

8. 耐心平和的心态对手术的顺利进行至关重要　相较于多孔腹腔镜手术，单孔腹腔镜手术的操作过程更为复杂，术中难免会出现器械碰撞、视野偏移等特殊情况，因此不论是主刀还是助手，都需要在术中保持一个平稳的心态，遇事不焦不躁，随机应变，顺势调整，在保证手术安全的前提下逐步推进，相信对于成熟的腔镜手术团队而言，这个磨合的过程不会很长。

七、术后管理

1. 术后常规监测生命体征和腹部体征，观察腹腔引流管有无出血、吻合口漏表现；有胃管的需要注意胃管内引流液性状，判断有无吻合口活动性出血，无出血可于术后第 1 天拔除。

2. 术后常规肠外营养支持，保持水、电解质平衡；术后不禁饮水，术后第 1 天即可给予口服缓泻剂促进肠道功能恢复，术后 3～4 天即可予以流质饮食。

3. 单孔腹腔镜术后疼痛感较轻，应鼓励患者术后早期下床活动，大部分患者可于术后第 1 天下床，这样也可预防深静脉血栓的发生，避免栓塞性疾病的风险。

4. 其他综合治疗同常规腹腔镜手术。

八、并发症及处理

单孔腹腔镜胃手术并发症种类及处理方法与常规腹腔镜手术基本一致。临床最需要关注的并发症是吻合口漏、吻合口狭窄、十二指肠残端漏或出血、腹腔内出血等局部情况，对于老龄患者需要警惕心肺等脏器功能障碍的风险。腹腔镜胃癌根治术有关并发症的发生与手术者腹腔镜操作技术的正确与否及腹腔镜器械使用的熟练程度有关，这一点无论是常规多孔腹腔镜还是单孔腹腔镜都是非常重要的。要成功完成单孔或减孔腹腔镜胃癌根治术，术者应具有常规多孔腹腔镜胃癌根治术的丰富经验，并需要有一个固定的团队和助手，这样会大大增加手术的安全性。早期开展单孔腹腔镜胃癌手术应从远端胃癌手术开始，逐步可拓展到全胃、近端胃等。术后应加强对患者的管理和监测，一旦出现异常情况需要根据具体病情对症处理，对于保守治疗无效的患者应及时行手术处理。

第二节　助手及扶镜手视角

一、概述

腹腔镜手术如果要完成得顺利甚至精彩，一个配合默契、彼此熟悉的外科医生团队是必不可少的，尤其在单孔或减孔腹腔镜手术中，虽然助手的人数上少了1个人，但这个唯一的助手兼顾了常规腹腔镜手术中助手和扶镜手的双重角色，可以说其作用是巨大的。在单孔腹腔镜手术中，助手的左手用来控制镜头的角度和深度，为主刀提供一个稳定而清晰的操作视野，同时，右手还需要一把5mm的辅助钳来协助主刀牵拉组织，或者使用吸引器来清理术区、保持主刀解剖区域的清晰。可以说，单孔腹腔镜中的助手需要向"武侠小说"中的"老顽童"一样，不仅需要熟悉整个手术的流程，对于主刀的操作习惯、术中意外情况的判断和处理与主刀保持高度的一致，而且要练就一身"左右互搏"的分心术，既要保持左手镜头的稳定，又要随时根据不同的手术进程在系膜游离、淋巴结清扫、血管显露和结扎、胃周系膜裸化、镜下吻合等操作中给予主刀必要的帮助。这需要主刀和助手经过一个较为长期的配合，包括在开腹手术、常规多孔腹腔镜手术中培养一致的思维和对手术的理解，这样才能在单孔腹腔镜条件下更好地完成更为复杂的操作。本节将继续以远端胃癌根治术（胃空肠Roux-en-Y吻合）为例来简单探讨一下术中助手的配合方法和常见问题，供各位同行参考。

二、总体原则

1. 在术中站位上，助手的站位位于患者的两腿之间，其左手持镜头，右手持辅助钳或吸引器来辅助主刀的操作。

2. 左手的镜头的操作需要注意以下几点：首先，最重要的是要尽量避免干扰主刀右手的主操作器械，因为主刀右手的主操作器械和助手的左手镜头在单孔操作盘上是相邻的，也是最容易发生"筷子效应"的，此时需要助手的镜头先采取"远观"的方法，以主刀的操作器械先到达理想操作位置时，助手的镜头再通过镜身的深度调整和镜头角度的调节来完成一个清晰视野的显露；其次，和常规腹腔镜手术一样，镜头的要求最重要的是要保持稳定，尽量少晃动，在一个区域的操作完成之前，尽量只做微调，避免大幅度地变换视角；最后，在使用常规的 30° 斜面镜头时，由于术中助手在左手持镜过程中无法调整上方视角的角度，此时往往需要请台上的器械护士协助左转或右转。

3. 助手的右手作为主刀术中主要的帮手，要和主刀的左手默契配合，达到神似一人操作的状态则为最佳配合。通常来说，在做系膜牵拉、组织分离的过程中，助手多使用的是无损伤胃钳，其头端呈弯鸭嘴状，便于牵拉系膜及周围组织；而在做胰腺上区淋巴结清扫时，此时助手的主要作用是下压胰腺和清理创面，故此时多采用吸引器来进行操作。不论做何种操作，术中同样需要尽量避免器械间的相互干扰。

4. 助手的辅助钳在配合主刀的操作过程中，注意要和主刀的辅助钳交叉操作，不能两人同时放松组织或同时牵拉同一区域，要注意在短距离上利用抓持、牵拉等操作帮助术者完成系膜延展和局部操作三角的建立；同时，为了更好地达到微创的要求，在手术全程操作中，尽量避免辅助钳钳夹胃壁、肠管等组织，尽量以牵拉系膜为主，避免"大抓力、大开口、大范围"的操作，尽量降低对非手术区域的干扰。

5. 当助手左手的镜头需要调整时，此时需要先直视下取出右手的辅助钳，再做镜头的调整，调整完成后再重新置入辅助钳进行操作，避免盲区内导致组织的副损伤。

三、手术步骤及操作要点

1. 腹腔镜探查：先于脐上 Trocar 置入腹腔镜，此时由助手持镜做初步探查，顺序为右膈下、右肝上、右侧壁层腹膜至盆腔，继而回到左肝上、左膈下、左侧壁层腹膜至盆腔。无明显转移病灶后可按既定切口打开、置入单孔操作装置。探查胃病灶部位时，助手持胃钳需要挑起左肝，由主刀来显露探查胃壁情况。

2. 肝脏悬吊：此时往往需要助手辅助钳牵拉肝胃韧带，故助手左手的镜头需要伸至左肝下方同时承担"挑肝"的任务，主刀的左手辅助钳因力度有限，只能作为辅助性的抬肝（图 10-2-1）。

3. 由大网膜中间为切入点自网膜囊右侧缘起沿横结肠上缘向左离断大网膜：此时助手辅助钳应位于主刀辅助钳左上方的位置，配合主刀左手钳将网膜局部展开平行于胰腺平面，结肠利用其重力作用自行下垂。术中注意根据主刀离断的位置交叉向脾下极前进（图 10-2-2，图 10-2-3）。

4. 分离至接近脾下极时，往往此时结肠脾曲会与脾下极关系紧密，影响主刀的超声刀操作，此时助手不需要再去牵拉网膜，而应向右下腹方向牵拉结肠，协助主刀显露胃 - 胰尾间隙，可以在胰胃间隙内放置纱布来支撑操作空间并起到避免损伤胃壁的作用，直至将结肠脾曲完全和脾下极、胰尾分离开来（图 10-2-4）。

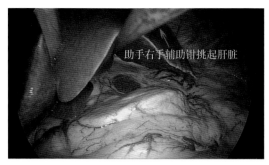

图 10-2-1　助手辅助钳挑起左肝

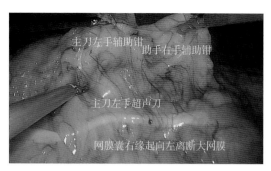

图 10-2-2　助手牵拉网膜

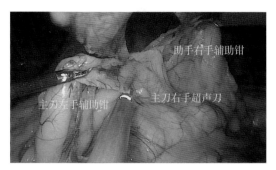

图 10-2-3　助手辅助钳与主刀辅助钳交替牵拉

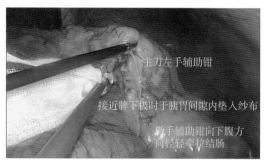

图 10-2-4　助手向右下腹方向牵拉结肠、显露胰胃操作空间

5. 主刀在处理胃网膜左血管时，胃后壁会堆积至脾门处，影响到主刀的操作，此时助手辅助钳可将大网膜翻到胃壁上方后，钳夹胃壁大弯侧远端将胃向左下方牵拉，做一"划船"动作（图 10-2-5），此处注意助手的钳子避免距离网膜左侧太近，减少器械间干扰的可能，镜头中应不会看到助手的钳子。

6. 左侧处理完毕，开始处理右侧大网膜时，此时主刀的左手辅助钳向右上方牵拉右半大网膜，助手辅助钳将横结肠向左下方牵拉（图 10-2-6），同时可将操作盘逆时针旋转，使得镜头由主刀超声刀的右前上方进入，通过视角的调整来显示操作的区域。此处注意镜头尽量避免过深，否则超声刀产生的雾气很容易弄脏镜头。

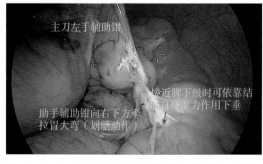

图 10-2-5　助手向右下方牵拉胃大弯胃壁（划船动作）

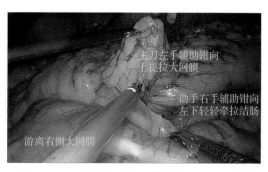

图 10-2-6　助手协助牵拉结肠处理右侧大网膜

7. 网膜完全游离好后将全部网膜翻转至胃上肝下，此时助手辅助钳同常规腹腔镜操作一样，尽量垂直向上牵拉胃大弯近胃窦部（图10-2-7），而主刀的辅助钳可向下牵拉结肠系膜，两者形成反作用力，找准横结肠系膜前叶下的疏松解剖层面逐步向幽门下区推进，进而处理胃网膜右血管。

8. 幽门下区处理完后，幽门后方垫好纱布，开始处理幽门上区。此时助手辅助钳轻钳夹胃窦小弯侧向下方牵拉，与主刀左手辅助钳向左上牵拉肝十二指肠韧带形成反作用力，可显露出肝固有动脉、肝右动脉与胃壁间的三角区域，下方可显露纱布（图10-2-8），此时即可沿血管走行安全处理胃右血管并完成十二指肠上端裸化。

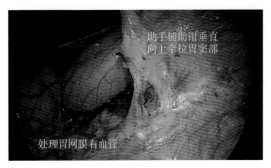

图 10-2-7　助手向上牵拉胃窦部

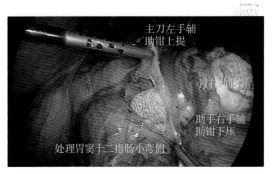

图 10-2-8　助手向下方牵拉胃窦，显露幽门上区

9. 清扫肝十二指肠韧带淋巴结时，助手辅助钳向左上牵拉胃右动脉断端，主刀左手钳可向右牵拉肝固有动脉，两者形成反作用力（图10-2-9），进而清扫肝固有动脉左侧、门静脉前方及左侧淋巴脂肪组织。在清扫门静脉左侧淋巴组织时，因主刀的左手辅助钳难以越过肝十二指肠韧带到达门静脉左侧壁，故需要助手辅助钳或持吸引器协助分离显露门静脉侧壁，然后由主刀辅助钳向右牵引肝固有动脉，利用超声刀离断门静脉左侧方淋巴脂肪组织（图10-2-10）。

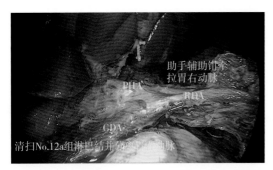

图 10-2-9　清扫 No.12a 组淋巴结时由助手向左侧牵拉胃右动脉

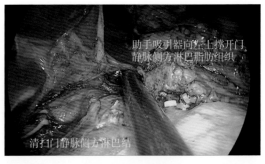

图 10-2-10　清扫门静脉左侧时由助手持吸引器向右侧牵拉并显露门静脉左侧壁

10. 清扫胰腺上区淋巴结，此时助手右手可更换为吸引器，按常规腹腔镜操作，以"压（胰腺）、挡（胃壁）、吸（渗血）"为主要操作，协助主刀处理各血管周围淋巴脂肪组织（图 10-2-11）。在处理胃左动脉时，助手吸引器可改为挑起胃胰皱襞，暴露脾动脉起始段上方三角区域，协助主刀处理胃左动脉。

11. 在裸化食管下段及胃小弯侧系膜前，常规需要分离右侧膈肌脚并清扫 No.1 组淋巴结，此处助手辅助钳需要将胃小弯侧系膜向左上腹方向牵拉，显露出贲门右侧及后方组织，可配合主刀进行分离和清扫（图 10-2-12）。

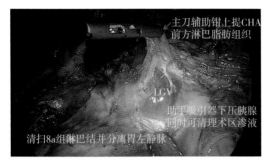

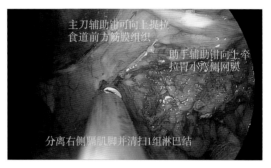

图 10-2-11　胰腺上区清扫时助手以吸引器操作为主来配合主刀显露

图 10-2-12　分离右侧膈肌脚

12. 腹腔内行胃空肠吻合时，此时助手辅助钳需要提起残胃大弯侧一端，协助主刀将大弯侧切开（图 10-2-13）；在连续缝合关闭共同开口时，助手可持吸引器辅助主刀显露吻合口，保证每一针吻合的确定性（图 10-2-14）。

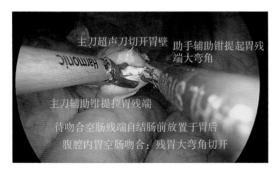

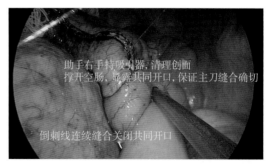

图 10-2-13　胃空肠吻合：切开残胃大弯侧一端

图 10-2-14　胃空肠共同开口关闭时，助手需要协助显露

13. 在完成消化道重建、腹腔冲洗、各重要血管检查后，开始留置引流管，一般仅需要利用主刀肋缘下的戳孔留置 1 根腹腔引流管，且常规是以细的普通胃管作为引流管。此时助手操作钳需要经器盖上左下方戳卡孔置入，腔镜直视下经右肋缘下戳卡孔探出钳尖，夹持引流管头端将其拉进腹腔内并引导至胃肠吻合口后方，腹腔镜下检查引流管走行位置

正常、无打折后，体外固定引流管。

14. 关闭切口：术中仅有脐上约 5cm 切口，应逐层确切关闭，防止术后腹壁切口疝的发生。缝合腹白线时注意应直视下缝合，防止腹壁下肠管损伤，如需要间断加固缝合，注意勿过深以防止损伤肠管。常规冲洗伤口，缝合皮下组织以达到减张的目的，皮肤常规予以皮内缝合以达到术后更好的美容效果。

15. 扶镜手与术者配合的注意点：单孔手术时，腹腔镜与左右手的操作器械呈同轴运动，器械之间操作夹角小，互相限制运动范围，增加了手术难度，扶镜手应加强对术者操作器械运动轨迹的配合，使腹腔镜镜体与手术器械保持同轴运动，跟随操作器械的方向和角度变化，尽量避免镜体与操作器械相互抵抗和限制，这与常规的腹腔镜手术在操作技巧上存在明显区别，需要学习和熟练过程。

（王永向　俞晓军）

第十一章

腹腔镜下右半结肠切除术

扫描观看
手术视频

第一节 术者视角

一、概述

右半结肠包括盲肠、升结肠、横结肠近肝曲，针对上述部位肿瘤的手术称之为右半结肠切除术。由于右半结肠解剖结构（血管变异）的多样性，右半结肠切除术存在着一些理念和技术的争议，外科医生往往需要根据右半结肠的解剖特点，进行个体化和精准化的腹腔镜根治性手术。本节从术者视角详述右半结肠切除术的原则、步骤及注意事项。

二、适应证、禁忌证、手术原则

（一）适应证

病理诊断明确的盲肠、升结肠、横结肠近肝曲肿瘤。

（二）禁忌证

肿瘤侵犯周围组织（十二指肠）；盆壁有浸润或转移；伴有无法切除的远处转移；全身情况差，伴发严重疾病无法耐受全身麻醉。

（三）手术原则

1. 离断动脉　回结肠动脉、右结肠动脉、中结肠动脉右支。

2. 手术切除范围　10～15cm回肠、盲肠、阑尾、升结肠、结肠肝曲及右侧2/3横结肠。

3. 清扫范围　清扫至SMV左侧。

三、麻醉、体位与戳卡位置

（一）麻醉方式

选择全身麻醉或全身联合硬膜外麻醉。

（二）手术体位

功能截石位。

（三）戳卡位置

见图11-1-1。

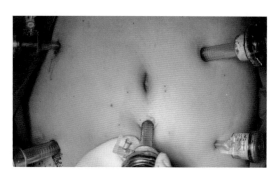

图11-1-1　Trocar布置

四、手术操作步骤

（一）探查与手术方案的制订

1. 常规探查　按照肝、胆囊、胃、脾、大网膜、结肠、小肠、直肠和盆腔顺序逐一进行探查（图11-1-2）。

2. 肿瘤探查　术中判定肿瘤位置、大小及侵犯情况（图11-1-3）。

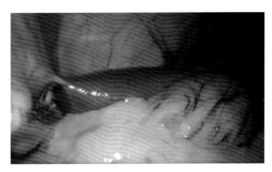

图 11-1-2　探查肝脏

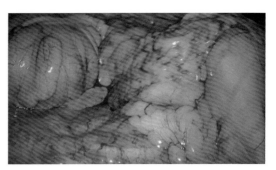

图 11-1-3　探查原发灶

（二）解剖与分离

1. 回结肠动静脉根部解剖与离断　术者沿肠系膜上静脉走行方向，充分暴露系膜表面。保持合适的张力，这时可以在回结肠动静脉与肠系膜上静脉夹角见到菲薄之处（图11-1-4），打开此处系膜，进入Toldt间隙，向上、向外侧分离（图11-1-5），向上游离可见十二指肠。在回结肠动静脉根部打开肠系膜上静脉鞘，向上分离，在其右侧与后方相贯通。裸化回结肠动静脉根部，清扫淋巴脂肪组织，用血管夹结扎切断（图11-1-6）。

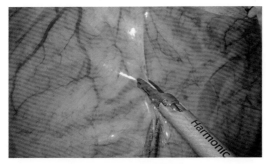

图 11-1-4　第一刀切入点

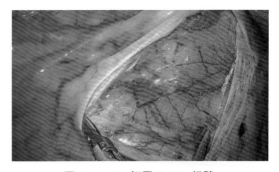

图 11-1-5　拓展 Toldts 间隙

2. 右结肠动静脉根部的处理　沿着Toldts筋膜在十二指肠表面拓展，逐步游离可见右结肠静脉、胃网膜右静脉、Henle干共同汇合进入肠系膜上静脉，沿肠系膜上静脉向上分离可见右结肠静脉（图11-1-7），在根部结扎切断右结肠静脉（图11-1-8）。

3. 结肠中动静脉根部的处理　在分离完右结肠动静脉之后，继续向上分离。到达胃窦后壁的位置，即可停止向上分离，随即垫一块小纱条作为标识。沿肠系膜上静脉继续向上分离，于胰腺下缘双重结扎切断结肠中动静脉（图 11-1-9，图 11-1-10）。

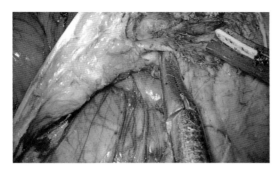

图 11-1-6　裸化回结肠血管根部

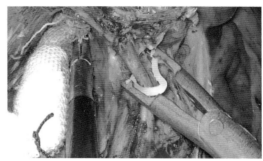

图 11-1-7　结扎右结肠静脉

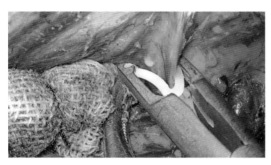

图 11-1-8　结扎右结肠静脉

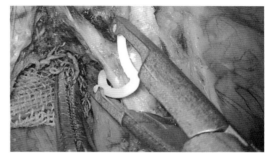

图 11-1-9　结扎结肠中动脉

4. 回肠系膜的处理　从尾侧将回盲部及回肠系膜根部附着处完全打开，使回肠的游离度变大一些，便于消化道重建。助手提起末端回肠，术者裁剪回肠系膜，注意系膜的血运走行与方向（图 11-1-11）。切割至末端回肠壁，向近端裸化 2cm 肠管。

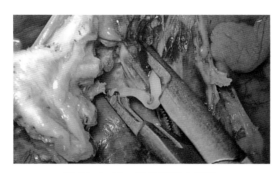

图 11-1-10　结扎结肠中静脉

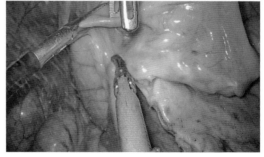

图 11-1-11　处理回肠系膜

5. 大网膜的处理　用超声刀裁剪右侧大网膜至横结肠壁，继续沿胃网膜右动静脉走行方向，裁剪大网膜，切断胃结肠韧带进入网膜腔。沿胃网膜右动静脉血管弓外缘向右侧分离（图 11-1-12），分离至胰头可见胃网膜右静脉与 Henle 干，同时与下方游离间隙贯通。

6. 横结肠系膜的裁剪　裁剪横结肠系膜（图 11-1-13），结扎离断系膜内血管直至边缘血管，进一步向横结肠预切定线分离，裸化肠壁 1 ~ 2cm。

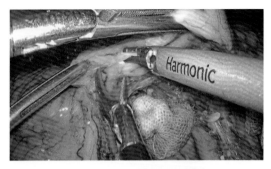

图 11-1-12　处理胃结肠韧带

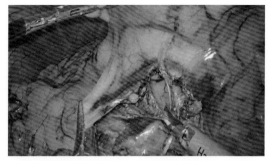

图 11-1-13　裁剪横结肠系膜

（三）标本切除与消化道重建

1. 体外消化道重建　体外吻合一般分为端侧吻合和功能性端端吻合（侧侧吻合），取标本切口可以选择上腹部正中切口或者右侧经腹直肌切口。

（1）端侧吻合的操作：将回肠断端缝合荷包，置入管型吻合器抵钉座，将吻合器机身置入结肠，距离结肠断端 3 ～ 5cm 处于结肠对系膜穿出穿刺器，对合之后完成吻合（图 11-1-14），再使用闭合器闭合结肠断端（图 11-1-15）。

（2）功能性端端吻合的操作：将回肠和结肠的系膜侧相对，避免扭转，两端分别切开小口置入直线切割闭合器，检查未夹入其他组织，完成吻合并检查有无出血（图 11-1-16），再用直线切割闭合器关闭共同开口（图 11-1-17）。

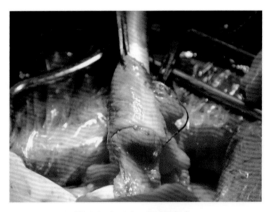

图 11-1-14　端侧吻合

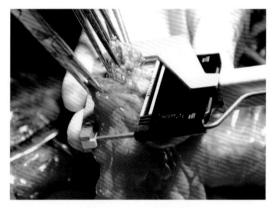

图 11-1-15　闭合断端

2. 腔内消化道重建　将横结肠拉直摆放，并将末端回肠拉至上腹部与横结肠平行摆放。将回结肠末端一角用剪刀沿吻合钉剪开 5mm 小口，置入直线切割闭合器，将钉座侧置入回肠肠腔内并含住。同样在横结肠断端一角剪开约 10mm 小口，助手和术者将结肠提起，将直线切割闭合器钉仓侧套入结肠肠腔内（图 11-1-18），确认无误后击发，完成回肠横结肠侧侧吻合。检查吻合口内腔有无明显出血，确认无出血后，提起断端，再次置入直线切割器，横行闭合残端，完成吻合（图 11-1-19），切下的残端组织用取物袋经 12mm 的戳卡取出。

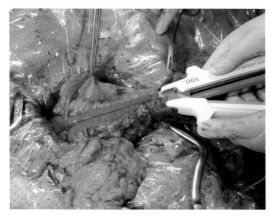

图 11-1-16　端端吻合

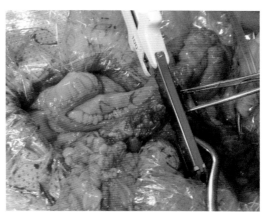

图 11-1-17　闭合断端

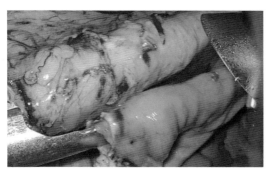

图 11-1-18　腹腔镜下侧侧吻合

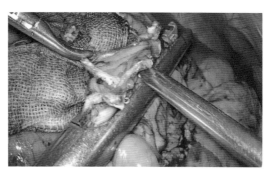

图 11-1-19　闭合断端

五、手术操作技巧与要点

右半结肠切除术有多种不同入路可供选择，腹腔镜手术多采用中间入路，中间入路又分为联合中间入路和完全中间入路。对于右半结肠切除术，要达到彻底、安全的手术效果，需要精准解剖 Henle 干，手术中以 SMV 为主线，自尾侧向头侧逐层切开血管鞘，显露并裸化 SMV、SMA 及其分支，清扫外科干，因为 Henle 干短且粗，不建议直接将分支依次结扎。在胰腺下缘的辨识中，注意"爬坡"，避免误入胰腺后方造成损伤。消化道重建可以采取小切口辅助或者完全腔内吻合的方式。对于吻合方式，究竟是端侧吻合还是侧侧吻合，目前尚无确切结论。但不论采用哪种方式，均要避免系膜扭转，闭合器切割闭合之后要检查有无出血，必要时间断加固缝合。对于系膜裂孔的关闭与否，在具备关闭可能性的情况下，尽可能关闭裂孔。

六、常见并发症及处理

1. 术后吻合口漏　右半结肠术后吻合口漏发生率较低，但是一旦发生，极易出现严重腹腔感染甚至感染性休克，危及生命。吻合口漏发生的原因可能是全身因素或者局部血运问题，一旦怀疑吻合口漏，应积极处理。

2. 淋巴漏   当患者术后逐渐恢复进食后，出现乳白色的引流液，应积极进行乳糜定性检测。淋巴漏会丢失大量脂肪、蛋白质、水电解质和维生素，需要尽早禁食并给予全肠外营养支持，可以使用生长抑素治疗。如果保守治疗无效，引流液仍持续超过 1000ml/d，则需要考虑手术治疗。

第二节　助手视角

一、概述

腹腔镜手术的外科医生团队包括术者、助手和扶镜手。术者自身的经验和手术技巧往往决定着该团队能够完成的手术类型和手术成功率，但助手的作用同样不容小觑，助手与术者的密切配合是手术顺畅进行的基本保障。腹腔镜结直肠手术中的系膜游离、淋巴清扫、血管结扎、肠壁裸化、镜下吻合、处理意外情况等操作都需要助手的协助和配合才能够完成，这就要求助手应具备与术者接近同等程度的手术理解。此外，助手应起到配合术者操作、指挥扶镜手调节视角的"承上启下"作用。本节将结合腹腔镜下右半结肠切除术的操作步骤来论述助手的配合方法和技巧。

二、总体原则

1. 助手操作钳的作用是替代术者的左手操作钳，利用抓持、牵拉等操作帮助术者完成组织暴露和系膜延展。

2. 术中若涉及远端操作钳需要向近端抓取组织的情况，应注意操作方向一般与视野中所见方向相反，需要一定的熟练度。

3. 助手在协助暴露的过程中，如术者的左手操作钳正在牵拉暴露助手的操作钳所抓持的组织，则说明助手的操作钳已失去作用，需要及时调整位置。

4. 助手进行牵拉操作时应抓持完整的系膜组织、不需要保留的肠壁组织等能够受力且不易破碎的组织。当需要镜下调整抓持位置，而全局视野受限或不便于提供时，不可盲目地伸入操作钳做夹持操作。调整位置时需要沿腹壁走行从"空中"移动操作钳，避免造成副损伤。

5. 助手操作钳应该与术者操作钳反方向发力，提供张力，便于术者切割游离和判断组织间隙层次。当助手牵拉系膜或组织延展成平面后应保持稳定，避免反复地移动位置而改变平面的形状和位置。

三、手术步骤及操作要点

（一）探查及排列肠管

建立手术体系后，首先进行原发灶的探查和肠管排列。助手通过积极配合暴露病灶。助手左手钳可以利用纱布条将横结肠推向上腹部，暴露横结肠系膜根部。

（二）第一刀切入点

　　助手左手钳将横结肠推向头侧，右手钳将回盲部向外侧、腹侧牵引，确认回结肠血管。助手右手钳调整位置，抓起回结肠血管中部偏外侧，充分暴露第一刀术野——回结肠动静脉与肠系膜上静脉夹角菲薄之处（图 11-2-1）。向外向上沿十二指肠表面拓展游离过程中，助手调整牵拉力度，进而维持切开部位足够的张力（图 11-2-2，图 11-2-3）。

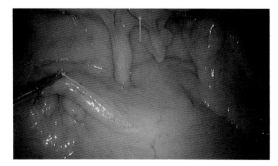

图 11-2-1　暴露回结肠血管根部

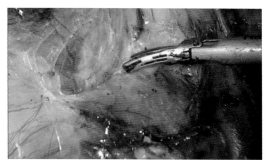

图 11-2-2　暴露十二指肠胰腺前间隙

（三）肠系膜上动静脉（SMA 与 SMV）各分支解剖与分离

　　内侧入路能较好地显露肠系膜上静脉，助手用右手钳牵拉回结肠血管，左手钳提起横结肠系膜，向头侧展开，确认 Treitz 韧带与结肠中动脉位置。在回结肠动静脉根部打开肠系膜上静脉鞘，沿 SMV 投影向上分离。助手根据解剖位置，适当调整抓持位置和牵拉角度。当分离至胰颈水平，可见由 SMV 的分支 Henle 干，助手注意控制牵拉力度，避免撕裂静脉。处理结肠中血管时，助手左右手钳将横结肠系膜呈幕状展开（图 11-2-4），以便于主刀确认结肠中血管根部位置及其左右分支。

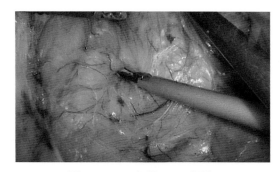

图 11-2-3　拓展 Toldt 间隙

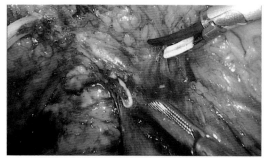

图 11-2-4　向上展开横结肠系膜

（四）升结肠外侧游离

　　游离结肠外侧时，助手牵拉钳夹阑尾向内侧、头侧牵拉，另一操作钳将回肠系膜牵拉向盆腔，暴露回盲部外侧壁腹膜，以利于主刀切开右侧壁腹膜（图 11-2-5，图 11-2-6）。向结肠肝曲游离时，助手一手牵拉阑尾向内侧，另一手牵拉肾前筋膜，形成对牵，暴露升结肠旁沟，并保持适当张力（图 11-2-7）。

（五）大网膜的处理

根据预定切除线位置切断大网膜，助手牵拉标本侧大网膜，与术者形成对牵（图 11-2-8）。

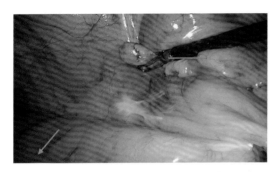

图 11-2-5　游离回盲部外侧腹膜

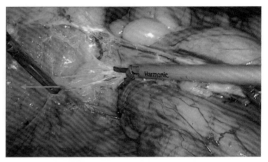

图 11-2-6　游离外侧腹膜

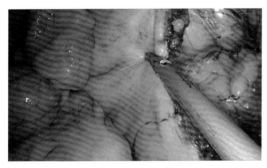

图 11-2-7　裁剪小肠回肠系膜

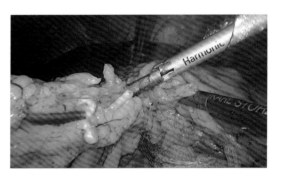

图 11-2-8　切断大网膜

（六）肝曲游离

根据病情，决定弓内、弓外切断胃结肠韧带，必要时清扫 No.6 组淋巴结，助手一只手向上提起胃壁，另一手持操作钳向外侧牵引胃网膜右静脉表面脂肪结缔组织及淋巴组织（图 11-2-9）。切断肝结肠韧带时，助手一手向上挑起胆囊，另一手向下牵拉横结肠，保持张力（图 11-2-10）。

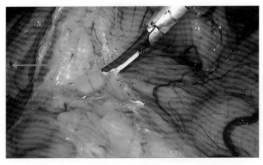

图 11-2-9　清扫幽门下淋巴结

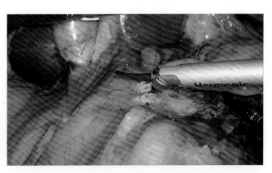

图 11-2-10　游离肝结肠韧带

第三节　扶镜手视角

一、概述

近年来，腹腔镜手术作为一种微创手术方式在结直肠癌的根治性手术中应用广泛。3D 腹腔镜的镜头具有放大效应，能够更为清晰地显示腹腔内的解剖结构并呈现其 3D 立体结构，尤其是脉管、神经等重要组织。这一优势便于术者在镜头指引下进行术中精细操作，降低副损伤的发生概率。就客观情况而言，腹腔镜手术的视野格局相比于开腹直视下手术具有局限性，全局视野效果受限。这就要求腹腔镜手术的扶镜手能够有效及时地为手术提供视野，并做好全局观察视野和精细操作视野的自如切换。扶镜手不仅是一台手术的眼睛，更是手术顺利开展的基石。因此，扶镜手首先要对腹腔镜手术步骤有充分的理解和掌握，其次需要对不同术者的操作习惯和手术风格有良好的耐受，最后需要扶镜手具备灵活的思维和及时的应变能力。

二、总体原则

总体而言，扶镜手应遵从以下要点操作，以便于手术的顺利进行：

1. 总体视野原则是以术者的主操作器械放在视野中央，注意随着操作位置的改变而灵活调整（图 11-3-1）。

2. 镜头端平，一般情况下镜头视野要符合开腹手术时直视下操作习惯，符合"重力线原则"，镜头视野垂直的方向与地心引力重力方向一致。

3. 注意"全局观察视野"和"局部解剖视野"的有机结合，合理地放大视野应以术者能清晰的解剖局部组织结构，而操作过程中产生的气雾、水滴等不会进溅镜头为准。全局观察视野的距离选择需要保证至少看到操作部位和周围组织器官，但不会影响对组织结构的大体观察。

4. 扶镜手在操作过程中应注意兼顾助手视角，当术者需要助手提供暴露或者转换抓持位置时，可适当退镜或转换方向，提供全景视野，帮助助手找到合适的抓持位置后，再继续进镜为术者提供局部解剖视野。

5. 镜头前进和后退时，应动作轻柔平稳，不可突停突走。扶镜过程中，保持镜头平稳，不可随意摇晃和抖动。

三、操作要点

（一）建立观察孔

经常规麻醉、消毒铺巾、连接器械后，首先应建立观察孔。经脐置入镜头戳卡，有突破感时停止前进，拔出套芯。扶镜手此时应及时插镜观察确认已突破腹膜。扶镜手一手持镜头，一手摇动镜头戳卡，注意观察。如转动镜头，镜下视野变化不大，始终为黄色/白色视野，可有红色血管影，则考虑未突破腹膜，应插入套芯继续置入戳卡。如突破腹膜，则转动镜头可见视野所见为黄色/粉色频繁变化，此时可经戳卡给气建立气腹。

（二）观察腹壁及建立手术体系

建立气腹后，进镜探查，此时应注意先提供视野给"天花板"（腹膜），应注意观察腹膜有无粟粒样结节，有无条索或束带粘连。在协助术者及助手建立戳卡时，扶镜手应先将镜头紧贴腹膜层，利用镜头的光照由内向外提供射影，以便观察需要建立戳卡的位置是否有腹壁下血管，避免损伤。然后术者及助手置入戳卡时应协助操作者观察戳卡是否顺利进入腹腔，避免置入过深，损伤组织和器官（图 11-3-2）。

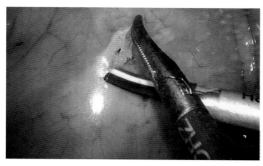

图 11-3-1　腹腔镜视野以操作器械为中心

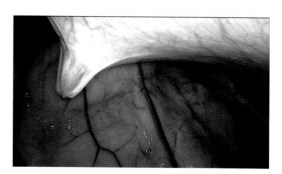

图 11-3-2　指引操作者置入戳卡

（三）关键操作视野

打开肠系膜上静脉血管鞘时，以肠系膜上静脉投影为标志，视野放平，此时肠系膜上静脉垂直于视野（图 11-3-3）。游离 Toldt 间隙（图 11-3-4）、胰腺十二指肠前间隙，腹腔镜视野将游离的平面放水平。处理横结肠系膜根部是将结肠中血管放正，位于视野中央（图 11-3-5）。处理肝结肠韧带时，视野将肾前筋膜平面放平（图 11-3-6）。

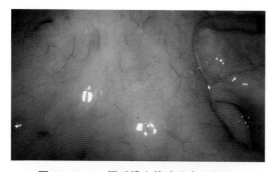

图 11-3-3　肠系膜上静脉垂直于视野

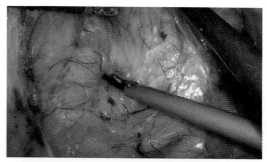

图 11-3-4　游离 Toldt 间隙

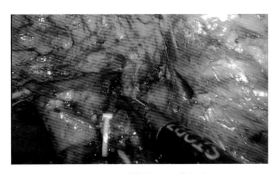

图 11-3-5　横结肠血管根部

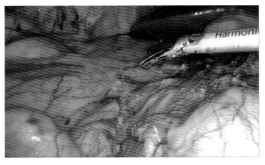

图 11-3-6　游离肝结肠韧带

（刘　正　王　猛）

第十二章

腹腔镜横结肠切除术

第一节　术者视角

一、概述

　　横结肠癌主要是指位于结肠肝曲和脾曲之间的横结肠恶性肿瘤。根据肿瘤部位及淋巴结清扫范围可将手术分为以下 3 种术式：扩大右半结肠切除、扩大左半结肠切除和横结肠切除，此章节仅阐述横结肠切除。在进行横结肠切除时，需要根部离断横结肠的血管，其技术操作难点主要是结肠中动脉（MCA）根部周围的淋巴结（No.223 组）的清扫。手术进行的顺利与否与肿瘤的具体部位及横结肠的解剖特点密切相关，横结肠的长度、肝曲和脾曲的高度及大网膜的粘连程度等问题都会对手术产生很大影响。本节从术者视角详述横结肠癌手术的步骤及注意事项。

二、适应证、禁忌证、手术原则

　　（一）适应证
　　适用于横结肠中段癌。
　　（二）禁忌证
　　1. 既往多次腹部手术史，腹腔粘连严重。
　　2. 肠梗阻、穿孔等急诊手术。
　　3. 肿瘤巨大并侵犯周围器官组织或腹腔广泛转移。
　　4. 全身情况差，术前无法纠正，伴发严重心、肝、肾疾病无法耐受手术。
　　5. 重度肥胖。
　　（三）手术原则
　　腹腔镜下横结肠癌根治术与其他部位的结肠癌的手术原则相同，但具体切除长度及淋巴结的清扫范围有所不同。
　　1. 切除肿瘤在内的两端足够长度的肠管及相应系膜，可以按照大肠癌临床病理处理规范 "10+5cm" 的原则确定肠管切除的长度，必要时游离肝曲和脾曲。
　　2. 若肿瘤位置偏肝曲，需要行扩大右半结肠切除，可保留结肠中动脉左支（详见右半结肠切除章节）；若肿瘤位置偏脾曲，需要行扩大左半结肠切除，可保留结肠中动脉右支（详见左半结肠切除章节），但要保证淋巴结的彻底清扫。

3. 技术操作要点主要是处理 MCA 周围淋巴结，注意该血管走行，以及右结肠静脉（right colic vein, RCV）及结肠中静脉（middle colic vein, MCV）的变异。避免手术过程中过度牵拉导致静脉出血。

三、麻醉、体位与戳卡位置

（一）麻醉方式

选择全身麻醉或全身联合硬膜外麻醉。

（二）手术体位

取头低足高的改良截石位或分腿平卧位。

（三）戳卡位置（图 12-1-1）

1. 腹腔镜镜头戳卡孔　脐下。

2. 主刀和助手操作孔　基本上同腹腔镜右半结肠切除术。

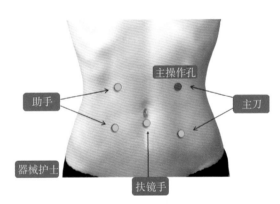

图 12-1-1　腹腔镜进镜孔和操作孔位置示意图

四、手术操作步骤

（一）探查与手术方案的制订

1. 常规探查　按照肝、胆囊、胃、脾、大网膜、结肠、小肠、直肠和盆腔顺序逐一进行探查（图 12-1-2）。

2. 肿瘤探查　根据术前结肠镜及腹部 CT 影像资料判断肿瘤大小（对于直径偏小的肿瘤术前行纳米碳定位），术中探查肿瘤在横结肠的具体部位，从而决定采取哪一种术式。

（二）手术操作过程

1. 术野暴露　患者取头低足高体位，首先将大网膜和横结肠推向头侧和上腹部，助手注意维持横结肠系膜的张力，充分暴露术野（图 12-1-3）：观察结肠中血管束、十二指肠裸区、胰腺及回结肠血管束，肥胖患者显露较为困难。回结肠血管束需要牵拉回盲部和升结肠系膜来辨识。

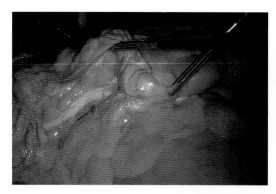
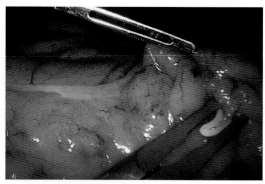

图 12-1-2　探查原发灶及选择性定位

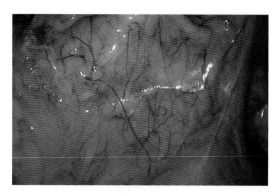

图 12-1-3　暴露手术视野：显露十二指肠裸区和胰腺

2. 手术入路　在开始游离之前，根据肿瘤的位置和淋巴结清扫的范围，术者可预先设定好一个手术切除范围。手术切入点在回结肠血管束头侧部分的腹侧腹膜切开（图 12-1-4），接着由中间至外侧的顺序游离右结肠系膜。手术入路主要采用中间入路，能较好地显露肠系膜上动静脉。沿回结肠血管束的上缘切开 SMV（十二指肠裸区消失处内侧 1cm 处为其投影）和 SMA 表面的腹膜，显露 SMV（图 12-1-5），并继续显露 SMA。十二指肠裸区和降部与胰头部是重要的手术解剖标志（图 12-1-6）。沿着 SMV 血管表面（有术者行鞘内）、SMA 左侧缘表面向胰腺颈部方向分离，过程中术者注意左手分离钳的力度和方向，通常距离胰颈部 2cm 处可分离出（MCA），予以根部结扎离断，行根部淋巴结清扫（图 12-1-7）；外科干伴行的 SMA 段，部分患者发出右结肠动脉（right colic artery, RCA），注意分离过程中根部离断。当分离至胰颈水平，可见由 SMV 的分支 Henle 干（图 12-1-8），可在根部离断。分离 MCV 时，可能汇入 Henle 干，也可能汇入 SMV，少数患者汇入 IMV，注意仔细辨别，根部离断。继续沿胰颈部横行切开横结肠系膜根部，进入网膜囊，可见胃大弯。

沿胰体下缘向左侧分离，部分患者可能发现位于横结肠系膜根左侧的 aMCA 和 aMCV，多数 aMCV 汇入走向 SMV 的肠系膜大静脉（inferior mesentery vein，IMV），予以根部离断，沿 IMV 向左侧分离至十二指肠空肠曲左侧胰体下缘，可见 IMV 纵行走向尾侧。沿 SMA 可显露 aMCA，予以离断。

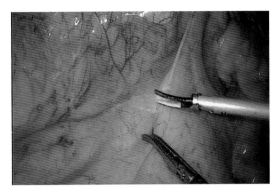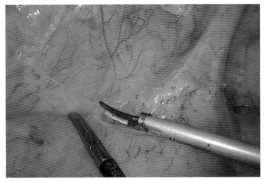

图 12-1-4　手术切入点和线

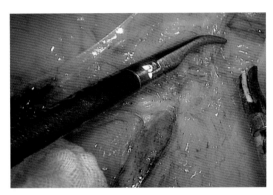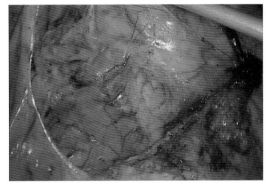

图 12-1-5　显露 SMV　　　　　　　　图 12-1-6　十二指肠上间隙和胰腺前方

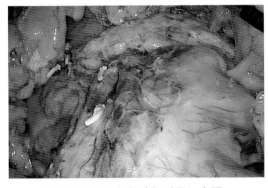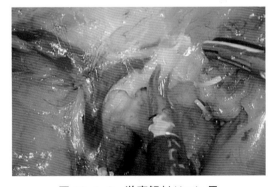

图 12-1-7　根部清扫后展示术野　　　　图 12-1-8　游离解剖 Henle 干

　　3. 脾曲游离　手术基本操作同根治性左半结肠切除（改良三路包抄的游离方法），但在离断胰体下缘左侧的横结肠系膜根时应注意保护 IMV，不能离断该血管；沿其继续向左侧分离，拓展至左侧 Toldt 间隙至左结肠旁沟和胰尾，注意保护脾（图 12-1-9）。

　　4. 肝曲游离　手术基本操作同根治性右半结肠切除，在 SMV 右侧、回结肠动静脉血管根部上方向外拓展横结肠后间隙和十二指肠前间隙时，注意保留 RCA。T4 期肿瘤可在胃网膜弓内分离（清扫幽门下 No.6 组淋巴结），T1 ～ T3 期肿瘤可选择弓外分离。注意肿瘤近端和远端切缘的距离（图 12-1-10）。

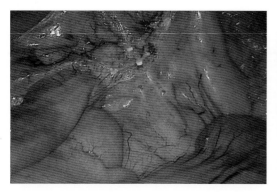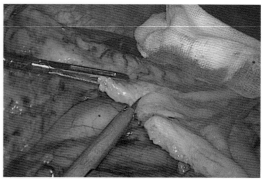

图 12-1-9　游离脾曲

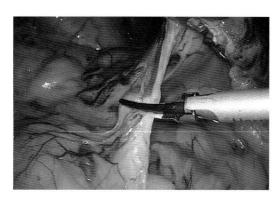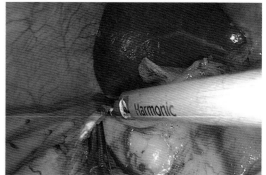

图 12-1-10　游离结肠肝曲

（三）标本切除与消化道重建

　　用直线切割闭合器在裸化的肿瘤下方预切切线处切割闭合肠管。用碘伏纱条消毒断端。上腹部正中切开 5cm 切口，上切口保护套提出肿瘤标本，"10+5cm"原则离断肠管，行侧侧吻合（π 吻合）（图 12-1-11），给予吻合口和残端缝线加固。生理盐水冲洗，确切止血，分别于右下腹戳卡孔放置引流管。

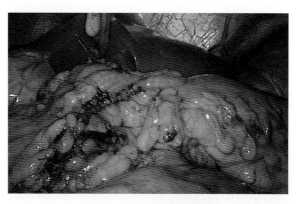

图 12-1-11　消化道重建

五、术后管理

1. 体位　待患者清醒后，生命体征平稳，改半卧位，有利于呼吸，减少腹胀对膈肌的压迫，减少肺部并发症的发生，同时有利于引流。

2. 预防深静脉血栓形成　物理治疗包括弹力袜、气压治疗，必要时低分子肝素治疗。

3. 饮食护理　术后若无明显不适，适量饮温水，再根据肠道功能恢复情况，进流食、半流食等。

4. 营养支持及液体治疗　术后调节水、电解质平衡，恢复足量饮食之前给予静脉营养支持，根据病情合理使用抗生素。

六、并发症及处理

同腹腔镜右半结肠切除术。

第二节　助手视角

一、概述

在外科腹腔镜手术高度成熟的今天，助手的作用同样不可忽视。一个好的间隙和层次需要助手的完美配合。一个好的助手可以和术者保持思路一致，想术者之所想。助手在器械选择、术野暴露、止血等手术中的各个环节都起到了关键的作用。助手需要与术者进行有关手术偏好方面的沟通，掌握腹腔镜器械的使用，并且需要指挥扶镜手进行视角调整。

二、总体原则

1. 助手在牵拉暴露的过程中应保持合适的张力，不可过大也不宜过小。过大容易导致血管的撕裂，造成出血，尤其是处理 Henle 干等血管时，张力宜小不宜大。

2. 助手应使用无创钳进行操作，以免造成肠管、胃等重要脏器的损伤。

3. 横结肠切除术需要多次更换站位，助手应提前与手术室沟通预先进行显示器个数与位置的准备。

4. 横结肠切除术中胰腺为重要的指引标识，尤其是游离结肠脾曲时，易误入胰腺后方，助手应提醒术者注意横结肠系膜根与胰腺的局部解剖关系。

5. 在操作过程中，助手不可随意调整抓取的位置，尤其是术者进行操作时不可突然松开抓取的组织，以免造成误损伤。

6. 助手同时需要适时调整抓取的位置，与术者操作点不可过近也不宜过远，过远则没有张力，过近则无法给予术者全局视野。

三、手术步骤及操作要点

（一）探查及排列肠管

体位选择为头高足低位。建立手术体系后，首先进行原发灶的探查和肠管排列。由于横结肠经常出现冗长结构，对于身体质量指数（body mass index，BMI）较高的患者，可能会由于结肠盘曲和肠脂垂较多而无法直接显露病灶，此时需要助手通过牵拉配合暴露病灶（图 12-2-1）。为了显露横结肠系膜及游离血管，需要将小肠排列并推向左下腹。此时助手可以持操作钳向后方左下方推动肠管，配合术者操作（图 12-2-2）。助手左手持血管钳提拉横结肠系膜中部，向腹侧及头侧牵拉；右手提起回结肠血管蒂。

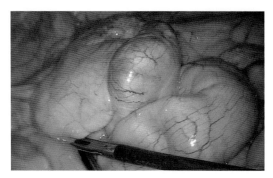

图 12-2-1　协助暴露病灶

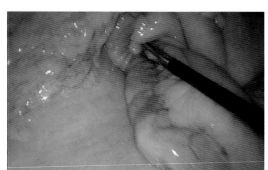

图 12-2-2　协助排列小肠

（二）第一刀切入点

完成肠管排列，显露回结肠血管蒂及肠系膜上动脉（superior mesenteric artery，SMA）走行后，需要选择第一刀切入点。此时，助手牵拉横结肠系膜，向腹侧及头侧牵拉（图 12-2-3）。通过助手的左、右手操作配合充分暴露肠系膜（图 12-2-4）。此操作既可以提供张力，便于切开系膜，又有助于显露组织间隙，判断层次。随着游离的进行，助手调整牵拉力度，进而维持切开部位足够的张力。

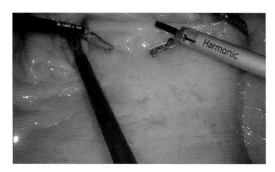

图 12-2-3　操作钳抓持横结肠系膜

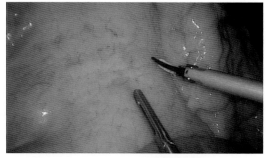

图 12-2-4　充分暴露肠系膜

（三）游离系膜血管区

当术者沿肠系膜上静脉（superior mesenteric vein，SMV）鞘内血管表面，SMA 左侧缘鞘外表面向胰颈方向分离时，助手的右手钳可向头侧移动，提起打开的血管鞘及系膜（图 12-2-5）。通常在距胰颈约 2cm 处，可分离出 MCA，此时可予根部淋巴清扫后，结扎切断。助手此时右手进一步调整位置，将 MCA 根部呈三角形暴露给术者（图 12-2-6）。当分离至胰颈水平，可见由 SMV 发出的 Henle 干，可在根部离断。此时助手牵拉时应注意张力适宜，以免造成 Henle 干大出血。当分离出中结肠静脉（middle colic vein, MCV）根部后，离断 MCV，同样助手应注意张力不宜过大。至此，沿胰颈下缘横行切开横结肠系膜根 4 层膜结构，进入网膜囊，可见胃大弯。该过程中，助手双手应提起横结肠系膜，向腹侧及头侧牵拉，给予横结肠系膜充分的张力。

沿胰体上缘继续向左侧分离，沿 IMV 向左分离至十二指肠空肠曲左侧胰体下缘，可见 IMV 纵向走向尾侧。此过程中，助手双手钳应适时向左侧移动。

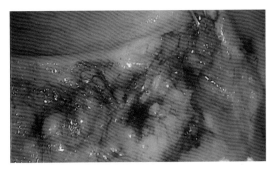
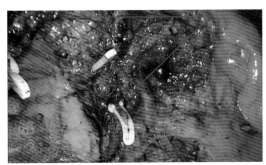

图 12-2-5　提起打开的血管鞘及系膜　　　图 12-2-6　提起打开的血管鞘及系膜（三角牵拉中结肠动脉根部）

（四）脾曲游离

基本同根治性左半结肠切除。此时助手应站于患者两腿之间。术者沿胰体下缘向左离断横结肠系膜根至 IMV 左侧，不离断该血管，沿其左侧向下，向外拓展左侧 Toldt 间隙至左结肠旁沟和胰尾，该过程中助手应提起左侧的横结肠系膜及右侧的横结肠系膜，以便术者分离横结肠系膜根部，同时应提醒术者切勿进入胰腺后方（图 12-2-7）。此后三路包抄游离脾曲，同左半结肠癌根治术（详见第十一章）。该过程中助手在抓取脾曲周围韧带时应控制力度，切勿撕破脾脏血管。

（五）肝曲游离

此时助手站于患者的右侧，操作基本同根治性右半结肠切除。沿 SMV 右侧、回结肠血管蒂上方向外拓展横结肠后胰十二指肠前间隙，如有 RCA 存在，可保留。在处理胃系膜与横结肠系膜间隙时，助手左手可持胃钳，将胃向腹侧拉起，右手将横结肠拉向尾侧，并注意控制张力（图 12-2-8）。与脾曲游离相比，肝结肠韧带相对表浅，助手左手钳在游离过程中可采取"抓取 - 更换位置 - 抓取"模式，适时将横结肠拉向尾侧（图 12-2-9）。

（六）消化道重建

完成上述步骤后，此时已可以将横结肠拉出体外。取上腹正中切口，逐层切开进腹，

此时助手应注意适时关闭气腹进气口。近腹后使用无齿卵圆钳将横结肠拉出体外按照
"10+5cm"原则切除肠管。选定肿瘤预切线后，裸化肠壁，可进行近远端侧侧吻合、端
侧吻合、侧端吻合等不同吻合方式完成重建，切除标本，还纳肠管入腹腔。

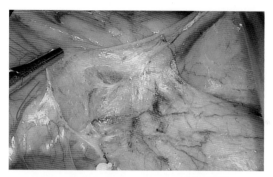

图 12-2-7　注意勿走向胰腺后方，虚线示胰腺下缘走行

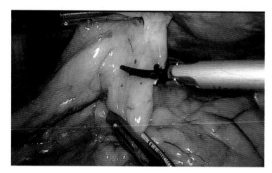

图 12-2-8　助手左手钳将胃向腹侧拉起

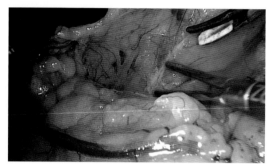

图 12-2-9　助手右手钳将横结肠拉向尾侧

（七）留置引流

完成消化道重建，经腹腔冲洗后，开始留置引流管，一般需要留置 1～2 枚腹腔引流
管。助手操作钳夹持引流管分别经左下腹及右下腹置入引流管至左右膈下位置，而后分别
利用左上腹及右上腹的抓钳固定引流管，移除戳卡，镜下摆好引流位置后，固定。

（八）关闭创口

左侧腹 12mm 穿刺孔，确切关闭，防止术后腹壁切口疝的发生。间断缝合辅助切口的
腹膜与腹直肌鞘后，以生理盐水冲洗伤口，必要时可行腹膜前间隙局部麻醉。皮肤间断缝
合，关闭创口。

第三节　扶镜手视角

一、概述

所谓腹腔镜手术，就是在腹部的不同部位做数个直径 5～12mm 的小切口，通过这些

小切口插入摄像镜头和各种特殊的手术器械，将插入腹腔内的摄像头所拍摄的腹腔内各种脏器的图像传输到电视屏幕上，外科医生通过观察图像，用各种手术器械在体外进行操作来完成手术。由此可见，实时的图像在手术过程中至关重要，而扶镜手对于图像的质量和稳定起到了决定性的作用。在视觉大于触觉的腹腔镜手术过程中，一名优秀的扶镜手应该能为术者提供清晰稳定的术野，利用视觉优势弥补触觉不足，与术者配合默契，降低手术难度，精准预判手术步骤，缩短手术时间，增加手术成功率。稳定的视野是手术的关键，视野的调整都是通过镜身进退、调整镜头位置及沿镜身长轴旋转变换观察角度来调整的，以达到多方位观察的目的。扶镜手尤其要熟悉腹腔镜的镜头设备的操作，认真学习腹腔镜的设备组成、工作原理和使用方法。

二、总体原则

总体而言，好的扶镜手就像"空气"，让术者感受不到其存在，却又时时刻刻围绕术者左右，并不可或缺。

1. 总体视野原则是以术者的主操作器械为视野中央，注意随着操作位置的改变而灵活调整（图 12-3-1）。

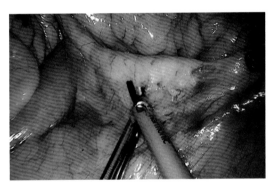

图 12-3-1　将超声刀置于术野中央

2. 手术区域自肝曲到脾曲的移动过程，镜头底座是逐渐顺时针旋转的，反之逆时针旋转。旋转的幅度要按照不同区域参照物平面来调整。

3. 一般来说，底座处于正立位时，视野图像是水平的。但是不同区域的操作，需要配合不同的体位，故底座的位置并不是一成不变的，需要随手术区域的改变而改变。

4. 根据镜头与组织的距离，分为远距、中距和近距视野。根据手术的需要来调整镜头与组织之间的距离，从而获得一个适当的图像。一般来说，远距用于腹腔的探查；中距用于结扎离断血管、组织缝合等；近距用于清扫血管周围淋巴结和剥离血管鞘等。

5. 镜头前进和后退时，应动作轻柔，不可突停突走。扶镜过程中，保持镜头平稳，不可随意摇晃和抖动。

三、手术步骤及操作要点

（一）建立观察孔

经常规麻醉、消毒铺巾、连接器械后，首先应建立观察孔。观察孔一般可位于脐下。可先置入戳卡针，连接气腹，确认已进入腹腔后，开始充气，至流量为 2 ～ 3L 时，置入10mm 戳卡。注意戳卡应尽量垂直于人体冠状面。然后扶镜手此时应及时插镜观察确认已突破腹膜。之后在镜头的观察下，调整戳卡的进入深度，尽量降低戳卡近腹深度以提供最大的视野。

（二）观察腹壁及建立手术体系

建立气腹后，进镜探查，此时应注意先提供视野给"天花板"（腹膜），应注意观察腹膜有无粟粒样结节，有无条索或束带粘连，尤其是需要置入戳卡的左下腹、右下腹及左右腹直肌旁平脐位置。在协助术者及助手建立戳卡时，扶镜手应先将镜头紧贴腹膜层，利用镜头的光照由内向外提供射影，以便观察需要建立戳卡的位置是否有腹壁下血管，避免损伤。然后术者及助手置入戳卡时应协助操作者观察戳卡是否顺利进入腹腔，避免置入过深，损伤组织和器官（图 12-3-2）。

（三）腹腔镜探查

手术体系建立完毕后，首先应进行腹腔镜探查，依次探查右半结肠、肝、胆囊、大网膜、胃、脾脏、左半结肠、左髂窝、盆腔。

探查过程中需要注意：

1. 腹腔内腹水量和腹腔内肿瘤转移情况。

2. 上述脏器形态有无异常，有无肿瘤转移结节。

3. 最后探查肿瘤原发灶的位置、大小、有无外侵、有无粘连（图 12-3-3）。

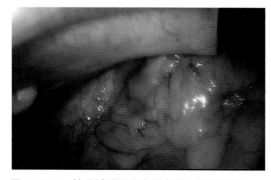

图 12-3-2　镜头辅助下观察戳卡进入的深度及方向

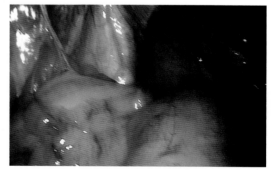

图 12-3-3　腹腔镜探查

（四）排列肠管

体位选择为头低足高位。建立手术体系后，首先进行原发灶的探查和肠管排列。扶镜手此时应密切跟随术者主操作钳，此时一般需要大范围地移动镜头，或更改镜头的角度。由于横结肠经常出现冗长结构，对于 BMI 较高的患者，可能会由于结肠盘曲和肠脂垂较多而无法直接显露病灶，此时需要扶镜手给予术者全局视野，即适当远离主操作区。为了显露横结肠系膜及游离血管，需要将小肠排列并推向左下腹和右下腹。此时扶镜手应适当配合术者及第一助手，适时转换镜头方向或镜头角度。助手左手持胃钳提拉横结肠系膜中部，向腹侧及头侧牵拉。右手提起回结肠血管蒂。扶镜手此时应将 SMV 放置于水平方向。

（五）第一刀切入点

完成肠管排列，显露回结肠血管蒂及 SMA 走行后，需要选择第一刀切入点。此时，扶镜手将回结肠血管汇入 SMV 或 SMA 处置于视野中央，并使 SMV 处于水平位置。助手左手持胃钳提拉横结肠系膜中部，向腹侧及头侧牵拉（图 12-3-4），右手提起回结肠血管蒂。此时扶镜手应适当配合助手操作，以便于助手充分暴露术野。随着游离的进行，扶镜手跟随术者超声刀移动，移动过程中始终保持稳定，并注意与术野的距离不宜过近。

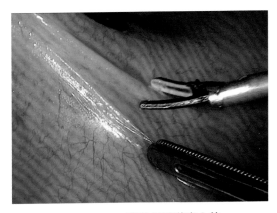

图 12-3-4　观察视野游离血管

（六）游离系膜血管区

当术者沿 SMV 鞘内血管表面、SMA 左侧缘鞘外表面向胰颈方向分离时，扶镜手需要控制镜头逐渐进入腹腔，并尽量保持与操作点的距离恒定。通常在距胰颈约 2cm 处，可分离出 MCA，此时扶镜手需要将 MCA 根部置于视野中央，并适当给予 MCA 全局视野，以便术者判断血管走向。当分离至胰颈水平，可见由 SMV 发出的 Henle 干，可在根部离断。此时扶镜手适当逆时针旋转画面。当分离出 MCV 根部后，离断 MCV。至此，沿胰颈下缘横行切开横结肠系膜根 4 层膜结构：进入网膜囊，可见胃大弯。该过程中，扶镜手应注意判断术者是否与镜头的固定线发生缠绕，是否操作钳与镜身发生碰撞，并作出适当调整。在术者操作钳或血管夹持钳进出腹腔过程中，应适时调整镜头方向或深度，以便术者及时找到移动的器械。

（七）脾曲游离

基本同根治性左半结肠切除。此时可将观察孔 Trocar 插入深度适当加深，以便观察更为确切。术者沿胰体下缘向左离断横结肠系膜根至 IMV 左侧，不离断该血管，沿其左侧向下，向外拓展左侧 Toldt 间隙至左结肠旁沟和胰尾，该过程中扶镜手易与术者发生局部拥挤，应该尽量向患者足侧移动，给予术者充足的操作空间。游离脾曲过程中，若患者肥胖，容易产生较多水汽，或溅起血液或脂肪组织，污染镜头，扶镜手应在超声刀工作时远离术野。该过程中易发生出血，扶镜手应密切关注视野，并适时移动，以便术者发现出血部位。

（八）肝曲游离

此时助手站于患者的右侧，扶镜手与术者站于同侧，基本同根治性右半结肠切除（详见第九章）。扶镜手应收拢各种缠绕线、导线，以免与术者发生纠缠。术者沿 SMV 右侧、回结肠血管蒂上方向外拓展横结肠后胰十二指肠前间隙，此时扶镜手需要将胰腺十二指肠放于水平位置。在处理胃系膜与横结肠系膜间隙时，同样需要扶镜手将观察孔 Trocar 置入深度加深，并适时远离术野，以免污染镜头，造成反复擦拭。

（九）消化道重建

完成上述步骤后，此时已可以将横结肠拉出体外。取上腹正中切口，逐层切开进腹，此时扶镜手可利用镜头灯光暴露术野。扶镜手可选择直视术野或观察显示器，一般后者可提供清晰准确的角度。在进行消化道重建时，扶镜手应协助判断系膜方向及肠管血运情况。

（十）留置引流

完成消化道重建，经腹腔冲洗后，开始留置引流管，一般需要留置 1 ～ 2 枚腹腔引流管。吻合完毕后，应注意配合术者寻找纱布条及腹腔冲洗。纱布条常见位置为肝曲、脾曲及结肠系膜下方，完成冲洗引流后需要留置引流管，此时镜头应观察左侧腹及右侧腹。

（马德宁　张　骞）

第十三章

腹腔镜下左半结肠癌根治术

扫描观看
手术视频

第一节　术者视角

一、概述

左半结肠癌临床发病率较低，腹腔镜下左半结肠癌根治术需要游离降结肠乙状结肠，部分横结肠或部分直肠，范围较大，且脾曲有肥厚大网膜，由于大部分需要游离直肠部分，又要游离脾曲及横结肠，就需要更换腔镜位置及手术体位，有时脾曲位置较深，增加了手术的难度。

二、适应证、禁忌证、手术原则

（一）适应证

适用于治疗横结肠近脾曲癌、脾曲癌、降结肠癌、降乙结肠交界癌、部分乙状结肠癌，部分直肠癌放疗后手术也可能需要游离脾曲，且腹腔镜下能顺利进行的患者。

（二）禁忌证

1. 肿瘤较大（＞6cm）且侵出外膜或肿瘤较晚期。

2. 肿瘤侵犯周围组织或器官，和（或）周围组织广泛粘连。

3. 急性肠梗阻、穿孔或有严重感染者。

4. 重度肥胖或身体条件较差腹腔镜下无法顺利完成手术者。

5. 全身情况不良，恶液质，慢性肠梗阻等经术前治疗仍不能纠正者。

6. 有严重心、肝、肺、肾等其他疾病不能耐受手术者。

（三）手术原则

无瘤原则及左半结肠切除术 CME+D3 根治原则。

1. 若肿瘤在横结肠或肿瘤在降结肠但降结肠较长，可保留直肠上动脉；但需要保证淋巴结的彻底清扫。

2. 清扫肠系膜下动脉根部和周围淋巴结及相应系膜淋巴结。

（四）肿瘤切除及淋巴结清扫范围

1. 肿瘤切除范围　根据我国学者李春雨和汪建平《肛肠外科手术学》定义的左半结肠

切除术切除范围包括"左侧 1/2 或 1/3 横结肠及其相应系膜、降结肠及其系膜和部分乙状结肠及其系膜"。日本第 7 版《大肠癌处理规约》认为左半结肠癌,当肿瘤位于横结肠脾曲时,供血动脉多为结肠中动脉左支 [和（或）副结肠中动脉],当肿瘤位于降结肠时,其供血动脉多为左结肠动脉。在此基础上,再结合"10+5"原则决定肠管切除范围。

2. 淋巴结清扫范围　有关左半结肠癌淋巴结转移规律的相关研究较少,临床实践中的争议主要在两个问题上:左半结肠癌根治术是否要进行 D3 清扫;系膜外淋巴结（胃网膜弓淋巴结）是否需要清扫。

从左半结肠癌供血的角度上看,直接参与左半结肠供血的主要动脉包括结肠中动脉 [和（或）副结肠中动脉] 及肠系膜下动脉发出的左结肠动脉和乙状结肠动脉,理论上讲,行 D3 根治术,根据肿瘤位置清扫相应的根部淋巴结,当肿瘤位于横结肠脾曲时,有必要清扫 No.223 组淋巴结或副结肠中动脉根部淋巴结;肿瘤位于降结肠或乙状结肠时,则有必要清扫 No.253 组淋巴结。

左半结肠系膜外淋巴结主要是指胃网膜弓淋巴结。文献报道横结肠癌和脾曲癌存在 4% ~ 5% 的胃网膜弓淋巴结转移,则 CME 就要求清扫距癌肿 10cm 以内的网膜弓、胰腺下缘淋巴结及相应大网膜。

三、麻醉、体位与戳卡位置

（一）麻醉方式

选择气管插管全身麻醉或全身麻醉联合硬膜外麻醉。

（二）手术体位（图 13-1-1）

1. 头低足高右侧位　此体位同腹腔镜下直肠癌根治术,患者右侧为术者和扶镜手,左侧为第一助手,显示器在患者腿端。用以游离直肠上段、乙状结肠、部分降结肠及其系膜,肠系膜下动脉根部淋巴结清扫。

2. 头高足低右侧位　此体位患者右侧为术者（同第一部分位置）,扶镜手换至患者双腿分开处,患者左侧仍为第一助手,显示器在患者头端。用以游离降结肠、脾曲、部分横结肠及其系膜,结肠中动脉根部淋巴结。

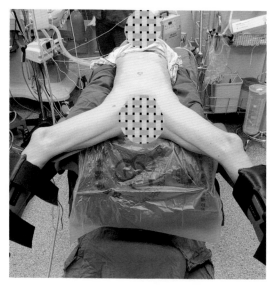

图 13-1-1　手术患者体位

（三）戳卡（Trocar）位置

见图 13-1-2，图 13-1-3。

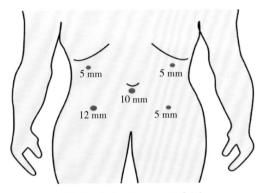

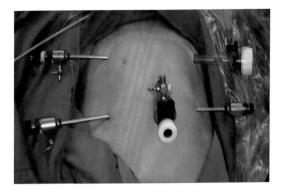

图 13-1-2　Trocar 示意图

图 13-1-3　Trocar 实体图

四、手术操作步骤

（一）探查

腹盆腔探查（图 13-1-4 至图 13-1-6）：确定肿瘤实际位置，评估肿瘤大小、有无侵出浆膜、与周围组织器官有无粘连侵犯，评估能否切除，以及探查腹盆腔排查肿瘤有无腹腔转移，包括肝脏、肠系膜、大网膜腹盆壁、盆底等。

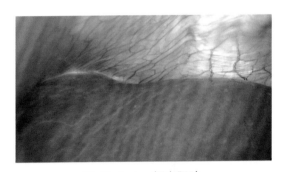

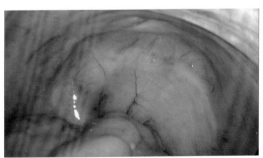

图 13-1-4　探查肝脏

图 13-1-5　探查盆底

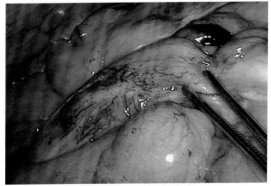

图 13-1-6　探查肿瘤

（二）排列肠管，保留手术区域（图 13-1-7）

分两个部分：

1. 头低足高右侧位时将小肠往右上腹部排列，充分暴露直肠、乙状结肠及部分降结肠，充分暴露肠系膜下动脉根部。

2. 头高足低右侧位时将小肠往右下腹部排列，充分暴露横结肠、降结肠、屈氏韧带、肠系膜下静脉及胰腺体部。

（三）内侧或外侧先打开乙状结肠系膜膜桥

见图 13-1-8。

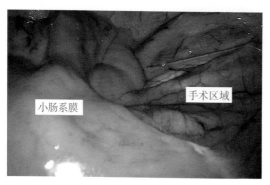

图 13-1-7　排列小肠

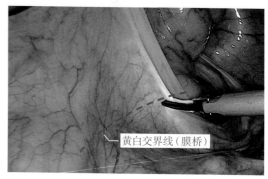

图 13-1-8　显示黄白交界线

此步骤同腹腔镜下直肠癌根治术，从乙状结肠系膜内侧打开膜桥，即右侧直肠旁沟，运用三角暴露法对侧牵拉，暴露膜桥，然后切开（图 13-1-9）。后方可见左侧输尿管即肠系膜下神经（图 13-1-10）。内侧入路可以明显辨认出 Toldt 融合筋膜，有效地避开腹膜后的输尿管及生殖血管（图 13-1-11）。在内侧入路手术中，IMA 被抬高到腹侧，作为上腹下神经丛的分界线，在它的头侧和尾侧，筋膜的构成完全不一样。也就是说，把腹膜切开，避开腹下神经向左侧继续游离，则会再次遇上直肠固有筋膜的延续筋膜，通过再次切开这个筋膜，就能对位于输尿管腹侧的腹膜下筋膜深叶和乙状结肠窝的腹膜进行游离，可以清楚显示肠系膜下神经，暴露肠系膜下动脉，清扫 No.253 淋巴结（图 13-1-12，图 13-1-13）。

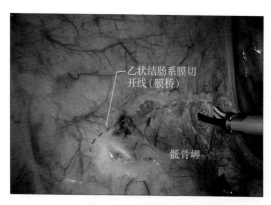

图 13-1-9　切开线

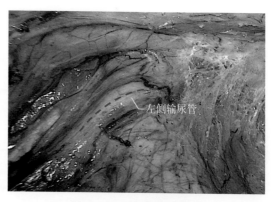

图 13-1-10　显露输尿管

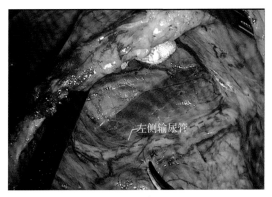

图 13-1-11　左侧输尿管

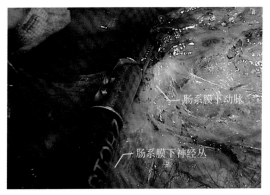

图 13-1-12　保护神经

也可以从乙状结肠系膜外侧先切开，特别是对于肥胖的患者，腹膜下筋膜深叶背侧的脂肪组织较多，这个入路更佳。与外侧入路相比，内侧入路的手术方式更具优势。

（四）超声刀沿肠系膜下动脉根部向下剔除血管鞘外组织

寻找左结肠血管，第一根血管分叉，即为左结肠动脉。对于横结肠近脾曲癌或者降结肠脾曲癌且降结肠较长者，可保留直肠上动脉，即结扎切断左结肠动脉，不切断直肠下动脉根部，但必须清扫 No. 253 淋巴结（图 13-1-14 至图 13-1-16）。

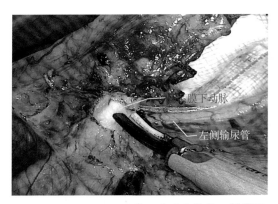

图 13-1-13　打开肠系膜下动脉血管鞘，暴露肠系膜下动脉

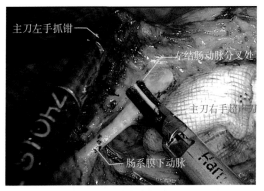

图 13-1-14　裸化肠系膜下动脉及分支

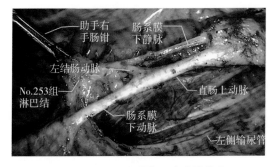

图 13-1-15　肠系膜下动脉及分支

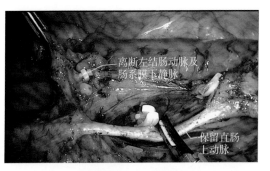

图 13-1-16　保留直肠上血管显露及离断左结肠动脉并清扫 No. 253 组淋巴结

沿 Toldt 间隙进一步游离乙状结肠及部分直肠后间隙，使有效肠管充分游离。游离降结肠后方间隙，暴露肠系膜下神经、左侧生殖血管、左侧输尿管及左侧肾前脂肪组织（图 13-1-17）。

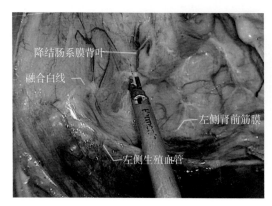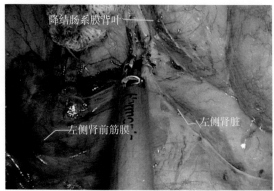

图 13-1-17　拓展间隙

更换体位及显示器位置：头高足低右侧卧位，显示器换至患者头端。

在处理完肠系膜下动脉及清扫 No. 253 淋巴结后，血管夹夹闭肠系膜下静脉并切断，助手一手向盆腔向上牵拉肠系膜下静脉断端，一手牵拉横结肠系膜向左上提起，助手双手交叉对向牵拉，保持张力牵拉起胰腺表面，暴露胰腺，进一步游离 Toldt 间隙至胰腺下缘（图 13-1-18 至图 13-1-21）。

这个时候很容易层面走深，走到胰腺后方，可以先找到屈氏韧带，在屈氏韧带差不多水平线即为胰腺下缘的投影位置，这样避免手术到这里走深手术层面。沿胰腺离断横结肠系膜根部，紧贴胰腺下缘离断肠系膜下静脉，注意保护 Riolan 弓，肠管长度够的话没有必要结扎（图 13-1-22）。

离断肠系膜下静脉后，助手仍保持对向牵拉，提起胰腺系膜，降结肠后方间隙空间就变得相对较大，便于继续游离胰腺前方及降结肠（图 13-1-23）。

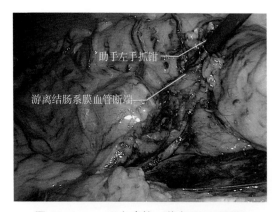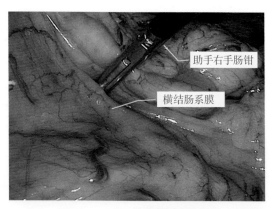

图 13-1-18　双向牵拉，游离 Toldt 间隙　　　　图 13-1-19　提起横结肠系膜

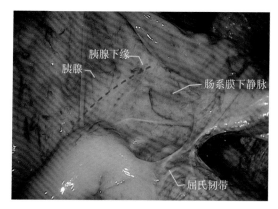

图 13-1-20　暴露胰腺

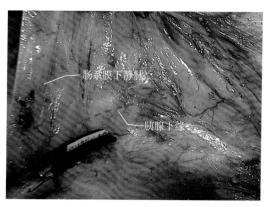

图 13-1-21　游离胰腺表面

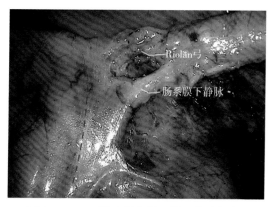

图 13-1-22　游离裸化肠系膜下静脉根部

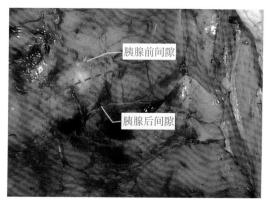

图 13-1-23　沿胰腺表面向脾方向游离

在后方继续游离间隙至胰腺前方，在胰腺前方继续游离至胰尾，注意脾门附近小血管，以及避免损伤脾。然后离断横结肠系膜，与胃网膜囊贯通（第一次），注意不要走到胰腺后间隙（图 13-1-24）。

在尾侧胰腺上方置入腔镜纱布（图 13-1-25），提示层面，尾侧中线侧手术结束，转头侧手术。

切除足够的大网膜，切开胃结肠韧带及横结肠系膜，如果横结肠足够长，可以不用切断结肠中血管或其左支。采用三路包抄（从里向外沿胰腺下缘、胃大弯或结肠旁；从下向上沿左结肠旁沟分离）进行游离，完整游离脾曲（图 13-1-26 至图 13-1-30）。对于结肠脾曲的游离，一般情况下大多使用乙状结肠、降结肠的外侧入路和大网膜侧的内侧入路。前者，在乙状结肠、降结肠部位，背侧叶与腹膜形成左 Toldt 融合筋膜。

腹腔镜下左半结肠癌手术，脾曲部的游离是个难点，往往脾曲部分含有肥厚的大网膜，筋膜解剖暴露困难，实际操作起来并不简单。

打开乙状结肠系膜根部，放置纱布将外侧结肠旁沟打开（图 13-1-31）。继续向上游离打开降结肠旁沟系膜至脾曲，游离脾曲（图 13-1-32 至图 13-1-34）。

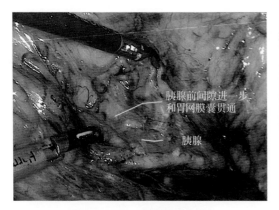

图 13-1-24　游离胰腺表面

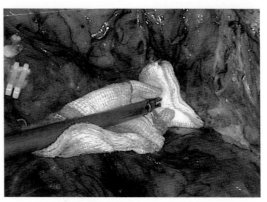

图 13-1-25　纱布指引

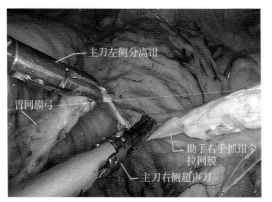

图 13-1-26　头侧打开胃网膜韧带（弓外离断）

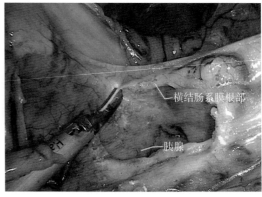

图 13-1-27　沿胰腺离断横结肠系膜根

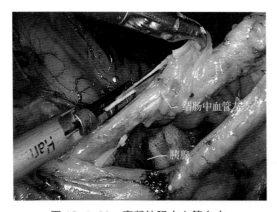

图 13-1-28　离断结肠中血管左支

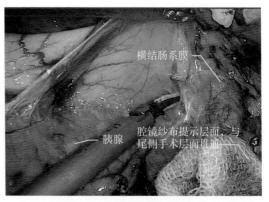

图 13-1-29　游离脾曲入侧

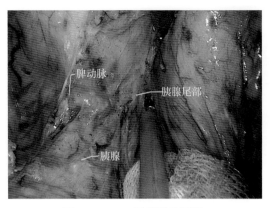

图 13-1-30　暴露胰腺尾部

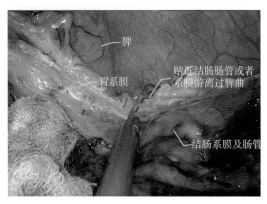

图 13-1-31　完整游离脾曲

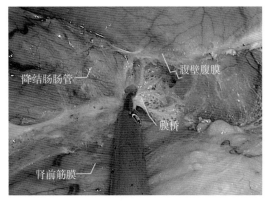

图 13-1-32　沿结肠旁沟向脾曲游离

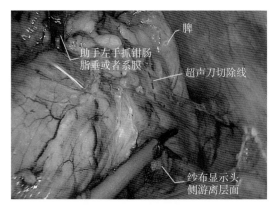

图 13-1-33　游离脾曲

（五）游离过程中纱布的妙用

腔镜纱布显示层面（图 13-1-35，图 13-1-36，图 13-1-32）。

在游离完后方的间隙再从前方往后方游离，这时纱布垫在后方间隙可以引导解剖层面，避免走错层面（图 13-1-35）。

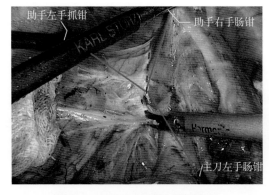

图 13-1-34　对向牵拉暴露术区

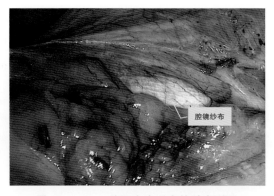

图 13-1-35　结肠旁沟后方垫纱布引导

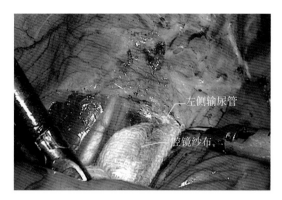

图 13-1-36　乙状结肠后方纱布挡住左侧输尿管避免损伤

（六）消化道重建

吻合方式的选择：端侧吻合，Overlap，功能性端端吻合。

消化道重建方式多样，分腹腔镜下吻合和体外吻合。腹腔镜下吻合以Overlap吻合为多。腔镜下吻合操作复杂，难度较大，但对于肥胖患者，系膜肥厚不易拉出体外者有一定优势。体外吻合即腹部切开5～6cm切口拉出肿瘤后切除相应肠管及系膜后，进行消化道重建（图13-1-37，图13-1-38），可以端侧吻合也可以侧侧吻合。

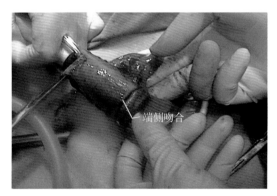

图 13-1-37　肠管拖出切口行端侧吻合

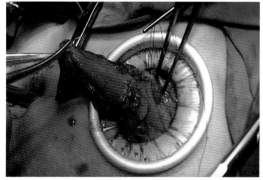

图 13-1-38　肠管端侧吻合吻合口丝线加固

左半结肠手术，由于肿瘤及肠管被切除后变短，以及结肠系膜被切除，肠管吻合容易压迫屈氏韧带处十二指肠或空肠造成术后肠梗阻。所以一定要保留肠管在吻合后有较大的肠管松紧度，对于肠管较短者，肠管近端穿空肠系膜后再与远端肠管吻合，可以有效避免此种情况。

（七）冲洗手术区域并充分止血及放置引流管

见图13-1-39，图13-1-40。

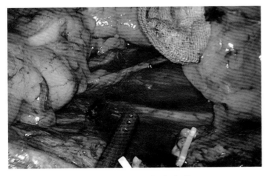

图 13-1-39　腹腔冲洗

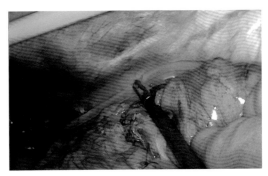

图 13-1-40　放置脾曲引流管

五、手术操作技巧与要点

（一）游离脾曲的技巧

脾曲由于脾容易被牵拉出血且脾曲大网膜肥厚等特点，手术难度较大。池畔教授主编的《基于膜解剖的腹腔镜与机器人结直肠肿瘤手术》中讲到"三路包抄"法，即从里向外两路（从胰腺下缘和胃大弯或结肠旁两路往脾曲分离）和从下向上一路（从左结肠旁沟向脾曲分离），完整游离整个脾曲。

（二）纱布妙用

术中纱布主要用来导引，即后方游离充分（只剩一层膜或完全贯通能从前方充分看到纱布）后垫上纱布，再从前方纱布位置游离来引导手术过程。另外，纱布还可用来牵拉肠管（用纱布的摩擦力牵拉肠管避免操作钳直接牵拉损伤肠管）。

（三）重要的解剖标识及导向

主要有 3 个解剖标识及导向：

1. 肠系膜下动脉根部或左结肠动脉根部或结肠中动脉根部　清扫 No.253 组淋巴结，需要以肠系膜下动脉根部为标记，清扫肠系膜下动脉与肠系膜下静脉及十二指肠水平部围起来的三角区组织，即 No.253 组淋巴结。如果需要保留直肠上动脉，则依然以肠系膜下动脉根部为解剖标识，沿肠系膜下动脉根部向下剥除血管旁组织至肠系膜下动脉第一个血管分叉处，此分叉血管即为左结肠动脉。如果是横结肠近脾曲癌，还需要游离结肠中动脉根部淋巴结，即 223 组淋巴结。

2. 屈氏韧带及胰腺下缘　向上往脾曲，降结肠后方游离时容易走到胰腺后方，此时胰腺下缘的解剖位置十分重要，分离至约平屈氏韧带水平的胰腺下缘时，要注意往胰腺前方走，不然容易走深，沿胰腺前方至胰尾至脾曲。

3. 脾曲　以膜解剖原则的指导下三路包抄法游离至脾曲，沿胃网膜弓外游离胃结肠韧带，充分暴露脾曲，动作一定要轻柔，避免损伤脾，导致脾出血。

六、术后管理

根据 ERAS 原则，左半结肠癌根治术后的患者一般术后 3 天即可进食，借助病区绿色跑道及助行器尽早下床活动，并术后予以弹力袜、正压机械抗凝治疗等促进患者快速康复。

七、并发症及处理

（一）胃瘫及肠梗阻

由于手术时分离太过靠近胃大弯侧，灼伤胃壁或相关神经导致患者术后出现胃瘫，频繁呕吐不能进食，腹胀肠梗阻，可先行胃管减压、肠外营养、胃动力药物治疗。1周后未改善，可行小肠梗阻管置入、肠管减压及肠内营养。

左半结肠癌手术，有些肠管较短，横结肠与直肠吻合后容易出现小肠梗阻，是由于横结肠肠管吻合口压迫屈氏韧带附近空肠导致。遇到这种情况时可以多游离些肠管，避免结肠压迫空肠，另外临床上常用吻合口穿空肠系膜来解决这个问题。

（二）吻合口漏

吻合口漏产生的原因很多，比如手术吻合口吻合不满意、肠管较短有张力、肠管血运不好、全身状况较差等，可以多游离肠管使得肠管足够长无张力，保留直肠上动脉或结肠中动脉左支，吻合口丝线加固，围手术期全身症状治疗等处理解决，必要时行小肠造口。

（三）吻合口出血

吻合口出血是由于吻合时吻合口有渗血或有血管未能结扎。手术时游离肠管残端时充分游离，避免有血管在吻合口处，还可以吻合后用丝线加固止血。手术后发现吻合口出血，先予止血针、输血等非手术治疗；若失血仍未稳住，则可行肠镜下吻合口止血，必要时急诊开腹止血。

（四）手术区域出血

手术区域出血需要手术时尽量止血彻底，术后如出现腹腔止血区域出血，可先给予非手术治疗，无效后则需要急诊开腹探查止血。

（五）切口感染

左半结肠癌手术是相对清洁手术，所以切口感染的概率较大。手术时需要严格按照无菌原则，冲洗切口，避免感染。围手术期使用抗生素，出血切口感染后进行切口部分或全部拆开充分引流，清创消毒换药。

第二节　助手视角

一、概述

助手是腹腔镜下左半结肠癌手术顺利完成的关键，助手牵拉得当，可以使主刀省力，解剖清晰，减少出血，手术顺畅。

二、总体原则

无菌无瘤原则，操作轻柔避免拉伤组织器官，牵拉方法合理，张力足够，手术区域暴露充分。

三、手术步骤及操作要点

腹腔镜下左半结肠癌手术，患者体位及显示器摆放分两个部分，但第一助手始终站在患者左侧。游离直肠及乙状结肠部分，打开乙状结肠系膜膜桥：扇形牵拉乙状结肠系膜，提供足够张力（图13-2-1）。助手双手对向交叉牵拉，有效提起绷紧的乙状结肠系膜，是术者寻找肠系膜下血管走行的关键。

在离断夹闭肠系膜下动脉以及清扫 No. 253 淋巴结时，助手可以左手向上向下提起肠系膜下动脉，右手向患者头侧左侧牵拉部分小肠系膜，以充分暴露十二指肠水平部及肠系膜下血管根部。

在处理头侧大网膜及结肠系膜时，助手可以双手反向牵拉胃及结肠，或者胃网膜及结肠系膜，使大网膜及结肠系膜保持张力，容易离断，处理结肠中动脉或其左支同样如此操作（图13-2-2，图13-2-3）。

游离降结肠及脾曲时，助手仍然双手对向交叉牵拉肠系膜下静脉及横结肠系膜，充分暴露胰腺以及降结肠后方间隙（图13-2-4至图13-2-6）。

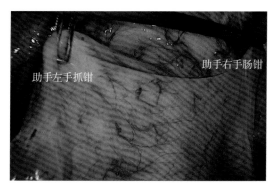

图 13-2-1 助手双手对向牵拉结肠系膜

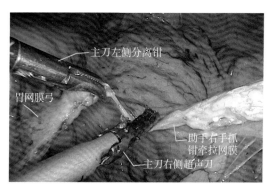

图 13-2-2 游离横结肠系膜及大网膜

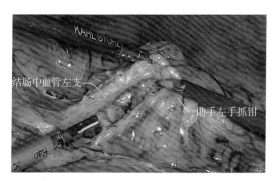

图 13-2-3 处理结肠中血管

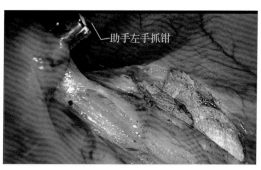

图 13-2-4 牵拉暴露胰腺

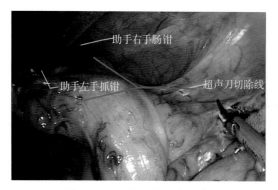

图 13-2-5　处理结肠中血管

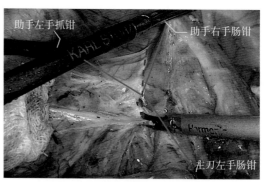

图 13-2-6　游离结肠后方间隙

第三节　扶镜手视角

一、概述

腹腔镜下左半结肠癌根治术由于脾曲位置较深、大网膜肥厚，患者体位需要变化等原因，手术难度加大，对于扶镜手来说，更增加了扶镜的难度。

二、总体原则

无菌原则，镜面显示稳定不晃动，手术区域显示清晰，远近合适。

三、手术步骤及操作要点

（一）建立观察孔

将主刀的主操作器械放置在屏幕中心。

（二）腹腔镜探查

探查腹盆腔时，先探查肝脏、胃及其大网膜，再顺时针探查腹腔及盆腔，最后探查肿瘤，注意不能遗漏（图 13-3-1）。

（三）重要部位操作

肠系膜下血管根部清扫及处理时，镜头要将腹主动脉置于水平位置，将肠系膜下动脉牵拉至与腹主动脉成 45° 角（图 13-3-2）。

戳卡进入腹腔，需要将镜头翻转至腹壁，一定要在镜头看到穿刺，不然容易损伤肠管及血管（图 13-3-3）。

（四）要点

扶镜手需要稳定、思路清晰、了解手术进程及手术步骤、灵活提供手术视野、远近适宜、十字锁定目标，将超声刀放屏幕中央（图 13-3-4）。

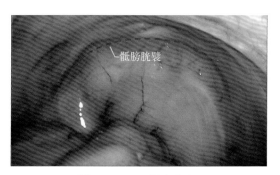

图 13-3-1　探查盆底

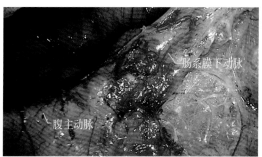

图 13-3-2　显示肠系膜下血管根部

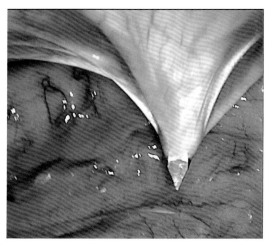

图 13-3-3　插入戳卡

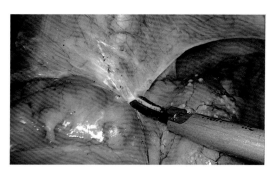

图 13-3-4　游离侧腹膜

（蒋　来　蔡奕波）

第十四章

腹腔镜下乙状结肠切除术

扫描观看
手术视频

第一节　术者视角

一、概述

腹腔镜下乙状结肠切除术被认为是"入门级"的腹腔镜下结直肠手术，适于掌握初级腹腔镜技能的外科医生操作，但是手术进行的顺利与否和乙状结肠的解剖特点密切相关。乙状结肠的长度、位置、走行，以及系膜的长度、宽度、粘连程度等变化非常大，血管分布多种多样，并且乙状结肠癌的发病部位也不恒定，这些问题都会对手术产生很大影响。有一些特殊的病例，如严重粘连、走行异常、乙状结肠冗长或过短需要游离脾曲等，需要引起特别的注意。根据乙状结肠的解剖特点，进行个体化、精准化的腹腔镜下乙状结肠癌根治术，就要对乙状结肠的解剖特点进行充分评估，保障手术顺利地进行。本节将从术者视角详述腹腔镜下乙状结肠切除术的步骤及注意事项。

二、适应证、禁忌证、手术原则

（一）适应证

乙状结肠癌，癌肿直径 6cm 以下患者。

（二）禁忌证

乙状结肠侵犯周围组织或器官，盆壁有浸润或转移者；全身状况差，伴发严重疾病无法耐受全身麻醉者。

（三）手术原则

腹腔镜下乙状结肠癌根治术与其他部位的结肠癌的手术原则相同，但具体切除长度及淋巴结的清扫范围有所不同。

1. 切除肿瘤在内的两端足够长度的肠管及相应系膜，可以按照大肠癌临床病理处理规范 5cm 加 10cm 的原则确定肠管切除的长度。

2. 若肿瘤在乙状结肠下段，可保留左结肠动脉；若肿瘤在乙状结肠上段，可保留直肠上动脉，但是应充分裸化要保留的血管，保证淋巴结的彻底清扫。

3. 清扫肠系膜下动脉根部和周围淋巴结及相应系膜淋巴结。

三、麻醉、体位与戳卡位置

（一）麻醉方式

选择全身麻醉或全身麻醉联合硬膜外麻醉。

（二）手术体位

功能截石位（图 14-1-1）。

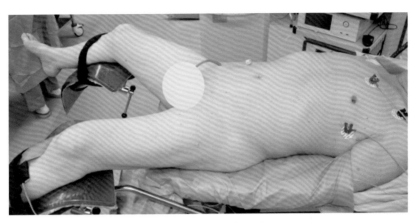

图 14-1-1　手术体位演示

（三）戳卡位置

1. 腹腔镜镜头戳卡孔　脐窗中（瘢痕被掩盖）。

2. 术者主操作孔　髂前上棘与脐连线中点偏下位置为宜，尤其在低位直肠壁裸化时，可形成垂直角横断直肠系膜。

3. 术者辅助孔　位于平行脐右侧 10cm 为宜，这样在直肠深部操作时，可减少与腹腔镜镜头的干扰。

4. 助手辅助孔　位于脐与左髂前上棘连线中外 1/3 处为宜，该钳操作较少，主要起到提拉作用，同时，靠外侧便于放置引流管，贴近腹壁，引流方便。

5. 助手主操作孔　脐水平左上方，与 4 号戳卡不在一条直线上，靠内侧腹直肌外缘为宜。

四、手术操作步骤

（一）探查与手术方案的制订

1. 常规探查　按照肝（图 14-1-2）、胆囊、胃、脾、大网膜、结肠、小肠、直肠和盆腔的顺序逐一进行探查。

2. 肿瘤探查　根据一般规律，腹腔镜下乙状结肠肿瘤可探及，大多数肿瘤位于左下腹腔，术中可以判定肿瘤的位置及大小，是否适合行该手术（图 14-1-3）。

3. 解剖结构判定　判定乙状结肠的长度及血管系膜弓的长度，判定直肠系膜的肥厚程度，最后确定手术方案（图 14-1-4）。

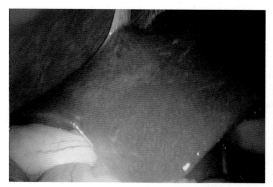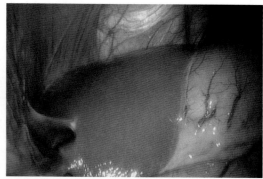

图 14-1-2　探查肝右叶及左叶

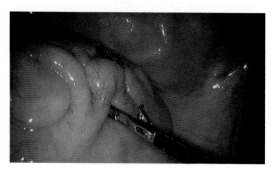

图 14-1-3　探查肿瘤原发灶

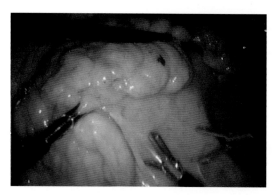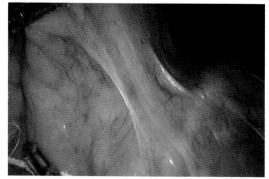

图 14-1-4　判定乙状结肠长度（左图）和血管系膜弓长度（右图）

（二）解剖与分离

1. 第一刀切入点　患者头低足高体位，并用 1/2 纱布条将小肠挡于上腹部，确认十二指肠位置，显露整个盆腔及肠系膜下动静脉根部。助手左手钳提起直肠前壁向上向腹壁方向，使直肠在盆腔展示完整走行。同时，助手右手钳提起肠系膜下动静脉处，使整个肠系膜下动静脉根部至直肠及盆底腹膜反折处清晰进入视野，选择在骶骨岬下方 3 ～ 5cm，尤其是肥胖患者，往往有一菲薄处（图 14-1-5），用超声刀从此处开始游离。切开后借助刀头汽化效应，即可见到疏松的组织间隙，并沿着骶前间隙走行，用刀头上下推动，可见白色蜂窝状组织间隙，此为正确的游离间隙。

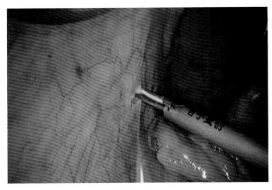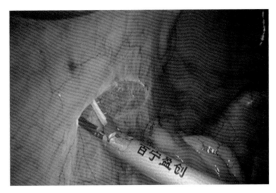

图 14-1-5　第一刀切入点（左图）及正确的游离间隙（右图）

2. 肠系膜下动静脉游离与离断　沿此间隙上下分离，直肠系膜能提起有一定的空间，就开始向肠系膜下动静脉根部游离（图 14-1-6）。同时，向左侧沿此 Toldt 筋膜上下扩大空间，用小纱布做钝性分离（图 14-1-7）。

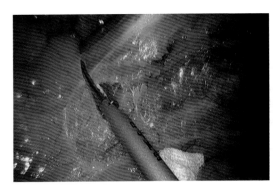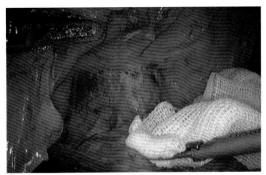

图 14-1-6　游离肠系膜下动静脉根部　　　　图 14-1-7　利用小纱布做钝性分离

继续操作，可见表面光滑、平整、干净，清晰可见左侧输尿管走行及蠕动（图 14-1-8）。用小纱布向输尿管上方分离，垫于肠系膜下动静脉后方及左外侧。

此处往往是乙状结肠系膜无血管区，菲薄透明（图 14-1-9）。转换镜头方向，可见在乙状结肠系膜无血管区后方纱布。此时，纱布起到指示和保护作用。

肠系膜下动脉根部毗邻关系清晰，遂用超声刀分离清扫根部脂肪结缔组织，勿用超声刀上下剥离，而应选定切除线，由近及远整块分离，血管根部不宜裸化过长，够结扎即可（图 14-1-10）。有的病例肠系膜下动脉根部与肠系膜下静脉根部可以一起结扎，大多数两者有一定距离，可以分别结扎切断（图 14-1-11）。

3. 直肠系膜的游离　当肠系膜下动静脉离断后，助手左手钳提起直肠右侧系膜，右手钳提起肠系膜下动静脉断端翻转，术者沿着 Toldt 筋膜进一步向外向下分离乙状结肠系膜至右髂总动脉处，用一纱布条垫于此分离处备用（图 14-1-12），起标识和保护作用。

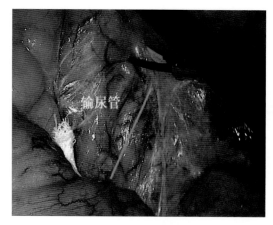

图 14-1-8　辨识输尿管

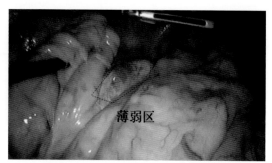

图 14-1-9　薄弱无血管区示意图

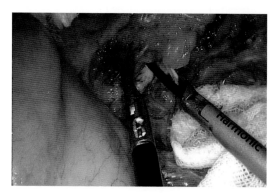
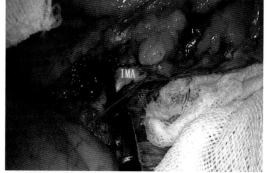

图 14-1-10　整块分离血管根部组织（左图）并裸化血管（右图）

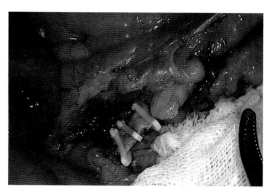
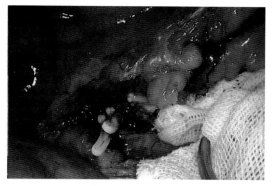

图 14-1-11　肠系膜下动脉结扎切断前（左图）与结扎切断后（右图）

　　沿骶前间隙分离，可见下腹下神经，在其分叉处向左右分离（图 14-1-13），在神经表面用超声刀匀速分离。

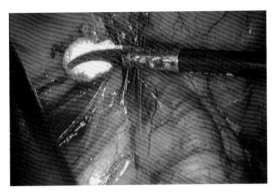
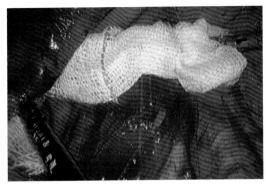

图 14-1-12　分离系膜至髂总动脉处并垫纱布

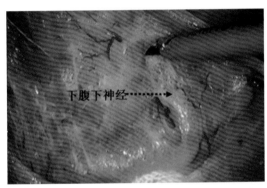
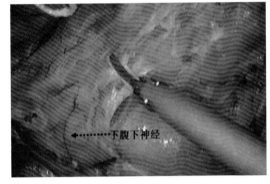

图 14-1-13　保护下腹下神经

4. 直肠右侧的游离　如果骶前游离充分到位，右侧的分离容易进行，如同一层薄膜，助手左手提起膀胱底或用举宫器将子宫举起，右手提起直肠系膜，直肠系膜边界清楚可见（图 14-1-14）。用超声刀沿解剖界限分离至腹膜反折（图 14-1-15）。

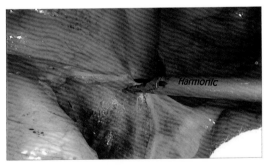
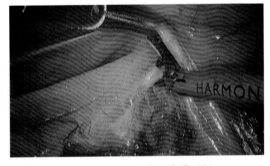

图 14-1-14　直肠系膜边界清楚可见　　　　　图 14-1-15　分离至腹膜反折

5. 乙状结肠及直肠左侧的游离　乙状结肠外侧粘连带，不要提前松解，因它可起到牵拉作用，减少乙状结肠活动范围。此时，可用超声刀锐性分离（图 14-1-16）。

由外侧向内侧分离，注意保护生殖血管和输尿管。将乙状结肠翻向右侧，可见系膜后方的纱布条（图 14-1-17），按其指示打开系膜，也可以防止损伤输尿管等组织器官（图 14-1-18）。沿乙状结肠外侧向上方游离时，大多数病例不需要游离结肠脾曲。向下方沿解剖边界游离腹膜反折处与右侧会师。

6. **肿瘤下方肠管的裸化**　沿着乙状结肠及直肠壁向下分离，力争超过肿瘤下缘 5cm。同时，根据肿瘤位置高低，分别进一步裸化直肠右侧肠壁（图 14-1-19）及左侧肠壁（图 14-1-20）。力争两侧在同一水平面，并在后壁左右贯通（图 14-1-21）。对于乙状结肠下段或直乙交界区肿瘤，术者可行直肠指诊确定游离裸化肠管超过肿瘤下缘 5cm。

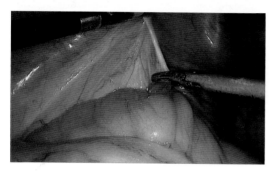

图 14-1-16　锐性分离粘连带

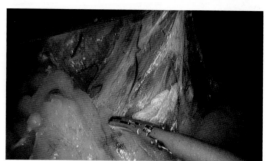

图 14-1-17　以纱布条为指示

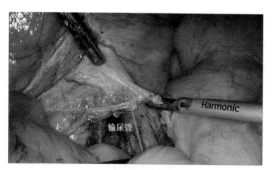

图 14-1-18　保护输尿管及生殖血管

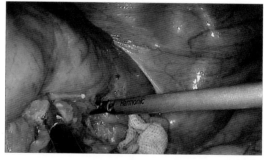

图 14-1-19　裸化肿瘤下方预切线右侧肠壁

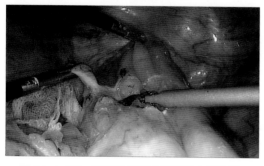

图 14-1-20　裸化肿瘤下方预切线左侧肠壁

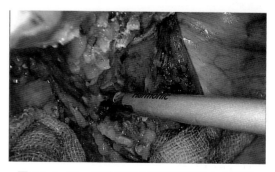

图 14-1-21　于肿瘤下方预切线后壁左右贯通

7. **乙状结肠系膜裁剪**　将乙状结肠向左侧提拉，在系膜后方垫入纱布，目测裁剪范围，确定吻合预定线。将系膜提起，用超声刀分离并游离出乙状结肠动静脉，保留侧上血管夹（图 14-1-22），切除侧无需血管夹，超声刀离断即可。进一步向预切线游离，靠近肠壁时尽量不使用血管夹，避免吻合时嵌入。超声刀游离至肠壁并尽量裸化肠管 5cm（图 14-1-23）。

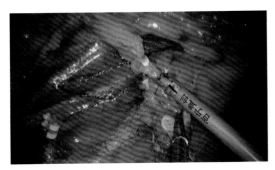

图 14-1-22　结扎系膜血管

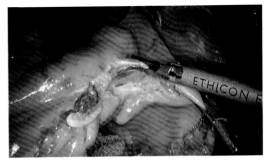

图 14-1-23　裸化乙状结肠壁

（三）标本切除与消化道重建

1. 标本切除　用直线切割闭合器在裸化的肿瘤下方预切线处切割闭合肠管（图 14-1-24）。用碘伏纱条消毒断端。下腹部切开 5cm 切口，上切口保护套提出肿瘤标本，近端预切除线上荷包钳，离断肠管（图 14-1-25），置入吻合器抵钉座后收紧荷包线（图 14-1-26）。近端肠管送入腹腔，临时封闭切口。

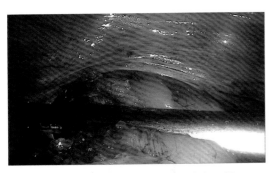

图 14-1-24　直线切割闭合器离断肠管

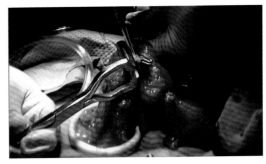

图 14-1-25　上荷包钳离断标本

2. 消化道重建　充分进行扩肛，经肛注入碘伏盐水，在腹腔观察直肠残端有无渗漏；经肛门置入管型吻合器，如有可能，于闭合线背侧穿出中心杆，将乙状结肠断端抵钉座与之对接，感受肠管厚度，缓慢旋紧吻合器，用双吻合技术完成降结肠 - 直肠"端 - 端"吻合（图 14-1-27）。

检查上下切端吻合环完整性（图 14-1-28），确认远近端肠管是否全层、全周钉线是否完好，并通过注水、注气试验检查吻合口通畅确切，生理盐水冲洗，确切止血，分别经左右下腹戳卡孔放置引流管（图 14-1-29）。

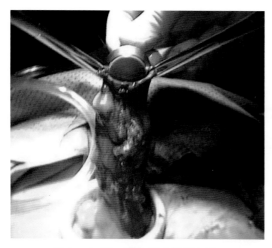

图 14-1-26　置入吻合器抵钉座

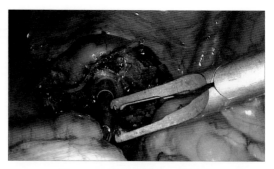

图 14-1-27　完成端 – 端吻合

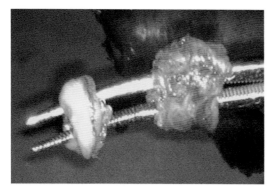

图 14-1-28　检查上下切缘完整性

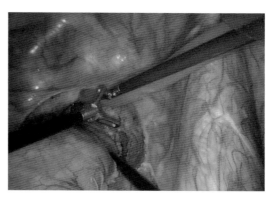

图 14-1-29　留置引流管

（四）标本展示

见图 14-1-30。

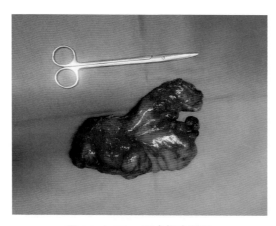

图 14-1-30　手术标本展示

...

...

五、手术操作技巧与要点

乙状结肠癌手术淋巴结清扫可以通过离断血管根部完成，但是肠系膜下动脉根部离断可能会导致吻合口血运障碍、结肠切除过多及结肠脾曲的游离。因此对于远端乙状结肠癌或者直乙交界处癌，于肠系膜下动脉根部进行淋巴结清扫时，保留左结肠血管可能会更好地保留近端结肠血供，从而避免结肠切除过多及结肠脾曲的游离；对近端乙状结肠癌或者降乙交界处癌，保留直肠上动脉的淋巴结清扫能更好地维持和保护远端乙状结肠血供，从而保留足够长的远端结肠，方便吻合；对于乙状结肠中部癌，要根据具体的情况决定是否保留血管，若乙状结肠较长，系膜较宽者，可同时保留左结肠动脉和直肠上动脉，但血管保留绝不能以牺牲淋巴结清扫为代价。

六、术后管理

1. 扩肛　乙状结肠肿瘤切除后，吻合口距离肛门较近，在肠道功能恢复之前定期扩肛，有利于减少吻合口压力，预防吻合口漏。

2. 镇痛　良好的镇痛有利于患者及早离床活动。

3. 体位　待患者清醒后，生命体征平稳，改半卧位，有利于呼吸，减少腹胀对膈肌的压迫，减少肺部并发症的发生，同时有利于引流。

4. 预防深静脉血栓形成　物理治疗（包括弹力袜、气压治疗），必要时低分子肝素治疗。

5. 饮食护理　术后第 2 天若无明显不适，适量饮温水，再根据肠道功能恢复情况进流食、半流食等。

6. 营养支持及液体治疗　术后调节水、电解质平衡，恢复足量饮食之前给予静脉营养支持，根据病情合理使用抗生素。

七、并发症及处理

同腹腔镜下左半结肠癌切除术，详见第十三章。

第二节　助手视角

手术步骤及操作要点

（一）探查及排列肠管

建立手术体系，完成常规探查后，首先进行原发灶的探查和肠管排列。由于乙状结肠经常出现冗长结构，对于 BMI 较高的患者，可能会由于结肠脾曲和肠脂垂较多而无法直接显露病灶，此时需要助手通过牵拉配合暴露病灶（图 14-2-1）。为显露乙状结肠系膜及游离根部血管，需要将小肠排列并推向上腹。此时助手可以持操作钳轻柔推动肠管，配合术者操作。

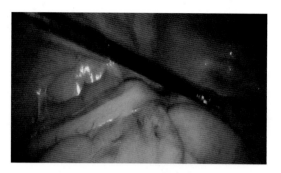

图 14-2-1　协助暴露病灶

（二）第一刀切入点

完成肠管排列，显露乙状结肠系膜后，需要选择第一刀切入点。此时，助手左手操作钳应抓持远端乙状结肠系膜（图 14-2-2），右手操作钳抓持肿瘤上方近系膜根部处的系膜（图 14-2-3）。通过助手的左、右手操作配合向上方、向外侧提拉起乙状结肠，将系膜展成平面（图 14-2-4）。此操作既可以提供张力，便于切开系膜，又有助于显露组织间隙，判断层次。随着游离的进行，助手调整牵拉力度，进而维持切开部位足够的张力。

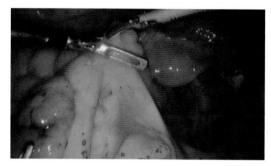

图 14-2-2　左手操作钳抓持远端系膜

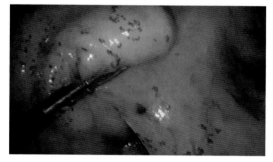

图 14-2-3　右手操作钳抓持近端系膜

（三）游离系膜血管区

当术者完成内侧入路乙状结肠系膜的游离，判定层次后，将继续沿 Toldt 筋膜向系膜根部游离血管区。此时助手可以通过左、右手操作配合改变抓持位置，左手操作钳可向上移动，接过原本右手操作钳夹持的位置，右手操作钳可根据需要向上方适当地推走小肠（此时一般为反向操作），显露血管区。助手亦可用右手操作钳提起系膜根部位置，依旧向外向上展成平面（图 14-2-4）。

当术者切断肠系膜下血管后，助手右手操作钳可改为轻轻夹持血管远侧断端（图 14-2-5），左手钳适当向远端移动位置，左、右手配合，翻转提拉展开系膜，以便于显露解剖层次，便于辨识输尿管和生殖血管，予以保护。随后，助手通过左手操作钳提起直肠或提起子宫/盆底腹膜反折，右手操作钳拉直乙状结肠，配合术者显露直肠后方及右侧间隙，从而配合术者完成内侧游离。铺垫纱布条后，助手可轻轻放下系膜组织，手术步骤转为游离对侧系膜。

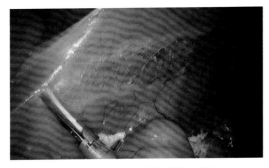

图 14-2-4　协助显露系膜血管区

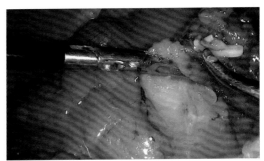

图 14-2-5　右手操作钳轻夹血管断端

（四）游离外侧系膜

术者进行此处操作时，可能受肿瘤直径较大或肠管系膜肥厚等因素影响而缺乏操作空间，助手可用操作钳轻夹腹膜，以便于协助术者游离外侧系膜，提供张力，显露层次（图14-2-6）。此处操作时可能以右手操作钳协助暴露为主，左手操作钳可适当向远端、向内侧推动结肠，避免挤占空间，影响术野。

当完成向上方游离外侧系膜后，应继续向下方游离外侧系膜，此时助手可以用左手操作钳轻提腹膜或外推膜层协助暴露，提供张力。右手操作钳抵住纱布，向远端推动肠管，以起到保护后腹膜组织和显露间隙、提供张力的作用（图14-2-6）。

（五）裸化肠管

选定肿瘤下方预切线后，助手可以用左手操作钳夹持肿瘤下方位置的肠壁（此处为待切除组织，可以用力牵拉）向外侧、向上方提拉乙状结肠，右手操作钳夹持肿瘤上方的系膜组织，左、右手配合操作，拉直并抬起肠管，以便于术者进行右、后侧的肠壁裸化操作。随后，左手操作钳改为从肠壁左下方系膜位置夹持并适度翻转肠管，或提起子宫/盆底腹膜，右手操作钳夹持原位置，继续拉直并下压肠管，以显露左、前侧肠壁。

（六）裁剪系膜

以选定的肿瘤上方预切线位置进行系膜裁剪和血管结扎，此时助手的左、右手操作钳分别提拉预切线处系膜近肠壁侧，术者左手操作钳抓持系膜远肠壁侧，协调用力形成三角形平面，以便于操作和显露血管（图14-2-7）。

（七）离断肠管

术者经主操作孔置入腔镜下直线闭合器后，助手应协助拉直乙状结肠，协助术者左手操作钳将肠管塞入直线闭合器内。助手左手操作钳越过直线闭合器开口处，从远端向内侧推动肠管，右手操作钳拉直肠管，术者左手操作钳从直线闭合器近端向内侧牵拉肠管，通过配合操作将肠管完全塞入直线闭合器开口内。

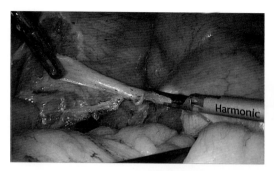

图 14-2-6　向下方游离对侧系膜时操作

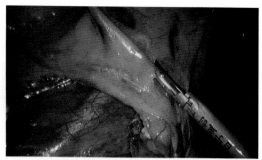

图 14-2-7　配合展开待裁剪系膜呈三角形

（八）消化道重建

体外切除标本，置入吻合器抵钉座后，还纳肠管入腹腔。重建气腹后，助手协助术者夹持近端结肠，与远端结肠处置入的管型吻合器行端端吻合，注意协助判断肠管是否有系膜扭转。

（九）留置引流

完成消化道重建，经腹腔冲洗后，开始留置引流管，一般需要留置两枚腹腔引流管。助手操作钳经左下腹戳卡孔置入，术者经右下腹戳卡孔置入引流管，助手操作钳于镜下夹持引流管一端。此时应注意保持操作钳的夹闭状态，先拔戳卡，后外提操作钳，顺势将引流管无孔一端经左下腹戳卡孔拉出体外，待术者镜下摆好引流位置后，固定。术者经右下腹戳卡孔置入另一枚引流管，助手与术者配合各用一把操作钳将引流管置入右侧盆腔间隙。而后助手以操作钳于镜下固定引流管，术者拔出主戳卡，体外固定引流管。

（十）关闭创口

右下腹 12mm 穿刺孔，确切关闭，防止术后腹壁切口疝的发生。间断缝合辅助切口的腹膜与腹直肌鞘后，以生理盐水冲洗伤口，必要时可行腹膜前间隙局部麻醉。皮肤间断缝合关闭创口。

第三节　扶镜手视角

手术步骤及操作要点

（一）建立观察孔

经常规麻醉、消毒铺巾、连接器械后，首先应建立观察孔。经脐置入镜头戳卡，有突破感时停止前进，拔出套芯。扶镜手此时应及时插镜观察确认已突破腹膜。扶镜手一手持镜头，一手摇动镜头戳卡，注意观察。如转动镜头，镜下视野变化不大，始终为黄色／白色视野，可有红色血管影，则考虑未突破腹膜，应插入套芯继续置入戳卡。如突破腹膜，则转动镜头，视野所见为黄色/粉色频繁变化，此时可经戳卡给气建立气腹。

（二）观察腹壁及建立手术体系

建立气腹后，进镜探查，此时应注意先提供视野给"天花板"（腹膜），应注意观察腹膜有无粟粒样结节，有无条索或束带粘连，尤其是需要置入戳卡的左下腹、右下腹及左右腹直肌旁平脐位置。在协助术者及助手建立戳卡时，扶镜手应先将镜头紧贴腹膜层，利用镜头的光照由内向外提供射影，以便观察需要建立戳卡的位置是否有腹壁下血管，避免损伤。而后术者及助手置入戳卡时应协助操作者观察戳卡是否顺利进入腹腔，避免置入过深，损伤组织和器官（图14-3-1）。

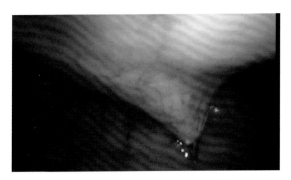

图 14-3-1　指引操作者置入戳卡

（三）腹腔镜探查

手术体系建立完毕后，首先应进行腹腔镜探查。一般按照逆时针的顺序，按照肝、胆囊、胃、脾、大网膜、结肠、小肠、直肠、盆腔顺序逐一进行探查。

探查过程中需要注意：

1. 腹腔内腹水量和腹腔内肿瘤转移情况。

2. 上述脏器形态有无异常，有无肿瘤转移结节。

3. 最后探查肿瘤原发灶的位置、大小、有无外侵、有无粘连。

（四）第一刀切入点

确认肿瘤位置位于乙状结肠后，即开始手术操作。首先助手提起乙状结肠系膜，术者选择第一刀切入点，判断组织间隙，沿组织间隙游离。此时应该以观察视野为主。随着术者向上和向下沿着间隙游离，注意镜头远近的跟进，以及镜头及时的时针转向。

（五）系膜根部血管处理

进行血管处理时，主要是处理乙状结肠系膜根部的肠系膜下动静脉，此时由于手术的术野距离镜头较近（靠近镜头戳卡下方），不利于提供全景视野。如果贸然退镜观察，不仅无法提供全景视野，反而因镜头退入戳卡内而影响观察。此时可适当外拔戳卡，改变镜头与术野间的距离，同时应注意镜头转动和视角调整，保证手术需要切断的肠系膜下动静脉基本处于视野中的水平位置，便于观察和解剖（图14-3-2）。此外，保持安全距离的好处在于避免气雾、水滴迸溅镜头，频繁地擦拭镜头会影响手术的连贯性，影响手术进度。

此处操作过程中需要辨识组织间隙和输尿管、生殖血管，此时应注意给予近距离镜头观察。距离的掌握以该距离的镜头可以清晰地看到膜组织后方的血管（深色为静脉、浅色为动脉）及输尿管（粉色蠕动的管状结构）为准。

（六）外侧入路游离

外侧入路游离时术者会向上和向下游离乙状结肠系膜，应注意镜头的及时转换（图14-3-3）。此时，镜身和光导的线缆与术者的操作器械容易发生干扰，或者镜身与术者容易发生位置冲突，应注意及时灵活地调节镜头方位，绕过冲突区域重新建立视野，保证超声刀头为视野中心。

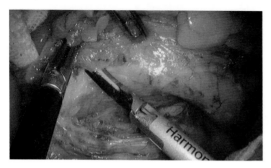
图 14-3-2　以肠系膜下血管水平位为视角

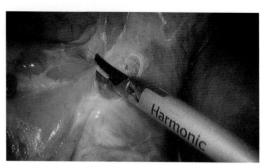
图 14-3-3　外侧入路水平位视野展示

（七）肠管裸化

完成游离后选择肿瘤下方5cm处为预切线进行肠壁裸化。受肿瘤周围组织水肿、系膜肥厚等潜在因素影响，操作过程中容易出现气雾或水滴迸溅镜头，需要多次擦镜，影响手术进度。扶镜手此时可采用机动灵活的应对方式，在术者观察、选择下刀位置时适当推进镜头，当术者超声刀确认夹闭组织并进行电凝/电切时适当退后镜头，组织切断后再适当进镜配合观察选择下一刀切入点。

（八）离断肠管

完成肠壁裸化后需要于镜下闭合预切线处肠管。置入镜下吻合器后，应配合术者观察吻合器是否已含住全部肠管。此时，一般在吻合器夹持和助手钳子的配合下整段肠管已经被抬高，影响观察。这时可越过肿瘤所在的肠段后进镜观察，注意以下细节：

1. 吻合器远端已含住全部肠管。

2. 未夹带其他组织。

3. 吻合器头端是否抵于左侧髂血管、输尿管及骶尾骨上，以免造成副损伤。

（九）消化道重建及留置引流

经腹壁切口移除标本，置入吻合器抵钉座后，将肠管送回腹腔。重建气腹后，进行端端吻合。当吻合器穿刺针与抵钉座衔接后，应调整视野观察结肠系膜有无翻转后再完成吻合（图 4-3-4）。吻合完毕后，应注意配合术者寻找纱布条及腹腔冲洗。纱布条常见位置为右髂窝，结肠系膜下方，肠系膜下动脉旁小肠处及盆底，应及时灵活地提供视野。完成冲洗引流后需要留置引流管，此时镜头应给到右侧主戳卡下方，助手经左下腹戳卡置入分离钳，于此处夹取引流管，随后协助术者摆正引流管位置。术者再经右侧主操作孔下入另一根引流管于盆底，关腹。

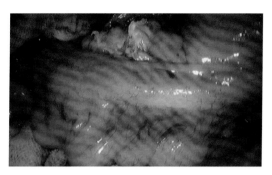

图 4-3-4　观察结肠系膜有无扭转

（郁　雷　王玉柳明）

第十五章

腹腔镜下 Dixon 术

扫描观看
手术视频

第一节　术者视角

一、概述

腹腔镜下直肠低位前切除术（Dixon 术）是腹腔镜直肠癌根治术中常见的手术操作，也是结直肠癌外科医生必须熟练掌握的微创手术之一。直肠位于盆腔，距离肛门近，是患者排便和控便的最后关口，直肠的解剖特点、直肠肿瘤的浸润深度、直肠肿瘤距离肛门的远近和患者骨盆腔的大小是手术顺利完成的重要影响因素。而肠吻合口的良好愈合、腹盆腔积液的通畅引流和术后细致的饮食与营养支持，也是手术成功的关键点。腹腔镜下 Dixon 术的操作步骤和手法技巧因患者全身情况和外科医生团队的配合不同会有差异，但是其基本的手术流程和操作步骤还是需要掌握的。本节从术者视角详述 Dixon 术的原则、操作步骤和围手术期注意事项。

二、适应证、禁忌证、手术原则

（一）适应证

中高位直肠癌，肿瘤分期Ⅰ～Ⅲ期。

（二）禁忌证

Ⅳ期直肠癌，肿瘤侵出直肠系膜，环周切缘阳性，壁外血管侵犯，腹盆腔有肿瘤转移，盆壁有肿瘤浸润或淋巴结转移；患者全身情况差，合并有严重的心、肺、肝、肾疾病，无法耐受手术和麻醉。

（三）手术原则

1. 原发病灶的完整切除　切除肠管的远、近端应距离肿瘤 5cm 以上，对于低位保肛手术，远端直肠肠管可以距离肿瘤 2cm 以上，但必须要保证远端切缘阴性，必要时需要进行远切缘术中冰冻病理检查，以确保远端肠管无肿瘤残留。

2. 肠系膜下动脉的高位结扎和根部淋巴结的合理清扫　高位结扎离断肠系膜下动脉根部，根据肿瘤部位和肠管长度有选择地保留左结肠动脉，但需要进行肠系膜下动脉根部淋巴结和直肠系膜淋巴结的规范清扫。

3. 保留盆腔自主神经的全直肠系膜切除　直肠系膜的游离遵循全直肠系膜切除原则，在原发灶根治性切除的基础上，保证直肠系膜和盆筋膜脏层的完整，避免损伤盆腔自主神经，肿瘤远端直肠系膜切除不少于 5cm。

三、麻醉、体位与戳卡位置

（一）麻醉方式

选择全身麻醉。

（二）手术体位

低截石位，术前摆位时应尽量调整搁脚架，使得两腿与身体保持水平，同时脚架不影响术者器械操作为宜（图 15-1-1）。术中操作时需要调整体位为头低足高，右侧位，以便于术野暴露和操作（图 15-1-2）。

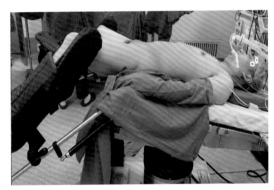
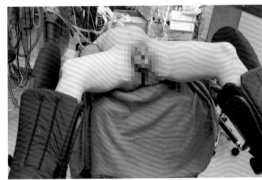

图 15-1-1　手术体位（头低足高，右侧卧位）

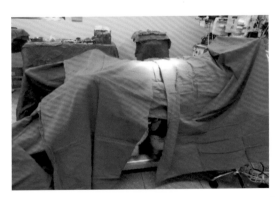
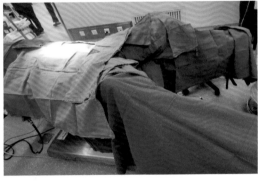

图 15-1-2　手术体位（术中）

（三）戳卡位置

腹腔镜直肠癌根治手术打孔位置一般按照五孔法打孔（图 15-1-3）。

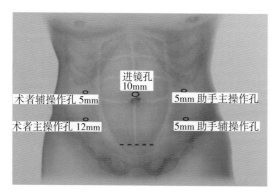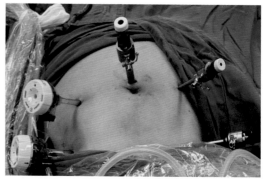

图 15-1-3 　穿刺孔位置

1. 腹腔镜镜头戳卡打孔　肚脐上方 0.5～1cm（可根据患者肚脐形状适当调整）（图 15-1-4）。

2. 主操作孔（右手）　髂前上棘与脐连线中点偏下位置，根据直肠肿瘤位置和患者骨盆外形适当往内或往外移动 0.5cm，以右侧骨盆和下肢不影响术者进行低位直肠游离和肠管离断为标准（图 15-1-5）。

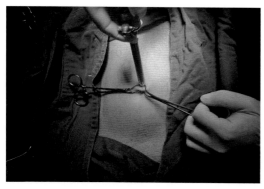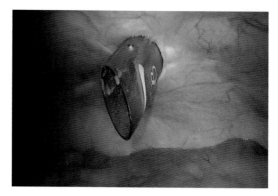

图 15-1-4 　镜头戳卡孔位置　　　　　　图 15-1-5 　主操作孔

3. 术者辅操作孔（左手）　位于平行脐右侧 12cm 为宜，尽量减少腹腔镜镜头的干扰。对于肚脐和耻骨联合距离较近的患者，可以适当上移 1cm（图 15-1-6）。

4. 助手辅操作孔（左手）　位于脐与左髂前上棘连线中外 1/3 处为宜，该辅助孔主要用于助手牵拉系膜和协助暴露盆腔，同时用于放置盆腔引流管（图 15-1-7）。

5. 助手主操作孔（右手）　肚脐水平偏左上方，靠内侧腹直肌外缘，根据患者体型适当上移。该辅助孔主要用于助手暴露直肠和盆腔间隙，同时用于取手术切除标本。低位吻合的患者，该辅助孔也可用于回肠造口（图 15-1-8）。

所有戳卡孔放置好后，可形成以镜头戳卡孔为中点，上窄下宽的梯形。

四、手术操作步骤

（四）操作前探查要点

1. 常规探查　对腹盆腔按照小肠、右半结肠、肝脏、胆囊、胃、脾、大网膜、左半结肠、直肠和盆腔的顺时针顺序逐一进行探查，查看有无腹盆腔脏器原发肿瘤病灶或转移病灶（图 15-1-10）。

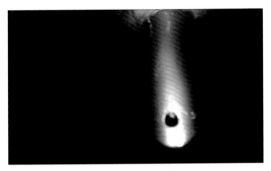

图 15-1-6　**术者辅操作孔**

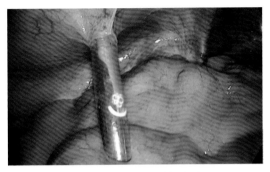

图 15-1-7　**助手辅操作孔**

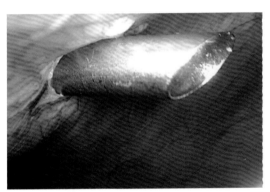

图 15-1-8　**助手主操作孔**

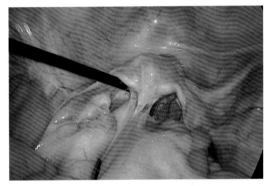

图 15-1-9　**探查盆腔**

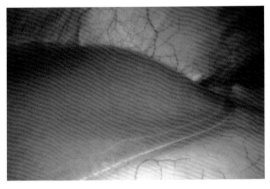

图 15-1-10　**探查肝脏**

2. 肿瘤位置探查　查看直肠肿瘤大小和外侵范围，一般中高位直肠肿瘤位于腹膜反折上方，多数可在腔镜下探及，早期的高位直肠肿瘤需要术前示踪剂定位，以标记肿瘤位置；位于腹膜反折下方的中低位直肠肿瘤则可在术中游离直肠系膜至肛提肌后，结合肛门指检和腔镜探查来确定肿瘤下缘（图 15-1-11 至图 15-1-13）。

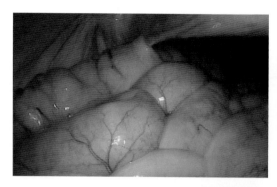
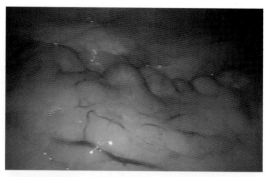

图 15-1-11　探查腹腔肠管

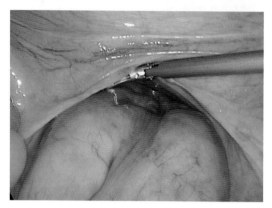

图 15-1-12　探查直肠肿瘤

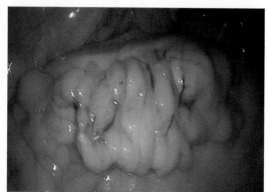

图 15-1-13　探查直肠肿瘤位置

3. 评估肠管长度，血管根部淋巴结情况和血管分布　了解肠管长度，评估肠系膜下血管根部淋巴结有无肿大和肿大淋巴结范围，了解血管系膜弓的长度和血管分布，初步确定是否需要根部结扎肠系膜下动脉或者保留左结肠动脉，以及是否需要游离结肠脾曲（图 15-1-14）。

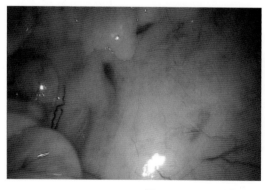
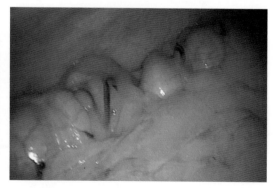

图 15-1-14　评估肠管、肠系膜和系膜血管分布

（二）手术操作要点

1. 分离松解肠粘连　见图 15-1-15，图 15-1-16。

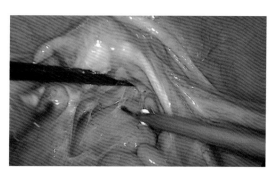

图 15-1-15　游离盆腔粘连

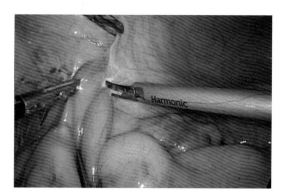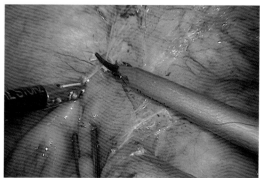

图 15-1-16　游离结肠粘连

2. 暴露直肠系膜　调整患者体位为头低足高和右侧卧位，主刀用肠钳将小肠拨至右上方，充分显露直肠系膜。对于小肠较多或小肠系膜肥厚，无法通过调整体位显露直肠系膜的患者，可以采用置入 1 块大纱布，既可以阻挡小肠，又可以在游离直肠系膜时避免超声刀或电刀损伤小肠，起到保护小肠的目的（图 15-1-17，图 15-1-18）。

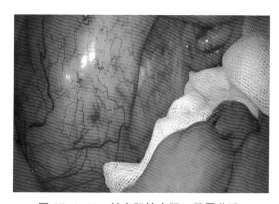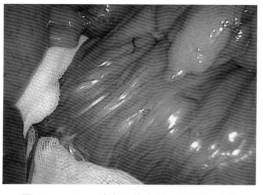

图 15-1-17　纱布阻挡小肠，显露盆腔　　　　图 15-1-18　纱布阻挡小肠，显露肠系膜

3. 游离右侧直肠系膜　暴露好直肠系膜和手术操作区域后，可以开始游离直肠系膜。直肠系膜游离常起始于右侧，因为右侧直肠系膜较少粘连，显露清晰，通过和助手的牵拉后可辨别直肠系膜和盆腔的分界线，不易损伤系膜下组织。沿着直肠系膜和盆腔腹膜的分

界线，可以打开右侧直肠系膜，显露右侧盆神经，从右侧盆神经内侧进入盆底间隙（图
15-1-19 至图 15-1-22）。

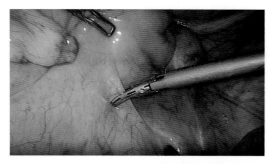

图 15-1-19　选取右侧直肠系膜切开点

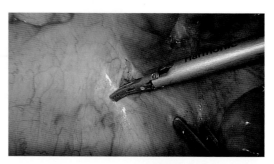

图 15-1-20　切开右侧直肠系膜

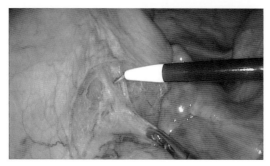

图 15-1-21　进入右侧直肠系膜

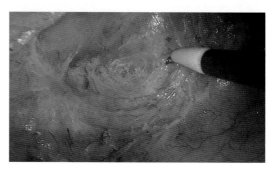

图 15-1-22　沿右侧盆神经进入直肠后间隙

　　4. 肠系膜下动脉根部结扎和淋巴结清扫　从右侧直肠系膜一直向上分离，至肠系膜下
动脉根部，在进行根部淋巴结清扫时需要沿直肠系膜间隙分离，注意保护盆神经，特别是
在游离肠系膜下动脉上间隙时，容易损伤自动脉上方分出的盆神经，因此，最好行肠系膜
下动脉的鞘内分离和结扎，以避免神经损伤。对于根部暴露困难或者有系膜和肠粘连的病
例，由于肠系膜下动脉根部与空肠相邻，在游离结扎肠系膜下动脉时还需要注意避免损伤
近端空肠（图 15-1-23 至图 15-1-29）。

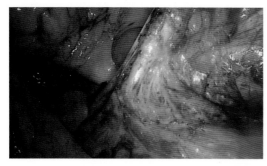

图 15-1-23　游离肠系膜下动脉根部，注意保护
盆神经起始段

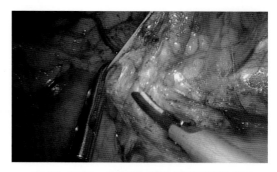

图 15-1-24　分离肠系膜下动脉根部组织

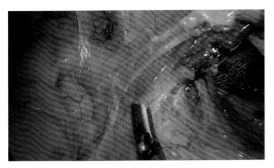

图 15-1-25　清扫肠系膜下动脉根部淋巴结

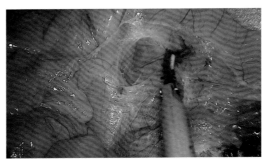

图 15-1-26　游离清扫肠系膜下动脉根部上方组织，注意避免损伤十二指肠

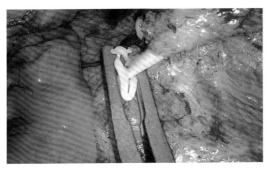

图 15-1-27　根部结扎肠系膜下动脉

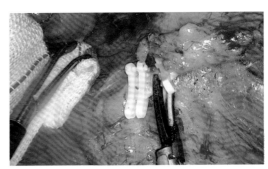

图 15-1-28　根部离断肠系膜下动脉

5. 保留左结肠动脉　对于部分低位直肠癌，我们需要保留左结肠动脉，操作时首先需要确保进行了彻底的肠系膜下动脉根部淋巴结的清扫，同时应尽可能裸化需要保留的左结肠动脉，在左结肠动脉分叉下方结扎离断相应的远端动脉（图 15-1-30 至图 15-1-35）。

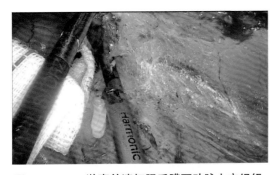

图 15-1-29　游离并清扫肠系膜下动脉上方组织

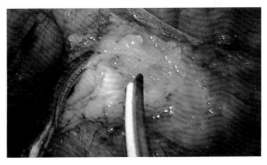

图 15-1-30　游离左结肠动脉

6. 游离结肠系膜和左半结肠　结扎离断肠系膜下动脉后，可沿 Toldt 间隙进行结肠系膜游离，让助手左手抓钳牵拉肠系膜下动脉断端，右手肠钳顶开结肠系膜进行对抗牵拉，主刀左手肠钳可夹持小纱布推开结肠系膜待分离处，右手持超声刀分离 Toldt 间隙。Toldt 间隙比较疏松，通过对牵可较容易分离，向左外侧分离后可见间隙上方的乙状结肠系膜和下方的输尿管与生殖血管，向上分离可达胰腺下缘和肾包膜，注意勿损伤 Gerota 筋膜，

向内侧则可以分离至肠系膜下静脉根部和十二指肠（图 15-1-36 至图 15-1-41）。

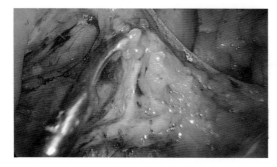

图 15-1-31 裸化左结肠动脉

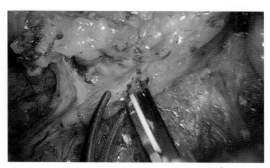

图 15-1-32 游离左结肠动脉分叉远端动脉

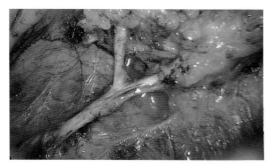

图 15-1-33 裸化左结肠动脉及分叉远端动脉

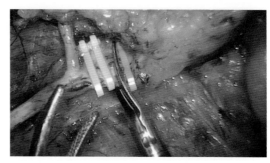

图 15-1-34 止血夹结扎左结肠动脉分叉远端动脉

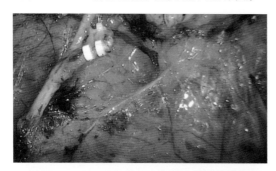

图 15-1-35 离断左结肠动脉分叉远端动脉

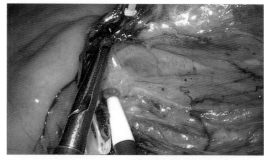

图 15-1-36 沿肠系膜下静脉自内侧游离结肠系膜

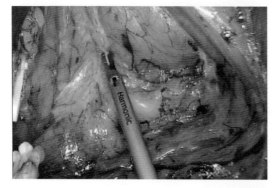

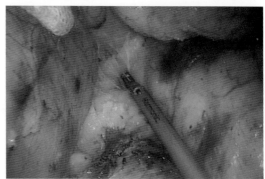

图 15-1-37 向上游离结肠系膜至胰腺下缘和肾包膜前方

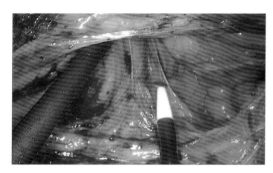

图 15-1-38 向外侧游离结肠系膜至左侧结肠旁沟

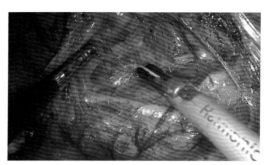

图 15-1-39 向外侧游离结肠系膜时需要注意保护左侧输尿管

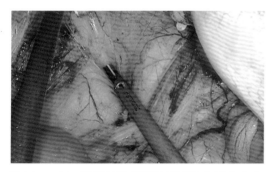

图 15-1-40 游离结肠系膜时需要沿左侧生殖血管和左输尿管上方间隙进行

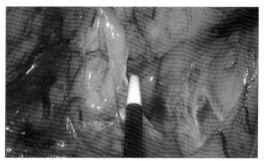

图 15-1-41 向外侧游离结肠系膜可至左侧结肠旁沟，避免损伤肠管

7. 游离乙状结肠和降结肠 结肠系膜完全游离后，可从左侧结肠旁间隙分离腹膜，并与结肠系膜下间隙打通，充分游离乙状结肠和降结肠，必要时还需要向近端游离至结肠脾曲，以保证吻合口近端肠管血运良好（图 15-1-42 至图 15-1-44）。

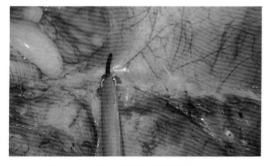

图 15-1-42 游离左侧结肠旁腹膜

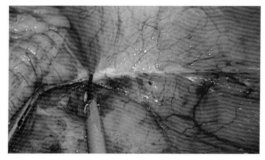

图 15-1-43 充分游离左侧结肠旁腹膜至结肠脾曲

8. 结扎离断肠系膜下静脉 分离结肠系膜后可辨别和分离肠系膜下静脉及其分支，靠近根部结扎离断肠系膜下静脉。在保留左结肠动脉时，需要在左结肠动脉左侧结扎离断肠系膜下静脉（图 15-1-45 至图 15-1-50）。

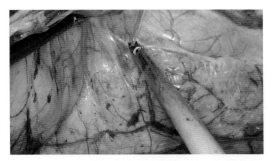

图 15-1-44　将左侧结肠旁腹膜和结肠系膜后间隙打通，充分游离结肠

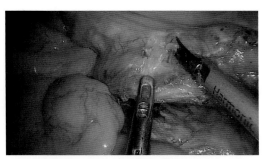

图 15-1-45　分离肠系膜下静脉

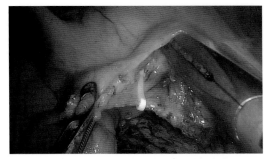

图 15-1-46　止血夹结扎肠系膜下静脉

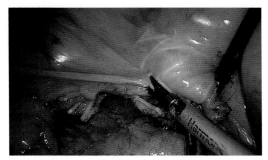

图 15-1-47　离断肠系膜下静脉

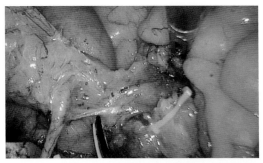

图 15-1-48　保留左结肠动脉时游离肠系膜下静脉

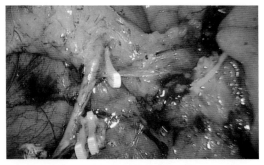

图 15-1-49　保留左结肠动脉时止血夹结扎肠系膜下静脉

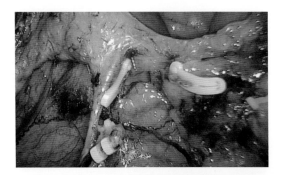

图 15-1-50　保留左结肠动脉时离断肠系膜下静脉

9. 裁剪乙状结肠系膜　沿肠系膜下静脉和动脉离断处向远端裁剪乙状结肠系膜，由于部分系膜血管有变异，裁剪近血管根部结肠系膜时应远离结肠边缘弓，在无血管区进行游离，以免损伤结肠边缘动脉而影响结肠血供，向结肠远心端裁剪时则可逐渐靠近结肠，最后至结肠处离断（图 15-1-51）。

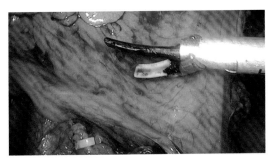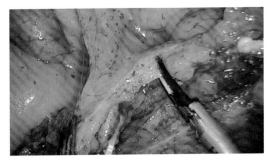

图 15-1-51　裁剪乙状结肠系膜

10. 游离直肠系膜右间隙　沿打开的右侧直肠系膜，自右侧盆神经和直肠系膜之间的疏松间隙进行直肠系膜右间隙分离，分离时应通过与助手的对抗牵拉，找到直肠系膜间隙，同时应注意保护右侧盆神经和精索，女性则应注意避免损伤右侧卵巢和输卵管。此处分离是手术关键步骤，偏内分离易进入直肠系膜，偏外分离易损伤盆神经丛，应始终以右侧腹下神经与精囊腺尾部（或阴道后壁）形成的区域为界线，遵循由后向前、由下向上分离，保护盆神经丛（图 15-1-52，图 15-1-53）。

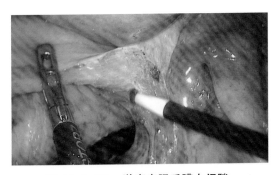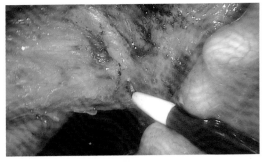

图 15-1-52　游离直肠系膜右间隙　　　　图 15-1-53　游离直肠系膜右间隙至直肠右前间隙

11. 游离直肠前间隙　直肠前间隙游离需要确定 Denonvilliers 筋膜。该筋膜位于男性前列腺、精囊与直肠之间，女性阴道后壁与直肠之间，因此游离直肠前间隙操作应尽可能在 Denonvilliers 筋膜和直肠阴道间隙的后方进行，以避免损伤盆腔自主神经和阴道后壁（图 15-1-54 至图 15-1-59）。

12. 游离直肠系膜后间隙　直肠系膜后间隙为直肠后方盆壁筋膜与直肠固有筋膜形成的疏松间隙，即骶前间隙。向左侧牵拉乙状结肠，可显露富含脂肪的直肠系膜和骶前筋膜，游离直肠后间隙需要保持骶前筋膜完整，紧贴直肠固有筋膜向下分离至骶直肠筋膜，继续向下分离可达肛提肌平面（图 15-1-60 至图 15-1-62）。

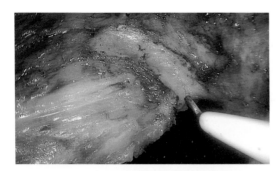

图 15-1-54　游离直肠系膜右前间隙

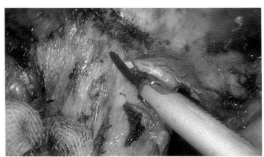

图 15-1-55　游离直肠系膜前间隙

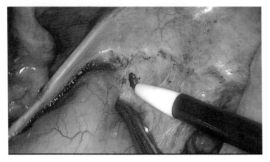

图 15-1-56　游离直肠系膜前间隙（直肠阴道间隙）

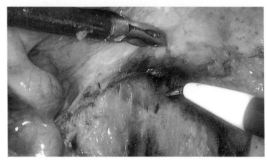

图 15-1-57　游离直肠系膜左前间隙（直肠阴道间隙）（1）

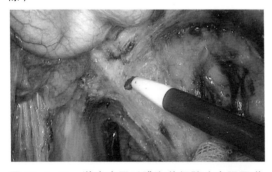

图 15-1-58　游离直肠系膜左前间隙（直肠阴道间隙）（2）

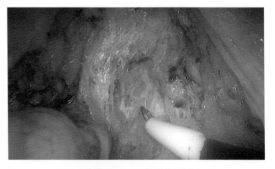

图 15-1-59　游离直肠系膜前间隙（Denonvilliers 筋膜）

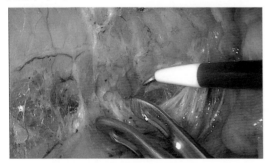

图 15-1-60　游离直肠系膜后间隙

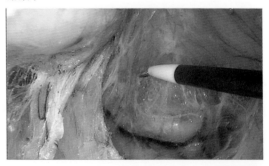

图 15-1-61　游离直肠系膜后间隙，注意避免骶前血管损伤

13. 游离直肠系膜左间隙　沿左侧盆神经和直肠系膜之间的疏松间隙进行直肠系膜右间隙分离，注意保护左侧盆神经和精索，女性则应注意避免损伤左侧卵巢和输卵管。分离要点同直肠系膜右间隙的游离（图 15-1-63，图 15-1-64）。

14. 分离直肠系膜，裸化肠管　标记肿瘤远端肠管，自拟离断肠管处分离直肠系膜，裸化肠管，从右侧分离裸化比较容易。直肠系膜血管较粗时可用血管夹夹闭，也可用超声刀止血（图 15-1-65 至图 15-1-72）。

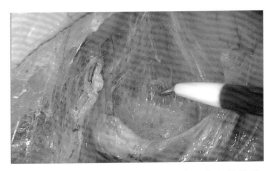

图 15-1-62　游离直肠系膜后间隙，注意保护盆神经

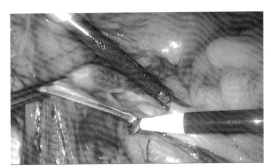

图 15-1-63　游离直肠系膜左间隙

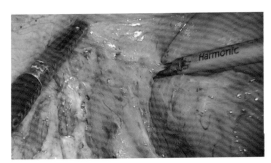

图 15-1-64　游离直肠系膜左间隙，注意保护左侧盆神经

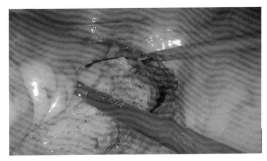

图 15-1-65　定位肿瘤远端切缘

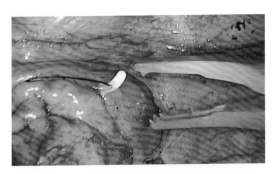

图 15-1-66　定位肿瘤远端切缘（血管夹定位）

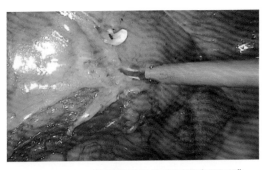

图 15-1-67　沿肠管纵行分离远端直肠系膜

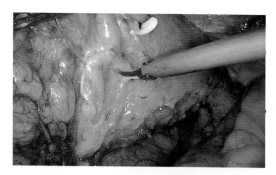

图 15-1-68　沿肠管分离远端直肠系膜

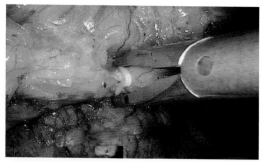

图 15-1-69　分离远端直肠系膜，结扎系膜血管

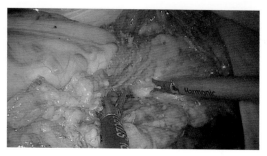

图 15-1-70　分离远端直肠系膜前壁

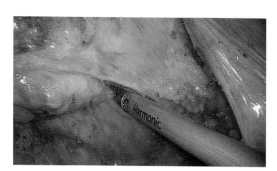

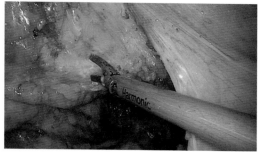

图 15-1-71　分离远端直肠系膜后壁和左侧壁

15. 离断直肠　肠管裸化后，取腔镜下直线切割闭合器，离断肠管。注意离断闭合段尽量与肠管成直角，以保证直肠闭合端的血供良好（图 15-1-73，图 15-1-74）。

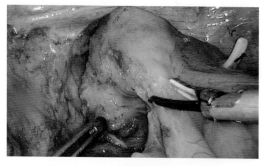

图 15-1-72　分离直肠系膜左侧壁

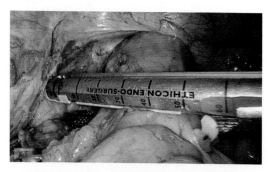

图 15-1-73　直线切割闭合器夹闭肠管

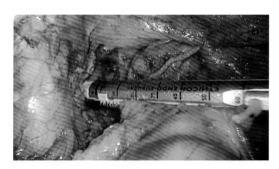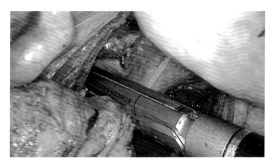

图 15-1-74　如果肠管宽大，需要二次夹闭肠管，以保证直肠残端完整闭合

16. 腹部小切口取出近端结肠，离断近端结肠，移除带肿瘤肠管　可通过腹部小切口（左腹或下腹正中切口）取出近端结肠。注意取肠管时应使用切口保护套，防止切口肿瘤种植。对于肿瘤较大的肠管，可以适当扩大切口，以免挤压肠管和肿瘤，导致肠管撕裂或肿瘤破溃。离断近端结肠前需要确认肠管血供良好（图 15-1-75，图 15-1-76）。

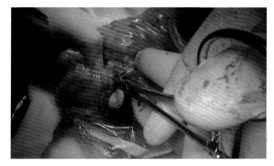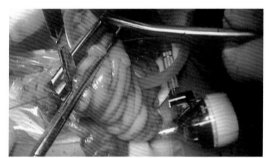

图 15-1-75　离断结扎结肠系膜血管　　　　　图 15-1-76　离断近端结肠，移除肿瘤

17. 放置并固定吻合器钉头　移除肿瘤后，要根据肠管大小选取合适的吻合器钉头，置入肠管后，结扎固定钉头，同时修剪和切除拟吻合肠管处多余的脂肪组织和肠管，以确保吻合时钉仓完整闭合。

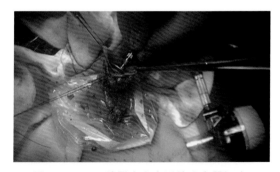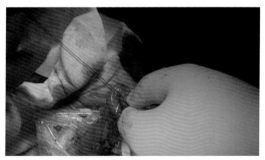

图 15-1-77　放置大小合适的吻合器钉头　　　　图 15-1-78　丝线固定吻合器钉头

18. 经肛门置入吻合器，行肠管吻合　经肛门置入吻合器前需要 PVP-I 消毒直肠残端，同时手指探查肛管括约肌，了解括约肌松紧和大小，必要时扩张肛门。置入吻合器时要轻柔，沿肛门推入，不能使用暴力，以免损伤肛管括约肌和直肠黏膜。吻合器放入肛门后要沿直肠肠管曲度慢慢伸入，可通过腔镜引导吻合器进入，当看到肠腔内吻合器钉仓时，可转出旋钮，并拔出尖头，将吻合器钉头与钉仓严密对合后，则可夹闭吻合钉，行肠吻合（图 15-1-80 至图 15-1-82）。

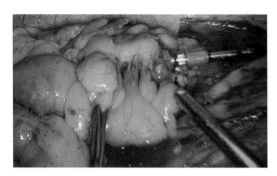

图 15-1-79　将吻合器钉头放回腹腔，重建气腹

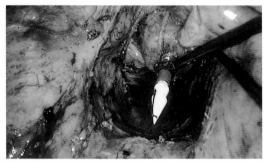

图 15-1-80　经肛门置入吻合器钉仓

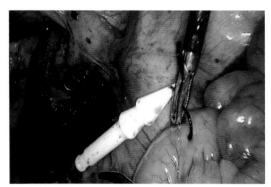

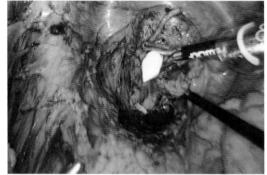

图 15-1-81　拔除吻合器钉仓尖头

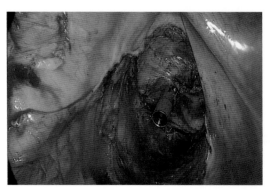

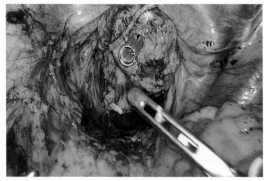

图 15-1-82　调整吻合器钉仓至合适位置

19. 调整待吻合肠管走行，行肠管吻合　调整肠管走行，确保肠管无扭转，然后将吻合器钉头与钉仓对接，闭合钉仓，行肠吻合（图 15-1-83，图 15-1-84）。

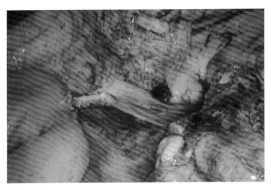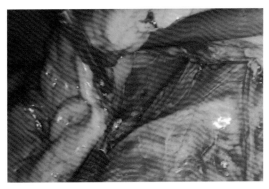

图 15-1-83　调整肠管走行，确保肠管无扭转

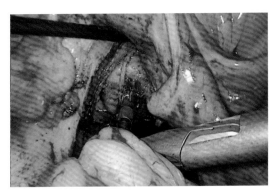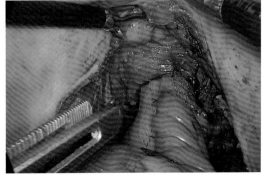

图 15-1-84　闭合吻合器钉仓，行肠吻合

20. 缝合加固吻合口　经肛门注入生理盐水扩张肠管，可避免缝合对侧黏膜，然后用倒刺线连续缝合吻合口前壁（图 15-1-85）。

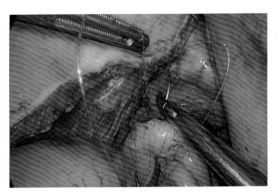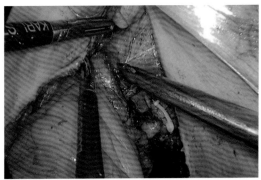

图 15-1-85　倒刺线连续缝合吻合口前壁

21. 冲洗止血，放置引流管和肛管　腹腔冲洗，仔细止血，经肛门放置肛管至吻合口上方，经腹腔放置盆腔引流管（图 15-1-86 至图 15-1-88）。

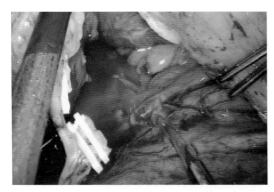
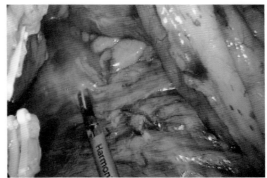

图 15-1-86　腹腔冲洗止血

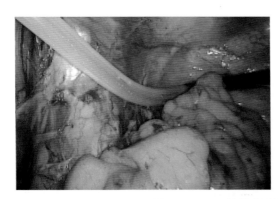
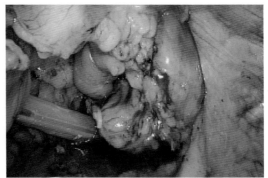

图 15-1-87　放置盆腔引流管至直肠吻合口后方

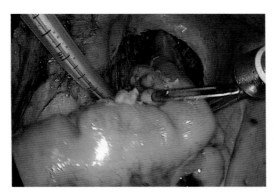
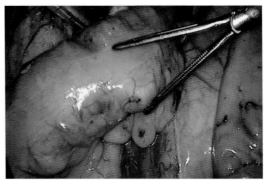

图 15-1-88　经肛门放置肛管至直肠吻合口上方

五、手术操作技巧与要点

1. 暴露肠系膜下动脉根部进行淋巴结清扫技巧　肠系膜下动脉根部的充分暴露对于彻

底清扫淋巴结非常重要，常规的暴露是助手左手持抓钳钳夹肠系膜下动脉，右手持肠钳向上推开小肠，主刀则左手持抓钳钳夹拟清扫的肠系膜下动脉根部系膜，右手持超声刀进行动脉游离和淋巴结清扫。对于肥胖和肠系膜脂肪较多的病例，无法清晰判明肠系膜下动脉走行和根部位置，可进行如下操作：寻找肠系膜下静脉位置，助手左手持抓钳钳夹并提起肠系膜下静脉，右手持肠钳钳夹并提起已经分离好的直肠右侧系膜，呈展翅状（图 15-1-89），这样沿肠系膜下静脉间隙进行分离，可以非常清楚地显示肠系膜下动脉走行，也更加容易进行淋巴结清扫。

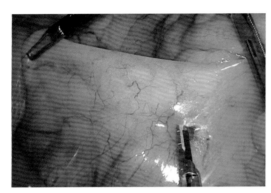
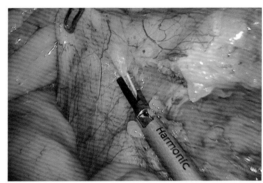

图 15-1-89　展翅状牵拉显示肠系膜下动脉走行

2.保留左结肠动脉（LCA）操作技巧　对于部分低位直肠癌和有 Riolan 弓的直肠癌病例，需要保留左结肠动脉以保证拟吻合近端肠管血供良好。进行保留左结肠动脉操作的手术技巧和要点包括：①进入正确的平面，沿 Toldt 间隙到达肠系膜下动脉根部，裸化血管，一般以由内侧到外侧、由头侧到尾侧的顺序进行；②熟悉血管解剖及变异，一般肠系膜下动脉根部到 LCA 起始部距离为 4cm 左右，但也存在很多变异，因此只有确认 LCA 后才能完全清除 No.253 组淋巴结；③清扫的外侧界是肠系膜下静脉内侧缘，在近胰腺下缘处有 Riolan 弓等边缘动脉弓横跨肠系膜下静脉，约 2/3 的病例 LCA 与肠系膜下静脉的距离小于 2cm，在此高位结扎肠系膜下静脉可能会损伤 LCA，因此在处理肠系膜下静脉时要注意避免 LCA 的损伤。

3. 游离左结肠系膜和 Toldt 间隙技巧　Toldt 筋膜间隙是融合筋膜（Toldt 筋膜）和肾前筋膜（Gerota 筋膜）之间的融合筋膜间隙，该间隙组织疏松。沿肠系膜下动静脉腹侧切开结肠系膜，牵拉小肠至右侧，可向上游离至胰腺尾部，向下游离至乙状结肠，外侧至 Toldt 线。助手可持肠钳向左上撑开结肠系膜，主刀左手夹一块纱布向右上撑开结肠系膜，两者可起到非常好的支撑和对牵作用，同时主刀右手持超声刀向下和向远端分离 Toldt 筋膜间隙（图 15-1-90），则可完整将乙状结肠和降结肠系膜游离出来。

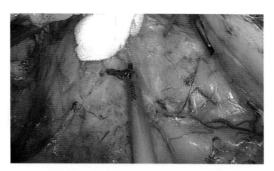

图 15-1-90　分离左侧 Toldt 筋膜间隙

4. 游离直肠系膜技巧　直肠系膜是直肠周围组织，含有肠周淋巴结和神经、脂肪、纤维组织。直肠系膜的完整切除对于减少术后肿瘤复发转移非常重要。直肠系膜游离技巧如下。①直肠后间隙分离：在骶骨水平，助手抓持已切断的肠系膜下动脉系膜向上提拉，主刀左手钳夹持牵拉右侧盆腔腹膜形成对抗牵引，沿上腹下丛表面向直肠后间隙缓慢锐性分离，当分离至直肠后间隙时，超声刀弧形横断直肠骶骨筋膜，则可见到白色发丝般肛提肌上间隙，沿该间隙分离可避免走错平面误入直肠系膜或损伤骶前静脉丛。②直肠前间隙分离：直肠前间隙膜被 Denonvilliers 筋膜分隔为邓氏筋膜前间隙与邓氏筋膜后间隙。在腹膜反折上 1cm 弧形切开膜桥，可进入邓氏筋膜前间隙（对抗牵引很重要），可保护两侧盆丛的神经血管束，避免术后性功能障碍，同时也有利于狭窄男性盆腔空间的扩大。若肿瘤位于直肠的侧方或后方，男性可在距精囊腺 0.5 ～ 1.0cm 处横断邓氏筋膜，女性可在距腹膜反折下 5cm 处横断邓氏筋膜，进入邓氏筋膜后间隙。若肿瘤位于直肠前壁，侵犯邓氏筋膜，应沿邓氏筋膜前间隙分离，并切除部分精囊腺和部分阴道后壁。③直肠侧方间隙分离：直肠侧方间隙狭窄、致密、难于分离。靠内分离，可进入直肠系膜内；靠外分离，则易损伤盆丛神经和阴道后壁。分离直肠侧方间隙时应先通过主刀与助手钳夹直肠侧腹膜进行对抗牵引，超声刀沿光滑的直肠固有筋膜表面钝性、小口分离，可逐步显露 Holy 间隙。在分离过程中，注意保护盆丛和盆内脏神经。因此，分离直肠系膜需要有清晰的膜解剖观念，同时需要通过术者和助手的对抗牵引暴露筋膜和间隙，为分离直肠系膜创造良好的条件。

5. 直肠肠管裸化技巧　在确定拟离断肠管部位后，需要将肠管进行裸化，以便于肠管离断。肠管裸化如果遵循相应的操作步骤，可以快速地完成。首先沿肠管走向从右侧将肠管和直肠系膜纵行分开，然后用超声刀沿拟离断肠管位置与肠管垂直方向逐步进行分离，边缘血管可以超声刀灼烧夹闭离断，较粗的动脉则需要上止血夹，这样从直肠右侧向后方，最后向左侧将直肠系膜逐渐分离。分离后方系膜时要注意辨别肠管和系膜，沿垂直肠管方向进行分离，并使得分离好的左右两侧系膜位于相同的水平。

六、术后管理

1. 术后低流量吸氧，行心电监测及血氧饱和度测定，观察患者呼吸、心率及血氧饱和情况，保持呼吸道通畅，防止呼吸道并发症。

2. 麻醉清醒后予半卧位，鼓励患者多翻身，多咳嗽咳痰。协助患者术后每 2 小时翻身拍背，促进排痰。

3. 术后注意观察切口敷料渗出情况，引流液的量及性状，保持引流管的通畅，避免扭曲受压。如引流液量多，且为鲜红色时，应及时处理。

4. 如果患者肠功能恢复，可逐渐从肠外营养转为肠内营养，并根据患者恢复程度早期拔除导尿管和引流管。

5. 鼓励患者早期下床活动，促进胃肠功能恢复、加快新陈代谢、缩短术后排气时间，同时可减少发生下肢静脉淤滞和深静脉血栓的风险。

七、并发症及处理

1. 术后出血 属于较为常见的并发症，是手术中因解剖层次分离不清晰，术中重要血管的钳夹损伤引起。术中准确辨别血管走向，有效暴露解剖结构，仔细止血，对系膜根部的血管进行结扎止血，可避免术后出血。术后应密切监测患者生命体征，一旦发现腹腔出血需要及时处理。大多数术后腹腔静脉出血都能通过止血治疗控制，动脉出血则需要再次手术止血。

2. 吻合口相关并发症

（1）吻合口漏：是腹腔镜直肠癌手术后严重的并发症之一，主要原因是切割闭合器和吻合器吻合钉闭合不严密，肠吻合口局部的血供差，吻合口张力大，术后肠腔内压力大等。对较低位的直肠癌，保留左结肠动脉对于保证吻合口近端肠管血供非常重要。当吻合口有张力时，必须游离结肠脾曲，以保证肠管无张力吻合。手术后出现吻合口漏，如果瘘口较小可以通过禁食，抑制肠蠕动，保持引流通畅和进行肠外营养支持治疗控制；如果瘘口较大，则需要行近端小肠造口手术进行肠液转流，以减轻瘘口压力，促进瘘口愈合。

（2）吻合口出血：术后发生吻合口出血的主要原因是吻合器闭合不严密，术中吻合器吻合后未检查肠腔有无出血。吻合口出血一般在术后 1～2 天或肠功能恢复后出现。出现吻合口出血可予以局部止血药物治疗，也可以通过肠镜检查发现出血点，进行肠镜下止血。

（3）吻合口狭窄：是直肠癌术后常见的并发症。患者出现吻合口漏、吻合口周围感染或吻合口局部缺血均可造成术后吻合口狭窄。吻合口轻度狭窄无需特殊治疗处理。对于较严重的吻合口狭窄，吻合口位置较低者，可采用经肛门手指扩张或器械扩张加以治疗；吻合口位置较高，肛门指检无法触及者，可经肠镜下使用球囊扩张器进行扩张。若以上方法处理无效，则需要手术治疗。

3. 肠梗阻 是腹腔手术常见的并发症之一。在腹腔镜手术操作中对肠管的牵拉与钳夹可造成肠管损伤，以致发生术后肠梗阻。术中使用无创钳，尽量减少器械对肠管的暴力牵拉。术中发现肠管损伤即刻修补，可减少术后粘连，从而预防肠梗阻。而结直肠癌手术后肠粘连成角，小肠进入腹盆腔的小腔隙，肠蠕动差，肠壁炎性水肿，电解质紊乱，术后吻合口漏或吻合口狭窄治疗后也均会出现肠梗阻。出现肠梗阻可通过禁食、胃肠减压或肠梗阻导管小肠减压、肠外营养支持治疗，针对病因进行有针对性的治疗。如果非手术治疗无效，则需要手术探查，解除肠梗阻。

第二节　助手视角

一、概述

腹腔镜直肠癌根治术，需要 1 名助手和 1 名扶镜手。其中助手起着关键的暴露术野和提供张力的作用。要求助手对主刀医师的每一个步骤有充分的理解和预判，在主刀医师每一个步骤开始前就知道下一步的操作内容，从而在主刀开始操作前就将助手钳抓持到合适的位置，提供良好的术野和张力。因此，助手的良好配合是手术能否够顺利进行的关键。助手暴露良好，提供的张力适合，可以帮助主刀医师降低手术难度，减少手术时间，减少主刀术中情绪波动，减少手术中不良事件的发生。主刀医师和助手之间的配合，需要一定的时间训练，最终达到一种很默契的配合，在这个过程中，需要助手和主刀之间不断地实践，寻找手术中配合方法和技巧。本节将对助手的暴露原则和方法技巧做一详细描述。

二、总体原则

1. 助手需要熟悉腹腔镜手术操作的戳卡布局，了解助手操作孔的位置如何选择，才能使手术过程中操作自然、省力，并且能提供最合适的张力和术野暴露。需要了解整个手术的每个步骤过程，提前预判主刀医师下一步需要操作的位置，主动提前抓持到相应的位置。需要及时汇报手术视野外的各种突发事件，当主刀医师操作过程中出现意外出血等突发情况时，助手需要沉着冷静，协助主刀医师处理术中发生的各种紧急情况，要与主刀有充分沟通。

2. 每一个步骤过程，无论手术操作位置如何，均遵循为主刀医师提供视野平面和张力的原则。当处理特殊的操作时，比如超声刀或电刀止血时，应适当减轻张力。

3. 必要时可增加一个操作孔。部分直肠癌手术过程中，在游离结束后，发现肠管吻合长度不够，需要游离脾曲结肠时，则需要增加助手操作孔，为游离脾曲提供暴露。

4. 助手在操作过程中，需要注意牵拉力度和位置，避免抓持抗张力差的静脉，容易撕破血管；避免抓钳过度抓持肠管；避免术中肠管损伤导致术中粪便污染。

5. 助手操作钳在无法腔镜下观察到时，不可盲目地操作，调整位置时需要沿腹壁走行从"空中"移动操作钳，避免造成副损伤；也可与主刀医师和扶镜手沟通，让扶镜手退镜指引。

6. 助手操作钳应该与术者操作钳反方向发力，提供张力，便于术者切割游离和判断组织间隙。当助手提拉系膜或组织延展成平面后应保持稳定，避免反复地移动位置而改变平面的形状和位置。

7. 助手在离断肠管时要确保肠管平整、血供良好，注意无菌和无瘤的原则。

三、手术步骤及操作要点

（一）助手操作孔建立

主刀医师主操作孔建立后，助手医师随后建立助手操作孔，使主刀医师 2 个操作孔、助手 2 个操作孔和腔镜观察孔形成一个梯形或半圆形（对称关系）。这一过程中需要注意助手操作孔避免在同一直线，以免导致术程中助手两个抓持钳互相"打架"，影响操作（图 15-2-1）。

（二）探查和松解腹腔粘连

建立气腹，建立操作孔后，帮助主刀医师暴露。探查对象：依次暴露并探查肝脏、空腔脏器、盆腔、肿瘤位置。如有腹腔大网膜、肠管粘连，帮助主刀医师牵拉暴露，形成对牵拉张力（图 15-2-2）。

（三）游离乙状结肠外侧粘连

多数患者乙状结肠脂肪垂和肠管粘连于左侧髂窝、左侧盆腔、左侧结肠旁沟，在直肠、乙状结肠系膜游离之前对乙状结肠进行外侧分离，有助于下一步游离直肠、乙状结肠系膜时提供更好的牵拉空间（图 15-2-3，图 15-2-4）。

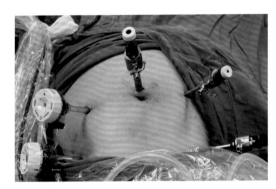

图 15-2-1　操作孔建立的位置展示

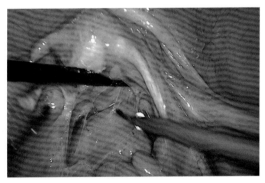

图 15-2-2　分离盆腔粘连、探查盆腔

（四）暴露乙状结肠系膜和直肠上段系膜

完成肠管排列，显露乙状结肠系膜、直肠上段后，主刀选择第一刀切入点（图 15-2-5）。此时，助手左手操作钳应抓持远端乙状结肠系膜，右手操作钳与左手操作钳交叉抓持直肠上端系膜。通过助手的左、右手操作配合向上方、向外侧提拉起乙状结肠系膜和直肠上端系膜，将系膜展成一个由中间向左外侧斜向上的平面（图 15-2-6）。此操作既可以提供张力，便于切开系膜，又有助于显露组织间隙，判断层次。助手随着主刀的游离，不断微调整张力。随着游离的进行，助手调整牵拉力度，进而维持分离乙状结肠系膜和直肠后间隙（图 15-2-7）时足够的张力，直至游离至无法通过牵拉提供游离直肠后间隙的张力。

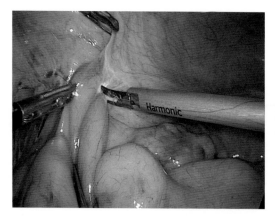

图 15-2-3　分离乙状结肠外侧粘连（1）

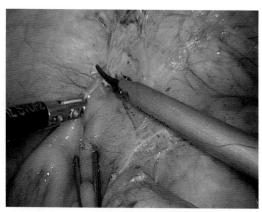

图 15-2-4　分离乙状结肠外侧粘连（2）

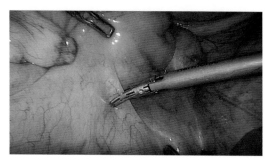

图 15-2-5　第一刀切入点，切开直肠系膜

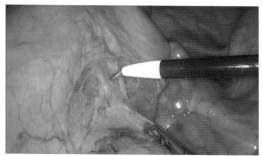

图 15-2-6　助手牵拉出向左外侧斜向上的平面

（五）游离乙状结肠系膜、拓展 Toldt 间隙

当术者完成内侧入路乙状结肠系膜切开，助手左、右手钳采用杠杆原理分别向腹侧牵拉，通过张力显露出 Toldt 筋膜（丝状结缔组织结构），沿 Toldt 筋膜向系膜根部、结肠外侧、头侧游离拓展 Toldt 间隙。助手在这一过程中可以通过左、右手操作配合改变抓持位置，维持拓展时的张力。

当主刀游离至肠系膜下动脉根部时，助手左手钳抓持肠系膜下动脉所在的系膜边缘，向腹侧、尾侧牵拉，使肠系膜下动脉与腹主动脉成 30° ～ 40° 角（图 15-2-8）。主刀结扎肠系膜下血管后，助手左手钳抓持位置移动到结扎的肠系膜下动脉远端断端，继续向腹膜提拉，暴露十二指肠，暴露出清扫 No.253 组淋巴结的空间，待清扫完成后，右手钳伸入已经分离开 Toldt 间隙，采用杠杆原理挑起已经分离的乙状结肠系膜、左半结肠系膜，形成"帐篷"效应（图 15-2-9）。随着间隙拓展的逐渐向头侧、左侧移动，帐篷逐渐扩大，右手钳不足以将帐篷撑开并维持足够的张力，此时左手钳亦可采用相同方法，协同右手钳交叉配合，将帐篷撑开，维持拓展间隙时外侧和头侧间隙的张力（图 15-2-9），一般头侧游离至胰腺下方（图 15-2-10），大部分病例可保证后续肠吻合的长度足够。拓展过程中，需要充分暴露左侧生殖血管和左侧输尿管，显露解剖层次，便于主刀医师辨识输尿管和生殖血管，并予以保护（图 15-2-11，图 15-2-12）。

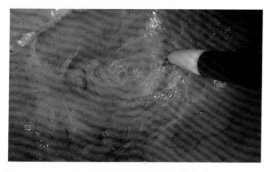

图 15-2-7　助手向腹侧牵拉提供游离直肠后间隙的空间和张力

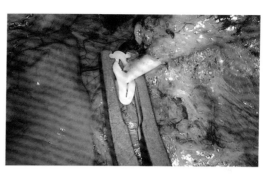

图 15-2-8　助手通过牵拉使肠系膜下动脉与腹主动脉成 30°～ 40° 角

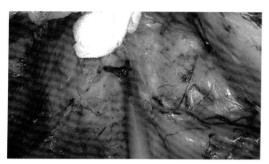

图 15-2-9　助手"帐篷"效应式暴露，拓展外侧

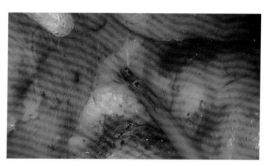

图 15-2-10　助手"帐篷"效应式暴露，拓展头侧至胰腺下方

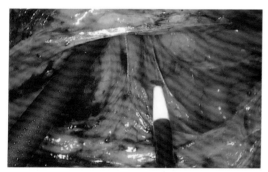

图 15-2-11　助手"帐篷"中充分暴露左侧生殖血管和左侧输尿管

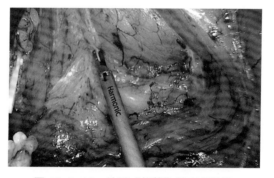

图 15-2-12　助手"帐篷"效应式暴露

（六）游离左侧结肠旁沟

当拓展程度足够后，主刀医师将从外侧游离乙状结肠、降结肠旁沟。此时助手左手钳适当力度抓持乙状结肠或降结肠的脂肪垂，向患者右上方或右侧平移牵拉，为主刀医师分离结肠旁沟提供合适的张力。游离过程中，左右手钳交替抓持乙状结肠、降结肠的肠脂垂，方可提供稳定持续的张力（图 15-2-13）。

（七）结扎肠系膜下静脉

助手左手钳抓持乙状结肠系膜边缘（肠系膜下动脉远端），将肠系膜下静脉与腹主动脉成 10°～30° 角（根据主刀的视角和习惯可适当变化）（图 15-2-14，图 15-2-15），充分暴露肠系膜下静脉，为主刀游离并结扎肠系膜下静脉提供合适张力。

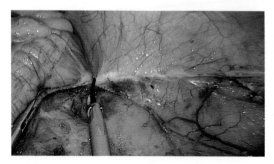

图 15-2-13　助手牵拉暴露左侧结肠旁沟视野

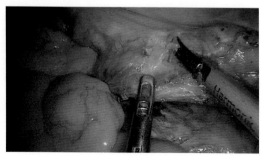

图 15-2-14　将肠系膜下静脉与腹主动脉成 10°～30° 角

（八）游离骨盆入口处乙状结肠系膜

左手钳抓持乙状结肠系膜边缘（肠系膜下动脉远端），右手钳交叉抓持直肠上段切开的系膜边缘，均向腹侧杠杆式提拉，暴露出骨盆入口处偏左侧的丝状间隙，直至主刀游离至左侧盆腔入口处，与左侧游离开的乙状结肠外侧腹膜会师。

（九）沿环周切缘游离直肠

主刀医师一般先游离直肠后间隙。此时助手左手钳抓持乙状结肠系膜右侧边缘，抓持住直肠上动脉，向腹侧、头侧牵拉，助手右手钳张开，自直肠上端已分离的直肠系膜后方向腹侧采用杠杆原理挑起（图 15-2-16），为主刀医师游离直肠后间隙提供足够的空间和张力，过程中力度要随着主刀医师游离的深度不断微调，保证张力的持续稳定。

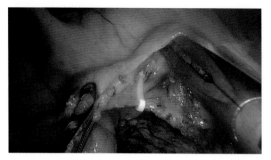

图 15-2-15　结扎肠系膜下静脉时助手牵拉保持张力平面

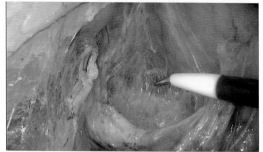

图 15-2-16　助手牵拉挑起直肠，暴露直肠后间隙丝状结构

沿乙状结肠外侧向直肠上段左侧游离腹膜，游离直肠上段左侧，主刀医师左手钳为非损伤钳，抓持已经游离好的乙状结肠系膜左侧或直肠上段左侧，助手左手钳抓持左侧直肠上段系膜，向右、尾侧方向牵拉，适当向腹侧提拉（注意抓持力度适当，避免撕裂直肠系

膜）（图 15-2-17），右手钳抓持游离开的左侧腹膜，与主刀左手钳的抓持对抗，形成合适的张力，让目标方向形成"三叶风车"样形状，张力点（切开点）位于三叶交汇处。或让直肠左侧中上段系膜在牵拉作用下形成一个张力平面，方便主刀医师沿张力平面偏左侧靠近盆壁向尾侧游离（图 15-2-18），至原游离到达的直肠后间隙平面。

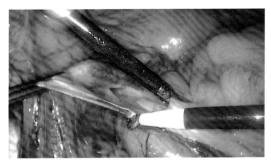

图 15-2-17　助手左右手钳和主刀左手钳向三个方向牵拉："三叶风车"样暴露

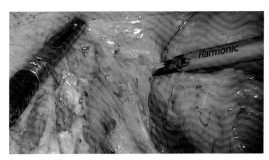

图 15-2-18　暴露左侧直肠系膜和左侧盆壁的间隙

然后当主刀游离直肠右侧，助手左手钳抓持直肠上端（大致骨盆入口平面游离的系膜边缘）向左、头、腹侧牵拉，将已游离的直肠部分牵拉成斜向左头侧的直线，主刀左手钳此时张开，夹在游离点头侧的直肠系膜边缘，向对侧推，助手右手钳张开，向右侧盆壁方向推右侧盆壁腹膜，形成张力，暴露右侧间隙，随着主刀向下游离，逐渐适时地调整距离和角度（图 15-2-19，图 15-2-20）。

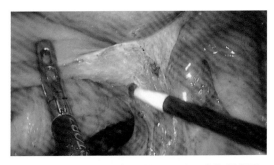

图 15-2-19　分离右侧时的"三叶风车"样暴露

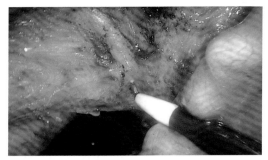

图 15-2-20　暴露右侧间隙

最后游离直肠前壁，当主刀游离直肠前壁偏左侧时，助手左手钳抓持直肠上段游离的系膜边缘向右头侧牵拉，右手钳张开向左前方推，与主刀形成对抗，暴露出直肠 – 阴道间隙（女）或直肠 –Denonvilliers 筋膜间隙，避免游离过大导致损伤阴道后壁或精囊腺（图 15-2-21）。

当主刀游离直肠前壁偏右侧时，牵拉方向与之相反（图 15-2-22）。

当游离正前方时，助手左手钳向头侧正向牵拉，右手钳张开向前推阴道后壁或精囊腺，主刀左手钳张开向后方压游离的直肠前壁（图15-2-23，图15-2-24）。助手需要根据主刀的游离位置变化，随时调整牵拉和推的角度与力度。对于部分经历过放化疗后的患者，直肠前方间隙可能致密，无法轻易暴露，需要注意避免过度用力，导致损伤或出血。

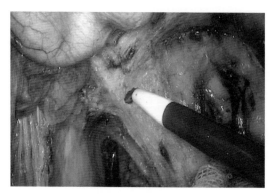

图 15-2-21　暴露直肠左前壁

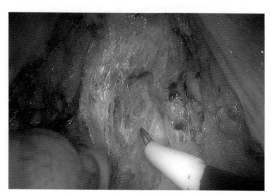

图 15-2-22　暴露直肠右前壁

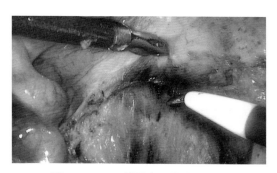

图 15-2-23　暴露直肠前壁（1）

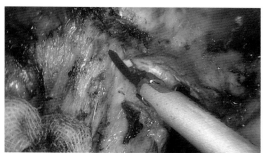

图 15-2-24　暴露直肠前壁（2）

（十）裸化直肠

当主刀游离至肿瘤远端足够距离后，主刀医师一般开始自右侧—向后—左侧的顺序裸化肠管。助手左手钳抓持直肠上端（大致骨盆入口平面游离的系膜边缘）向左、头侧牵拉，将已游离的直肠部分牵拉成斜向左头侧的直线，右手钳根据需要，协助主刀暴露离断肠管的目标位置，并牵拉提供一定的张力（图15-2-25）。直肠系膜右侧游离完成时，逐渐转移到直肠系膜后方（图15-2-26），此时助手右手钳可根据需要，进行张开，自直肠上端已分离的直肠系膜后方向腹侧采用杠杆原理挑起，使直肠大致形成垂直于骶前平面的肠"柱子"，为主刀医师裸化直肠提供足够的空间和张力。当游离至左侧后，助手左手钳抓持左侧直肠上端游离的系膜边缘，向头侧、右侧牵拉，暴露尚未裸化的直肠系膜左侧（图15-2-27），助手右手钳根据需要，可适当牵拉目标离断位置的远端直肠系膜，力度适当，不宜过大，避免撕裂远端直肠系膜，牵拉至左侧直肠系膜完全裸化。

（十一）闭合离断直肠

助手左手钳抓持直肠上端游离的系膜边缘，向左、头侧牵拉，将已游离的直肠牵拉成斜向左头侧的直线，使肠管形成"桥"样，暴露出已裸化的肠管位置。当主刀医师将闭合器放入，并夹持肠管后，右手钳根据需要张开，架住目标闭合肠管位置的远端，向右侧推，尽可能一个钉仓完成直肠闭合离断（图 15-2-28）。

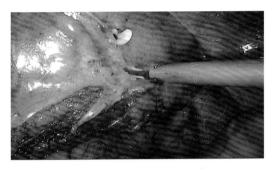

图 15-2-25 裸化肠管右侧系膜组织

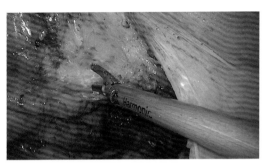

图 15-2-26 裸化肠管后方直肠系膜组织

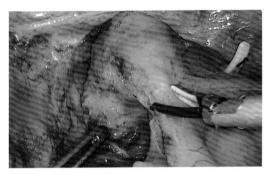

图 15-2-27 裸化肠管左侧系膜组织

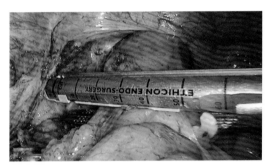

图 15-2-28 助手牵拉游离好的直肠，形成"桥"样

（十二）裁剪乙状结肠系膜

主刀左手钳抓持结扎的肠系膜下动、静脉远端组织，向右侧抽拉；助手左手钳抓持左结肠系膜无血管区，右手钳抓持乙状结肠系膜无血管区，采用杠杆原理交叉向腹侧外侧牵拉，注意力度适当，避免撕裂肠系膜，并避免抓持结肠系膜的血管，以免损伤结肠系膜边缘。形成一个斜向腹侧、左侧的斜面三角形（图 15-2-29，图 15-2-30），为主刀医师裁剪乙状结肠系膜提供合适的视野和适当的张力。

（十三）消化道重建

将标本自腹部小切口取出后，置入圆吻合器钉头，重建气腹。由于大部分学者选择助手右手钳位置开小切口，重建气腹后，右手钳将不复存在，必要时可重新置助手右手钳的穿刺孔。对于吻合口位置位于中上段直肠病例，大部分不需要太多的助手暴露即可顺利完成吻合；对于吻合口位置偏低或盆腔空间狭小病例，需要助手钳撑开或挑起前方的膀胱后壁（男）或子宫（女）（图 15-2-30，图 15-2-31），为肠吻合提供最大的操作空间。

（十四）留置盆腔引流管

完成消化道重建，经腹腔冲洗后，开始留置引流管。一般根据病情需要，需要留置 1～2

根盆腔引流管。主刀自右侧穿刺器置入抓持钳，从左下腹助手左手钳所在的穿刺器穿出体外，拔出穿刺器，夹持住引流管末端，将引流管放入盆腔（吻合口后方最低位置）（图15-2-32）。如有需要继续放置引流管，采用同样方式操作完成盆腔引流管放置，镜下摆好引流位置后，缝针固定。

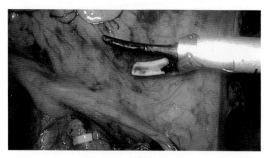

图 15-2-29　助手牵拉出斜向腹侧、左侧的斜面三角形

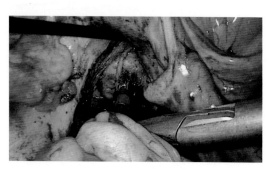

图 15-2-30　吻合器对接时暴露出对接空间

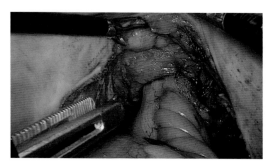

图 15-2-31　完成肠吻合时充分暴露吻合线

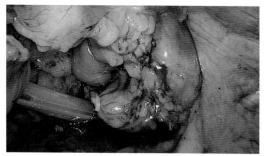

图 15-2-32　助手帮助提起直肠上段，创造盆腔可视空间，准确放置引流

（十五）缝合关闭各穿刺孔和切口

完成吻合口，仔细冲洗腹盆腔、止血，然后关闭各穿刺孔和小切口。

第三节　扶镜手视角

一、概述

腹腔镜直肠癌根治术，需要 1 名助手和 1 名扶镜手。其中助手起着关键的暴露术野和提供张力的作用。扶镜手则起到主刀医师的眼睛和导航的作用。要求扶镜手对主刀医师和助手的每一个步骤有充分的理解和预判，在主刀医师和助手每一个步骤开始前就知道下一步的操作内容，从而在其开始操作前就将镜头指向合适的位置，且根据操作需求摆动光圈，提供良好的术野。扶镜手良好的术野提供，对主刀医师和助手的视野和视角影响较大。扶镜手提供的视角合适，同样非常关键。本节将阐述扶镜手在术中的操作原则和介绍手术步骤的扶镜操作的细节。

二、总体原则

1. 扶镜手需要熟悉腹腔镜手术操作的戳卡布局，及整个手术的每个步骤过程，提前预判主刀医师和助手下一步需要操作的位置，主动将镜头调整到相应的位置，并提供合适的角度。当主刀医师操作过程中出现意外出血等突发情况时，扶镜手亦需要沉着冷静，不可随意移动镜头。

2. 每一个步骤过程，无论手术操作位置如何，均遵循主刀医师视野和视角的原则。心里默认自己就是主刀医师，看着主刀医师的辅助钳和电刀（或超声刀），心里想着这就是自己在操作，怎么调整镜头角度能让自己操作自然就怎么调整。

3. 每一个操作步骤，均需要找到一个参照平面，以该参照平面作为基准平面（即所谓的正确视角）。在某一个操作步骤中，该参照平面大致不变，结合主刀手术过程，通过调整光圈来适当调节视野和视角。

4. 当主刀或助手钳在无法腔镜下观察到时，可通过与主刀医师和助手沟通，适当退镜指引助手操作。

5. 尽量避免视野中出现助手操作钳，可以让视野更加简洁清晰。当辅助助手完成牵拉后，可通过调整镜头的远近和光圈的方向，让视野中只出现主刀的超声刀或电刀。

6. 手术过程中需要根据术程的进展，采用渐变式调整镜头的方法，避免突然大幅度移动镜头或调整光圈。

三、手术步骤及操作要点

（一）认识腹腔镜镜头的角度

大部分腹腔镜是 30° 角镜头（镜头平面与镜头横断面成 30° 角）。当为正常位置时，镜头伸向正前方，视野看到的画面则是前下方 30° 的方向视野（光线方向与镜头杆身方向成 30° 角）。而对于部分镜头，可能为 0° 角镜头。术程中需要注意尽可能将主刀操作点置于视野中心。

（二）建立观察孔

经常规麻醉、消毒铺巾、连接腹腔镜器械后，首先应建立观察孔。根据主刀医师手术视野习惯，选择观察孔位置。大部分学者选择经脐上置入镜头戳卡（图 15-3-1），有突破感时停止前进，拔出套芯。扶镜手此时应及时插镜观察确认已突破腹膜后，可经戳卡给气建立气腹。

（三）腹盆腔探查

建立气腹后，正式手术开始前，首先需要进行的是按照肿瘤学原则进行腹盆腔的全面探查。进镜探查，此时应注意先提供视野给"天花板"（腹膜），应注意观察腹膜有无粟粒样结节，有无条索或束带粘连，尤其是需要置入戳卡的左下腹、右下腹及左右腹直肌旁平脐位置。在协助术者及助手建立戳卡时，扶镜手应先将镜头光圈倒置，镜头"望"向"天花板"（腹侧腹壁）（图15-3-2，图15-3-3）。协助主刀医师或助手医师正确安全地放置穿刺器，避免置入穿刺器时损伤腹壁动静脉，避免置入过深，损伤组织和器官。

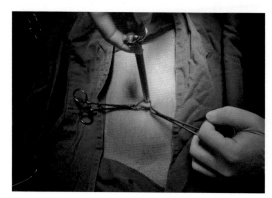

图 15-3-1　建立观察孔

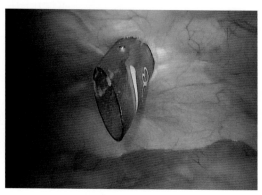

图 15-3-2　置入主操作孔时镜头"望"向"天花板"

（四）腹腔镜探查

手术体系建立完毕后，首先应进行腹腔镜探查。按照肿瘤学原则由远离肿瘤位置逐渐向肿瘤位置探查。先探查是否有腹水，是否有腹壁腹膜转移，然后依次探查肝（图15-3-4，图15-3-5）、胃、大网膜、脾、结肠及结肠系膜（图15-3-6）、小肠及小肠系膜、肝肾隐窝、髂窝、盆腔（图15-3-7），最后探查肿瘤原发灶的位置、大小、有无外侵、有无粘连（图15-3-8）。

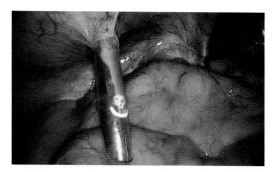

图 15-3-3　置入助手操作孔时镜头"望"向"天花板"

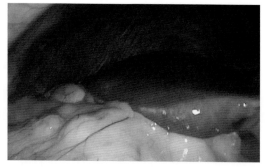

图 15-3- 4　探查右肝

（五）游离乙状结肠外侧粘连

此时扶镜手镜头基本水平面线为助手牵拉成的乙状结肠－粘连组织－壁腹膜一线（图15-3-9，图15-3-10）。镜头随着游离的前进方向不断微调整角度，术程中灵活转动镜头光圈可让镜杆在体外减少与主刀医师的操作钳的"打架"。

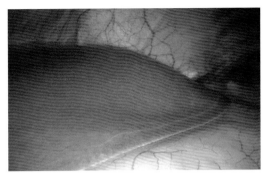

图 15-3-5 探查左肝

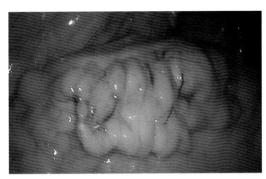

图 15-3-6 探查结肠及其系膜

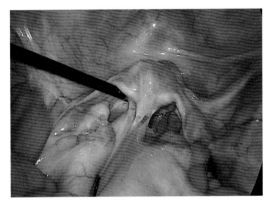

图 15-3-7 探查盆腔

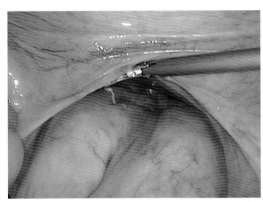

图 15-3-8 探查肿瘤位置

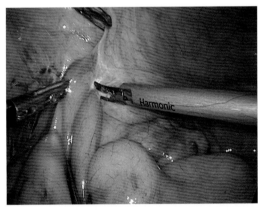

图 15-3-9 镜头摆位使主刀处于最佳的分离视野

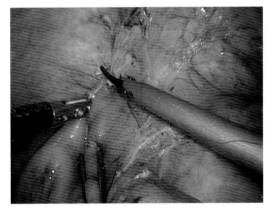

图 15-3-10 随着游离的前进，镜头亦逐渐往前推进

（六）切开并游离乙状结肠系膜和直肠上段系膜

确认肿瘤位置位于直肠，即开始手术操作。暴露乙状结肠系膜和直肠上段系膜，术者选择第一刀切入点，判断组织间隙，沿组织间隙游离。扶镜手需要将右侧髂总血管作为基准平面，随着术者向上和向下沿着间隙游离，注意镜头远近的跟进，大致以髂血管作为基准平面（镜头杆身方向与右髂血管大致垂直），镜头需要根据主刀的进度及时转向（图15-3-11，图15-3-12）。当主刀游离直肠上段向直肠后间隙下方深入时，镜头以助手牵

拉出的丝状结构与黄色的直肠系膜脂肪交界线为基准平面，必要时转动光圈，适当左右调整视野方向（图 15-3-13）。

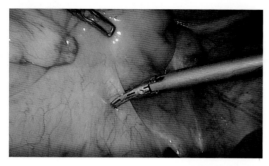

图 15-3-11　切开第一刀，镜头以右髂总动脉为基准水平

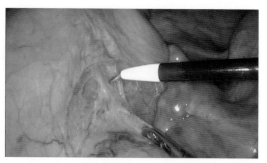

图 15-3-12　随着游离的内容逐渐增加，镜头随着操作点缓缓调整

（七）游离乙状结肠系膜、拓展 Toldt 间隙

当游离至下腹腔，游离乙状结肠系膜、拓展 Toldt 间隙时，以腹主动脉、左侧输尿管、左侧生殖血管基准平面（镜头杆身方向与腹主动脉大致垂直）。向头侧游离时，镜头光圈可向右转动约 45° 角（图 15-3-14 至图 15-3-16），给主刀医师提供更好的视角向胰腺方向拓展。向尾侧拓展时，镜头光圈可向左转动约 45° 角，给主刀医师提供更好的视角向尾侧方向拓展。

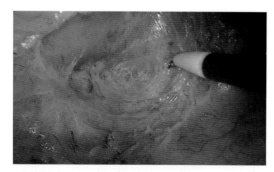

图 15-3-13　游离直肠后间隙，镜头以丝状结构与黄色的直肠系膜交界线为基准平面

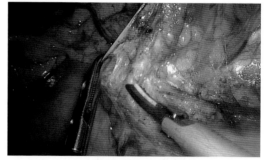

图 15-3-14　向头侧游离时，镜头光圈可向右转动约 45° 角

（八）游离左侧结肠旁沟

助手暴露视野后，扶镜手镜头基准平面与游离外侧粘连时大致相同，扶镜手镜头基本水平面线为助手牵拉成的乙状结肠或降结肠 - 黄白线 - 壁腹膜一线（图 15-3-17）。随着助手的牵拉方向变化，随时调整基准平面，可灵活运用光圈角度避免体外操作钳"打架"。

（九）结扎肠系膜下静脉

助手暴露后，扶镜手以腹主动脉为基准平面，由于肠系膜下静脉与腹主动脉大致成 10°～30° 角（图 15-3-18），扶镜手右手托住镜头，左手将光圈向左侧转动 30°～45° 角，为主刀提供最佳观察肠系膜下静脉视野。

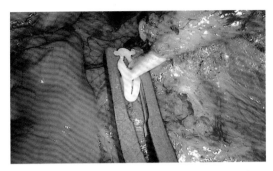

图 15-3-15　结扎肠系膜下动脉，镜头摆位使肠系膜下动脉与腹主动脉成 45°角

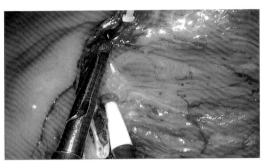

图 15-3-16　向头侧游离时，镜头光圈可向右转动 30°～45°角

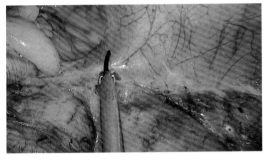

图 15-3-17　降结肠 – 黄白线 – 壁腹膜一线为镜头的基准水平

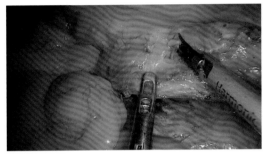

图 15-3-18　肠系膜下静脉与腹主动脉大致成 10°～30°角

（十）游离骨盆入口处乙状结肠系膜

助手牵拉形成张力后，大致以右侧髂总血管作为基准平面，基准平面与左侧输尿管、左侧生殖血管成 30°～45°角。随着主刀分离间隙，扶镜手逐渐调整目标分离点与镜头的距离。

（十一）游离直肠

主刀医师游离直肠后间隙时，当助手暴露后，扶镜手镜头以助手牵拉出的丝状结构与黄色的直肠系膜脂肪交界线为基准平面（图 15-3-19），根据主刀向左右侧盆壁方向分离随时转动光圈，为主刀提供最佳视野。当游离至超低位时，光圈需要转 180°，形成观察"天花板"的效应。沿直肠上段左侧游离腹膜时，大致以右手钳和主刀左手钳抓持点连线为基准平面（图 15-3-20），随着主刀向直肠下段游离，镜头稳定逐渐跟进，注意将直肠系膜左侧和左侧盆壁之间的间隙（助手牵拉暴露后会出现一条交界线，内侧为黄色的直肠系膜脂肪，外侧为盆壁组织，颜色有所不同）与基准平面垂直（图 15-3-21）。至无法继续向下分离。当主刀游离直肠右侧，镜头采用相同的角度和方式（图 15-3-22 至图 15-3-24）。前壁间隙游离一般放最后，此时扶镜手将直肠阴道间隙（女）或 Denonvilliers 筋膜（男）作为基准水平，游离过程中光圈可根据游离位置的偏左或偏右，适当地向右侧或左侧转 30°～45°（图 15-3-25 至图 15-3-29）。

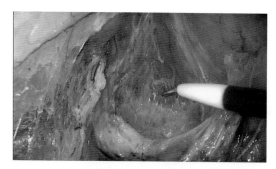

图 15-3-19　继续游离直肠后间隙，丝状结构与黄色的直肠系膜脂肪交界线为基准平面

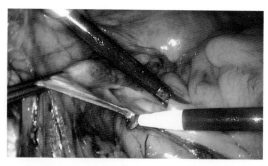

图 15-3-20　助手右手钳和主刀左手钳抓持点连线为基准平面

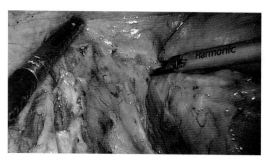

图 15-3-21　直肠系膜脂肪与外侧盆壁组织的分界线与基准水平垂直

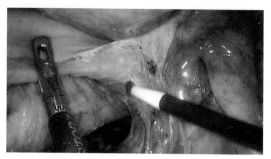

图 15-3-22　游离右侧，助手右手钳和主刀左手钳抓持点连线为基准平面

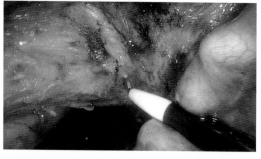

图 15-3-23　直肠系膜脂肪与外侧盆壁组织的分界线与基准水平垂直

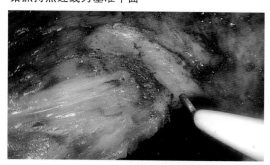

图 15-3-24　继续游离至直肠右前壁

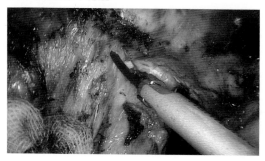

图 15-3-25　游离前壁，以直肠阴道间隙为镜头基准水平（1）

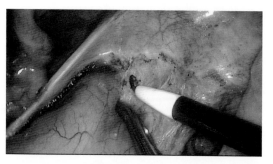

图 15-3-26　游离前壁，以直肠阴道间隙为镜头基准水平（2）

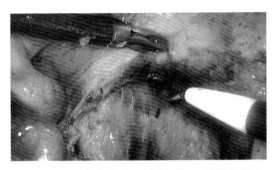

图 15-3-27　游离前壁，以直肠阴道间隙为镜头基准水平（3）

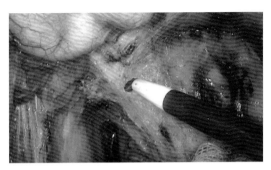

图 15-3-28　游离左前壁，镜头的光圈向左侧转动一定角度

（十二）裸化肠管

主刀裸化肠管右侧时，助手通过牵拉暴露目标闭合离断直肠的位置，扶镜手将游离的直肠系膜后方作为镜头基准平面（图 15-3-29，图 15-3-30）。

当裸化直肠后方系膜时，若直肠系膜肥厚程度一般，暴露良好，不改变镜头角度继续游离（图 15-3-31）。

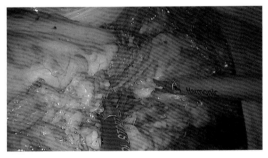

图 15-3-29　直肠系膜后方的边缘作为镜头基准平面，光圈向右侧转动一定角度

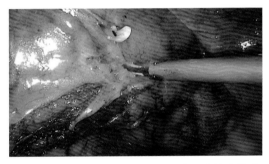

图 15-3-30　直肠系膜后方的边缘作为镜头基准平面，光圈进一步向右侧转动

若肥胖程度高，直肠系膜肥厚明显，则助手通过牵拉将直肠向腹侧推，使直肠呈垂直骶前平面方向，扶镜手将骨盆入口处作为基准水平面，使暴露好的直肠与基准水平面垂直。

当主刀裸化至左侧后，助手将直肠牵拉成斜向右上方，此时扶镜手调整镜头角度，将直肠、左侧盆壁与镜头的基准平面形成一个三角形，然后将光圈向左侧转 30°～45° 角，提供最佳的裸化视野（图 15-3-32）。

（十三）闭合离断直肠肠管

闭合离断肠管时，扶镜手将垂直于肠管方向的水平面作为基准平面，该基准平面与放置好的钉仓成平行关系（图 15-3-33）。

（十四）裁剪乙状结肠系膜

此时助手已将牵拉出结肠系膜平面，主刀左手钳反向牵拉后，助手的两把钳的抓持点和主刀左手钳的抓持点形成三角形区域，此时扶镜手可将该三角区外侧的边作为基准水平，亦可将内、头侧的边作为基准水平（图15-3-34），可根据主刀的习惯和要求适当变化。

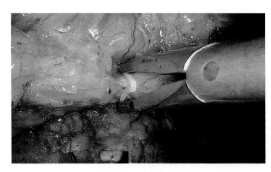

图15-3-31 沿游离右侧系膜的角度，继续往后壁游离裸化肠管

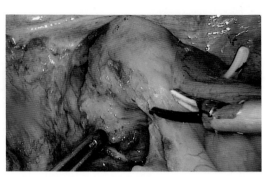

图15-3-32 直肠、左侧盆壁与镜头的基准平面形成一个三角形，然后将光圈向左侧转30°～45°角

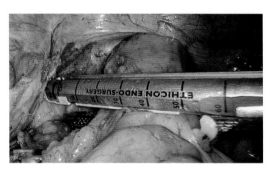

图15-3-33 以闭合器钉仓方向为基准平面

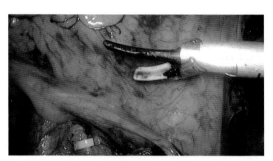

图15-3-34 助手的两把钳的抓持点和主刀左手钳的抓持点形成三角形区域

（十五）消化道重建

消化道重建时，扶镜手镜头的角度放置与闭合离断肠管时类似。吻合器对合后，需要在主刀和助手暴露下，分别沿着肠管浆膜面和系膜侧边缘观察，确定无扭转，方可最终完成消化道重建。

（刘　勇　罗军）

第十六章

腹腔镜下结肠全切除 / 次全切除术

扫描观看
手术视频

第一节 术者视角

一、概述

结肠全切除 / 次全切除术由 3 个术式组成，即右半结肠切除术、左半结肠切除术和乙状结肠切除术，最后进行消化道重建。该手术需要一次性分离直肠、乙状结肠、降结肠、横结肠、升结肠，手术平面多、范围大，在进行结肠全 / 次全切除时，需要进行结肠癌全结肠系膜切除（complete mesocolic excision，CME）离断结肠的中央血管，其技术操作难点主要是结肠层次的游离，中央血管的高位结扎，肠系膜根部淋巴结广泛清扫，以及脾曲和肝曲解剖游离，因此，充分认识术中的外科层面和血管解剖至关重要。近年来，随着腹腔镜的广泛开展与推广应用，手术技术不断提高，该手术已经广泛开展。与传统开腹结直肠手术相比，腹腔镜手术具有微创、无创口（经直肠肛门移除标本）美观、安全优势。本节从术者视角详述结肠全 / 次全切除术的步骤及注意事项。

二、适应证、禁忌证、手术原则

（一）适应证

适用于炎症性肠病（包括溃疡性结肠炎、克罗恩病）、结肠慢性传输障碍、家族性腺瘤性息肉病、遗传性非息肉性大肠癌、结肠直肠多原发肿瘤。

（二）禁忌证

1. 既往多次腹部手术史，腹腔粘连严重。

2. 肠梗阻、穿孔等急诊手术。

3. 肿瘤巨大并侵犯周围器官组织或腹腔广泛转移。

4. 全身情况差，术前无法纠正，伴发严重心、肝、肾疾病无法耐受手术。

5. 重度肥胖。

6. 暴发性溃疡性结肠炎，穿孔性结肠炎，大量出血及中毒性巨结肠。

（三）手术原则

腹腔镜下结肠全 / 次全切除术与其他部位的结肠肿瘤的手术原则相同，但具体切除长度及淋巴结的清扫范围有所不同。

1. 切除肿瘤在内的两端足够长度的肠管及相应系膜，可以按照大肠癌临床病理处理规范 5cm 加 10cm 的原则确定肠管切除的长度。

2. 若进行消化道重建制作回肠储袋，保留回结肠血管保证血液供应，需要行扩大右半结肠切除，可保留结肠中动脉左支（详见右半结肠切除章节）；若肿瘤位置偏脾曲，需要行扩大左半结肠切除，可保留结肠中动脉右支（详见左半结肠切除章节），但要保证淋巴结的彻底清扫。

3. 技术操作要点：结肠全 / 次全切除全手术平面多、范围大，处理血管多。处理血管主要是处理 SMA、SMV 及 IMA、IMV 的各结肠分支，包括 IA、RCA、MCA、LCA、SCA，高位结扎并清扫周围淋巴结（良性疾病可不进行高位结扎清扫淋巴结），注意血管走行，以及血管的变异。因此，充分认识术中的外科层面和血管解剖至关重要，避免手术过程中过度牵拉导致静脉或动脉出血。同时还必须注意结肠脾曲和肝曲解剖游离。

三、麻醉、体位与戳卡位置

（一）麻醉方式

选择全身麻醉或全身麻醉联合硬膜外麻醉。

（二）手术体位

取改良截石位。

（三）Trocar 位置

1. 腹腔镜镜头 Trocar 孔　脐下。

2. 主操作孔　髂前上棘与脐连线中点（右腹直肌外缘）（12mm Trocar），术者站于患者的两腿之间。

3. 术者辅助孔　与主操作孔相对应左下腹点（12mm Trocar）。游离乙状结肠时，术者转换位置至患者右侧变为主操作孔。

4. 助手主操作孔　脐水平左上方，靠内侧腹直肌外缘为宜，为助手主要操作孔。手术结束便于放置引流管，贴近腹壁，方便引流。

5. 助手辅助孔　脐水平右上方，靠内侧腹直肌外缘为宜。

四、手术操作步骤

（一）探查与手术方案的制订

1. 常规探查　按照肝脏、胆囊、胃、脾、大网膜、结肠、小肠、直肠和盆腔顺序逐一进行探查（图 16-1-1 至图 16-1-3）。

2. 肿瘤探查　根据术前结肠镜及腹部 CT、MRI 影像资料判断各个肿瘤大小（对于直径偏小的肿瘤术前行纳米碳定位），术中探查肿瘤在整个结肠的具体分布部位，从而决定采取结肠全切除 / 次全切除术式（图 16-1-4）。

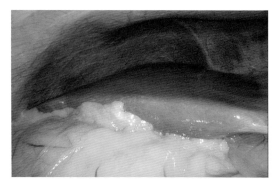

图 16-1-1 探查肝右叶

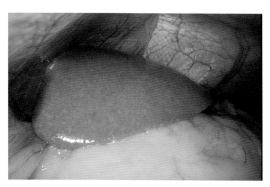

图 16-1-2 探查肝左叶

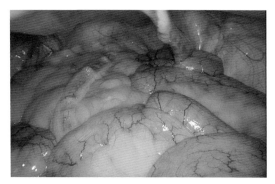

图 16-1-3 探查盆底

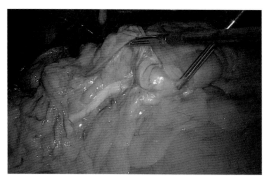

图 16-1-4 探查原发灶

（二）手术操作过程

手术标本游离顺序为右半结肠、横结肠、降结肠、乙状结肠、直肠顺时针方向（也可以采取逆时针顺序），可以应用中间入路、尾侧入路（针对结肠全 / 次全切除而言）。

1. 术野暴露及切入点　患者取头低足高体位，并且轻度右倾位。首先将小肠移向右上腹，将大网膜和横结肠推向上腹，术者从末端回肠系膜无血管区进行切入，在小肠系膜和后腹膜间找到正确的层次，并向头侧及侧方拓展（图 16-1-5，图 16-1-6）。

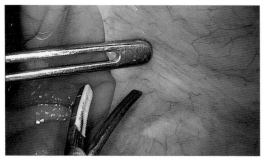

图 16-1-5 从无血管区切入

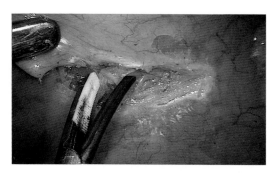

图 16-1-6 拓展层面

2. 肠系膜上动静脉（SMA 与 SMV）各分支游离与离断　中间入路能较好地显露肠系膜上动静脉，解剖 SMV 表面可沿回结肠血管束的上缘切开 SMV（十二指肠裸区消失处内侧 1.0cm 处为其投影）和 SMA 表面的腹膜，显露 SMV，并继续显露 SMA（非常规）（图 16-1-7）。

十二指肠裸区和降部与胰头部是重要的手术解剖标志。沿着 SMV 血管表面、SMA 左侧缘表面向胰腺颈部方向分离，过程中术者注意左手无创钳的力度和方向，通常距离胰颈部 2.0cm 处可分离出 MCA，予以根部结扎离断（图 16-1-8）。

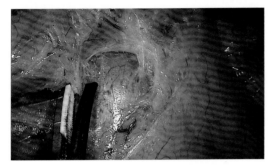
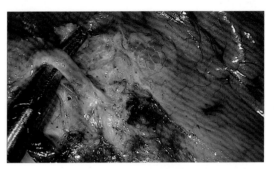

图 16-1-7　拓展层面以显露 SMV　　　　　　图 16-1-8　分离根部离断 MCA

外科干伴行的 SMA 段，部分患者发出 RCA，注意分离过程中根部离断。当分离至胰颈水平，可见由 SMV 分支的 Henle 干，可在根部离断。分离 MCV 时，可能汇入 Henle 干，也可能源于 SMV，少数患者源于 IMV，注意仔细辨别，根部离断（16-1-9）。

继续沿胰颈部横行切开横结肠系膜根部，进入网膜囊，可见胃大弯。继之充分从内侧游离结肠系膜。

3. 游离肝曲　使用头侧入路方法游离大网膜，进入网膜囊后，继续分离至与内侧分离层面回合（图 16-1-10）。

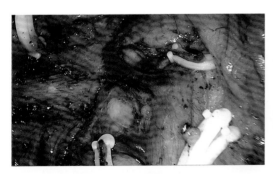
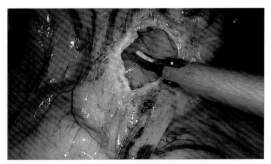

图 16-1-9　离断 MCV　　　　　　图 16-1-10　头侧偏高大网膜

继续游离结肠与侧腹壁的附着，将右半结肠完全游离，具体相关操作可参照根治性右半结肠切除术手术步骤。T4 期肿瘤注意在胃网膜弓内分离（清扫幽门下 No.6 组淋巴结），

T1 ～ T3 期肿瘤可选择弓外分离。良性疾病可酌情切除大网膜范围。

4. **肠系膜下动静脉游离与离断**　术者变换手术位置至患者右侧，患者继续取头低足高体位，并且轻度倾向术者，使用肠钳将小肠及系膜推挤至右上腹，暴露肠系膜下血管，十二指肠水平部，屈氏韧带。从下至上沿着骶前间隙走行（图 16-1-11，图 16-1-12）。

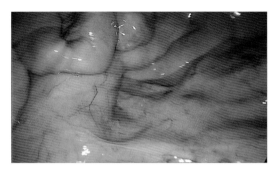
图 16-1-11　**暴露术野**

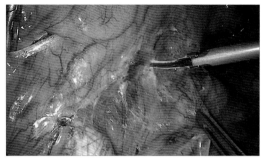
图 16-1-12　**分离左侧 Toldt 筋膜**

暴露并骨骼化 IMA，并视结肠全切除 / 次全手术范围选择离断 IMA 或者保留直肠上动脉（RSA）终末支（图 16-1-13）。

沿其继续向左侧分离，拓展至左侧 Toldt 间隙至左结肠旁沟和胰尾，注意保护脾，胰腺下缘结扎 IMV（图 16-1-14）。

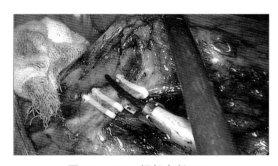
图 16-1-13　**根部离断 IMA**

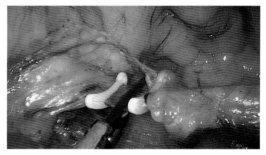
图 16-1-14　**胰腺下缘离断 IMV**

5. **脾曲游离（内侧法）**　在结肠系膜和胰腺之间向头侧方向进行游离，直到横结肠系膜前叶（图 16-1-15）。

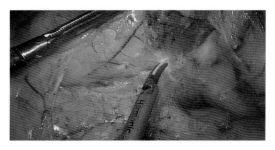
图 16-1-15　**胰腺前方游离平面**

切开横结肠系膜前叶，并向左右拓展，进一步向胰尾进行分离，开窗（图16-1-16）。

细心从内侧方向，对大网膜与横结肠之间的附着进行分离。也可以从降结肠外侧内外交替游离脾结肠韧带（图16-1-17）。

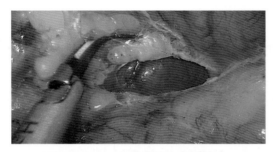

图 16-1-16   切开横结肠系膜前叶

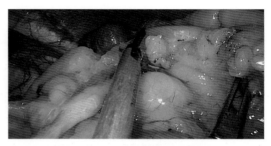

图 16-1-17   游离脾结肠韧带

术者也可以变换位置，到患者左侧进行结肠脾曲游离。

6. 标本切除与消化道重建   用直线切割闭合器在裸化的肿瘤下方预切线处切割闭合肠管。用碘伏纱条消毒断端。腹部正中切开相应切口，置入切口保护套提出结肠全切除/次全标本，恶性肿瘤患者以10+5cm原则离断肠管，行回肠与结/直肠端端吻合，也可以末端回肠建立约15cm长的J形储袋，确定无张力后与直肠进行吻合（非常规）。给予吻合口和残端缝线加固，临时封闭切口。检查上下切端吻合环完整性，确认远近端肠管是否全层、全周钉线是否完好，并通过注水、注气试验检查吻合口通畅确切，生理盐水冲洗，确切止血，视术中情况分别于各腹戳卡孔放置引流管若干。可经肛门留置柔性肛门减压管1根。

五、术后管理

1. 留置肛管   手术结束时留置，可置入吻合口水平以上，肛周进行相应固定，有利于减少吻合口压力，预防吻合口漏。

2. 镇痛   良好的镇痛有利于患者及早离床活动。

3. 体位   待患者清醒后，生命体征平稳，改半卧位，有利于呼吸，减少腹胀对膈肌的压迫，减少肺部并发症的发生，同时有利于引流。

4. 预防深静脉血栓形成   物理治疗包括弹力袜、气压治疗，常规应用低分子肝素治疗。

5. 饮食护理   术后第2天若无明显不适，适量饮温水，再根据肠道功能恢复情况，进流食，一般手术后第5日进半流食等。

6. 营养支持及液体治疗   术后调节水、电解质平衡，恢复足量饮食之前给予静脉营养支持，根据病情合理使用抗生素。

六、并发症及处理

手术范围大，并发症相对较多，主要有腹腔感染、出血、肠梗阻、吻合口漏，可参照之前相应章节予以相应处理。

第二节　助手视角

一、概述

腹腔镜手术的外科医生团队包括术者、助手和扶镜手。术者自身的经验和手术技巧往往决定着该团队能够完成的手术类型和手术成功率，但助手的作用同样不容小觑，助手与术者的密切配合是手术顺畅进行的基本保障。腹腔镜结直肠手术中的系膜游离、淋巴清扫、血管结扎、肠壁裸化、镜下吻合等操作都需要助手的协助和配合才能够完成，这就要求助手应具备与术者接近同等程度的手术理解。此外，助手应起到配合术者操作、指挥扶镜手调节视角的"承上启下"作用。本节将结合腹腔镜下结肠全切除 / 次全切除术的操作步骤来论述助手的配合方法和技巧。

二、总体原则

1. 助手操作钳的作用是替代术者的左手操作钳，利用抓持、牵拉等操作帮助术者完成组织暴露和系膜延展。

2. 术中若涉及远端操作钳（左手）需要"回头"向近端抓取组织的情况，应注意操作方向一般与视野中所见方向相反，需要一定的熟练度。

3. 助手必须减少暴露过程中操作钳的移动，反复移动会降低手术流畅度，增加手术时间。助手在协助暴露的过程中，如术者的左手操作钳正在牵拉暴露助手的操作钳所抓持的组织，则说明助手的操作钳已失去作用，需要及时调整位置。

4. 助手进行牵拉操作时应抓持完整的系膜组织、不需要保留的肠壁组织等能够受力且不易破碎的组织。当需要镜下调整抓持位置，而全局视野受限或不便于提供时，不可盲目地伸入操作钳做夹持操作。调整位置时需要沿腹壁走行从上方移动操作钳，避免造成副损伤。

5. 助手操作钳采用的各种手法应该与术者操作钳反方向发力，提供合理张力，便于术者切割游离和判断组织间隙，形成张力的过程中应张弛有度。在手术暴露过程中将相应的组织形成完整的"平面"而不是孤立的"点"，这样手术就可进入正确的手术层面。

6. 助手合理地应用吸引器，不但可以有效提供暴露，还可以吸除超声刀水雾气，保持视野清晰，提高手术效率。助手在手术中也需要积极参与手术中止血。

三、手术步骤及操作要点

（一）探查及排列肠管

建立手术体系后，首先进行原发灶的探查和肠管排列。由于全结肠切除手术范围大，乙状结肠经常出现冗长结构,或者部分患者BMI较高,由于结肠小肠系膜,以及肠脂垂肥厚,肿瘤需要在术前进行纳米碳定位,同时也需要助手通过积极的配合暴露病灶。患者取头低足高体位,并且轻度右倾位,助手可先将小肠移向右上腹,将大网膜和横结肠推向上腹。助手可以持操作钳向后方反向推动肠管,配合术者操作。肥胖患者还可以经戳卡向肠系膜根部处置入纱布,获得有效暴露。

（二）第一刀切入点

完成肠管排列,显露回结肠系膜后,需要选择第一刀切入点。此时,助手正确抓持末端回肠附近小肠系膜,充分牵拉并展开,通过助手的左、右手操作配合向上方、向外侧提拉起回结肠,将系膜展成平面,助手正确抓持末端回肠附近小肠系膜,充分牵拉并展开,充分暴露术野（图16-2-1）。

术者从末端回肠系膜无血管区进行切入,在小肠系膜和后腹膜间找到正确的层次,并向头侧及侧方拓展。游离过程中,助手调整牵拉力度,进而维持切开部位足够的张力。

（三）肠系膜上动静脉（SMA与SMV）各分支游离与离断

中间入路能较好地显露肠系膜上动静脉,沿回结肠血管束的上缘切开SMV,助手用右手操作钳牵拉回结肠血管束,左手操作钳提起横结肠系膜,以利于术者辨认血管（图16-2-2）。

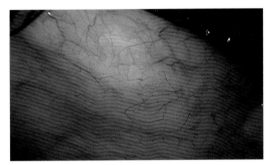

图16-2-1　暴露回结肠系膜

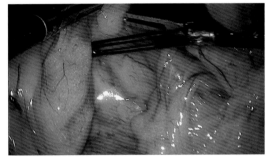

图16-2-2　提起横结肠系膜暴露血管

术者显露SMV,将回结肠血管（ICA）在根部离断后,助手右手操作钳钳夹ICA根部,左手操作钳抬起升结肠系膜,协助术者将右侧结肠系膜从十二指肠及后腹膜分离,有效暴露十二指肠裸区和降部与胰头部。进一步在术者沿着SMV血管表面、SMA左侧缘表面向胰腺颈部方向分离过程中,助手继续调整双手操作钳牵引方向,有效暴露MCA、RCA、及RCV,并在根部进行结扎。当分离至胰颈水平,可见由SMV的分支Henle干,一般可在根部离断,也可继续追踪属支,离断结肠分支,保留胰腺干。离断RCA根部时,助手两手操作钳分别抓持横结肠的左端和右端,双手协同将横结肠垂直提起,同时也利于辨认出胰腺,以免损伤（图16-2-3）。

完成处理血管后,进一步向头侧游离,继续将肝结肠韧带离断,助手操作钳将结肠系膜挑起。沿胰颈部横行切开横结肠系膜根部，进入网膜囊后，可见胃大弯。助手继续挑起横结肠系膜，从而充分从内侧游离结肠系膜。

（四）肝曲游离

调整手术台至头略高位置，前述步骤已从内侧离断胃结肠韧带、横结肠系膜，助手操作钳将大网膜稍向上提起，术者操作钳保持相应对抗张力，超声刀离断后进入网膜囊，继续往下分离直至与内侧游离平面汇合，从中向右侧将结肠肝曲游离下来，助手操作钳注意挑起胆囊，防止损伤。其中注意不要损伤右网膜动静脉。肝区游离结束后，继续向尾侧游离，助手右手操作钳夹持阑尾向头侧外上方牵引，左手操作钳推开末端回肠，术者切开侧腹壁腹膜，将盲肠、末端回肠游离下来。

（五）肠系膜下动静脉游离与离断

术者变换手术位置至患者右侧，患者继续取头低足高体位，并且轻度倾向术者，助手位于患者右侧，使用肠钳将小肠及系膜推挤至右上腹，暴露肠系膜下血管，十二指肠水平部，屈氏韧带。助手左手操作钳夹持直肠上段血管蒂，右手操作钳夹持直肠上段系膜，展开后向腹侧外侧牵拉（图16-2-4）。

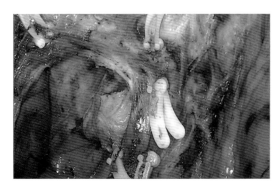
图 16-2-3　暴露外科干

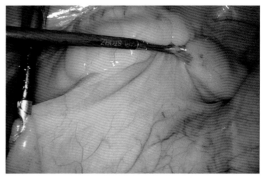
图 16-2-4　显露游离 IMA 术野

术者在骶髂水平腹膜进行手术切入后，向下方稍做游离，并向头侧游离，暴露IMA根部，助手不断调整操作钳钳夹方向与力度，使术者分离并保护上腹下神经。助手左手操作钳将IMA血管向腹侧方向与腹主动脉呈锐角夹持，根据行结肠全切除/次全切除的手术要求，确定离断IMA根部，或者保留直肠上动脉分支，从而进行相应的离断。

（六）脾曲游离（内侧法）

助手左手操作钳抓持IMA血管断端并向腹侧和尾侧牵引，右手操作钳牵引直肠上段系膜或乙状结肠系膜，在结肠系膜和后腹膜之间保持适当张力，利于术者在正确手术层面进行游离。术者向外拓展游离直至左结肠旁沟。接着助手双手操作钳夹持IMV近端和远端的系膜，将降结肠系膜展开。术者继续拓展上方降结肠系膜与后腹膜之间游离层面，直至胰腺下缘结扎IMV。助手右手操作钳夹持前面离断MCA根部，向头腹侧牵拉，左手夹持 IMV 断端，展开横结肠降结肠系膜，协助术者游离结肠系膜与胰腺之间层面，直至胰尾，横结肠系膜前叶打开，进入网膜囊。助手变换操作钳夹持至横结肠，与降结肠向内侧牵拉，术者从左结肠旁沟向上将大网膜及脾结肠韧带离断，完成整个脾曲游离。

（七）切除标本

助手对预定切除标本远端进行展平，与术者进行相应系膜裁剪。术者经主操作孔置入腔镜下直线闭合器后，助手协助术者拉直肠管，用操作钳将肠管塞入直线闭合器内。助手左手操作钳越过直线闭合器开口处，从远端向内侧推动肠管，右手操作钳拉直肠管，术者左手操作钳从直线闭合器近端向内侧牵拉肠管，通过配合操作将肠管完全塞入直线闭合器开口内。标本进行离断。

（八）消化道重建

体外切除标本，置入吻合器抵钉座后，还纳肠管入腹腔。重建气腹后，助手协助术者夹持近端结肠，与远端结肠处置入的管型吻合器行端端吻合，注意协助判断肠管是否有系膜扭转。

（九）留置引流

完成消化道重建，经腹腔冲洗后，患者体位进行复位，助手配合术者进行小肠复位排列，接下来开始留置引流管，可以酌情留置 1～2 根腹腔引流管。此时镜头应给到需要留置引流管区域，助手将戳卡拔出后迅速置入血管钳，经戳卡进入腹腔，并将原戳卡稍作扩张，术者将引流管经主戳卡，夹持引流管一端，进入腹腔，助手在镜头直视下，张开血管钳后钳夹住引流管后迅速拔出腹腔，之后助手再用操作钳协助术者摆正引流管位置。

（十）关闭创口

主操作戳卡（12mm 穿刺孔），需要关闭，防止术后腹壁疝的发生。可在手术结束时由扶镜手调整镜头观察主操作孔戳卡拔出后有无出血，同时迅速用缝线缝合戳卡，吸引器吸除气腹气体后，缝合腹部移除标本切口，以生理盐水冲洗伤口，必要时可行腹膜前间隙局部麻醉。皮肤可采用皮内缝合。

第三节　扶镜手视角

一、概述

近 20 年来，腹腔镜手术作为一种微创手术方式在结直肠癌的根治性手术中应用广泛。腹腔镜的镜头具有放大效应，能够更为清晰地显示腹腔内的解剖结构，3D 腹腔镜还可以呈现其 3D 立体结构，尤其是脉管、神经等重要组织。这一优势便于术者在镜头指引下进行术中精细操作，降低副损伤的发生概率。腹腔镜手术局部具有放大效应，而整体的视野格局相比于开腹直视下手术具有局限性。腹腔镜镜头相当于术者的眼睛，其效果如何直接关系到手术操作的顺利与否，甚至关系成败。扶镜医师操控这双"眼睛"，需要扶镜医师经过严格的培训，更需要扶镜医师与术者之间有默契的配合。所以绝不能认为扶镜手只是腹腔镜手术中的次要角色，由对腹腔镜手术不了解的年轻医师承担也没有问题。扶镜手必须能够有效及时地为手术提供视野，并做好全局观察视野和精细操作视野的自如切换。因此，扶镜手首先要对腹腔镜手术方式有充分的理解和掌握，其次需要对不同术者的操作习惯和手术风格有良好的耐受，最后需要扶镜手具备一定的灵活思维和及时的应变能力。综上，本节将从扶镜手视角着手，描述不同手术阶段扶镜手视角的体验及配合技巧，以期为初学者提供指导和参考。

二、总体原则

总体原则，在前述各章节已有阐述，这里再进行适当的说明：

1. 总体视野原则是以术者的超声刀头为视野中央，注意随着操作位置的改变而灵活调整，要始终设想自己即是术者，站在术者的角度观察目标，要以镜头能够最佳地满足当前手术操作为目的。

2. 镜头端平，正对盆底时为正常镜头视野，当需要转换视野，观察左下腹、右下腹时，应注意镜头的移动与顺时针/逆时针旋转相结合，即以盆底为中心点，整体进行顺时针/逆时针旋转。镜头犹如人身体直立不动只转动眼睛，观察的角度变换而视野不会颠倒。现最多在结直肠癌腹腔镜手术使用30°前斜视镜。Olympus公司的LTP.VP四方向腹腔镜（Deflectable Tip Video Laparoscope），更能增加手术部位视野。

3. 注意观察视野和局部解剖视野的有机结合，合理地放大视野应以术者能清晰地解剖局部组织结构，而操作过程中产生的气雾、水滴等不会溅溅镜头为准。观察视野的距离选择需要保证至少看到操作部位和周围组织器官（应至少看到助手钳子末端），但不会影响对组织结构的大体观察。

4. 扶镜手在操作过程中应注意兼顾助手视角，当术者需要助手提供暴露或者转换抓持位置时，可适当退镜或转换方向，提供全景视野，帮助助手找到合适的抓持位置后，再继续进镜为术者提供局部解剖视野。

5. 镜头前进和后退时，应动作轻柔，尽量保持画面稳定，不能随意移动，同时，切忌画面快速平移，使观察者视觉疲劳。可以将擦试镜头等动作尽量与术者更换器械同步，以减少手术时间。

三、手术步骤及操作要点

（一）建立观察孔

以腹腔镜下结肠全切除术为例。经常规麻醉、消毒铺巾、连接器械后，首先应建立观察孔。经脐旁（或脐下）置入镜头戳卡（12mm），有进腹突破感时停止前进，拔出套芯。扶镜手此时应及时插镜观察确认已突破腹膜。扶镜手一手持镜头，一手摇动镜头戳卡，注意观察。如未突破腹膜，应插入套芯继续置入戳卡。如突破腹膜，则转动镜头可见视野所见为黄色/粉色频繁变化，此时可经戳卡给 CO_2 建立气腹。

（二）观察腹壁及建立手术体系

气腹建立以后，置入腹腔镜头，首先要探查全腹，持镜医师应给出腹腔的远景以了解腹腔内有无粘连、出血、积液等情况及各脏器的一般情况，然后再近景对各个脏器逐一观察。当术者 Trocar 穿刺时，镜头应相应转向该部位，并给出穿刺点周围情况，尤其 Trocar 前进的方向应充分暴露，以防损伤邻近脏器。

建立气腹后，进镜探查，此时应注意提供视野给"天花板"（腹膜），应注意观察腹膜有无粟粒样结节，有无条索或束带粘连，尤其是需要置入戳卡的左下腹、右下腹及左右腹直肌旁平脐位置。确认能够进行腹腔镜手术切除后，在协助术者及助手建立戳卡时，扶镜手应先将镜头紧贴腹膜层，利用镜头的光照由内向外提供射影，以便观察需要建立戳卡的位置是否有腹壁下血管，避免损伤。而后术者及助手置入戳卡时应协助操作者观察戳卡是否顺利进入腹腔，避免置入过深，损伤组织和器官。

（三）腹腔镜探查

手术体系建立完毕后，首先要探查全腹，扶镜医师应给出腹腔的远景以了解腹腔内有无粘连、出血、积液等情况及各脏器的一般情况，然后再近景对各个脏器逐一观察。一般按照逆时针的顺序，从盆底开始，依次探查直肠、乙状结肠、左半结肠、左上腹、脾、大网膜、胃、肝、胆囊、右半结肠、回盲部、右髂窝。

探查过程中需要注意：

1. 腹腔内腹水量和腹腔内肿瘤转移情况。

2. 上述脏器形态有无异常，有无肿瘤转移结节。

3. 最后探查肿瘤原发灶的位置、大小、有无外侵、有无粘连。

（四）第一刀切入点

确认肿瘤位置后，明确能够进行腹腔镜下结肠全切除/次全切除术后，即开始手术操作。患者取头低足高体位，并且轻度右倾位。首先将小肠移向右上腹，将大网膜和横结肠推向上腹，助手正确抓持末端回肠附近小肠系膜，充分牵拉并展开，充分暴露术野，术者选择末端回肠系膜无血管区进行切入，判断组织间隙，沿组织间隙游离。此时应该以观察视野为主。随着术者向上和向下沿着间隙游离，注意镜头远近的跟进，以及镜头及时的时针转向。

（五）系膜根部血管处理

进行血管处理时，主要是处理全结肠肠系膜上、下血管各个分支。肠系膜上血管的暴露：在右半结肠游离过程中，肠系膜上血管的暴露是手术的开始，术者的位置是在患者的下方，扶镜手要想象自己的镜头是术者的眼睛，也要让视野从下至上，沿着肠系膜上血管的走行方向暴露，并置于中间偏右，因为离断的回结肠血管、右结肠血管均在肠系膜上血管的左侧。肠系膜下血管的暴露：进行左半结肠、乙状结肠游离时，需要游离或离断肠系膜下血管。此时，扶镜手应将镜头从右侧射入，让术者感觉自己的视线与患者躯干是基本垂直的状态。腹主动脉保持平行于显示器的下沿，而肠系膜下血管则与腹主动脉成一个 30°～45° 的夹角，然后再不断调节镜头的角度并配合助手让术者从血管的上方、侧方及下方均可清楚看到血管走行，以利于离断血管。

骶前间隙暴露：腹腔镜可以自由地进入骶前区域。注意由于骶前空间狭小，要使镜头不被组织碎片、血液污染或不干扰其他操作器械，需要调整镜头的角度，可从侧方或下方进入，尽量让骶前间隙暴露在视野中央，并最大限度地利用视角差，减少与其他器械的相互干扰。

由于手术的术野距离镜头较近（靠近镜头戳卡下方），不利于提供全景视野。如果退镜观察，不仅无法提供全景视野，反而因镜头退入戳卡内而影响观察。此时可适当外拔戳卡，改变镜头与术野间的距离，同时应注意镜头转动和视角调整，保证手术需要切断的肠系膜下动静脉基本处于视野中的水平位置，便于观察和解剖。此外，保持安全距离的好处在于避免气雾、水滴迸溅镜头，频繁地擦拭镜头会影响手术的连贯性，不利于手术进度和节奏。

此处操作过程中需要辨识组织间隙和输尿管、生殖血管，此时应注意给予近距离镜头观察。距离的掌握以该距离的镜头可以清晰地看到膜组织后方的血管（深色为静脉、浅色为动脉）及输尿管（粉色蠕动的管状结构）为准。

（六）外侧入路游离

游离并结扎结肠上血管各分支，并分离相应组织间隙后，之后从外侧入路（包括胃结肠韧带）进行操作以便两端打通系膜，直至完整游离右半结肠、横结肠，之间需要调整患者体位，扶镜手应注意镜头的及时转换。此时，镜身和光导的线缆与术者的操作器械容易互相干涉，镜身与术者容易发生位置冲突，应注意及时灵活地调节镜头方位，绕过冲突区域重新建立视野，保证超声刀头为视野中心。利用视角差避开对术者操作的干扰，让镜身与术者的操作器械不在一条直线上，保证立体的三角视差。术者更换器械时镜头亦应相应地退后，给出远景，便于术者器械能够辨清方向，顺利地抵达术区，避免不必要地延误时间。

（七）肠管裸化

腹腔镜下结肠全切除 / 次全手术平面多、范围大，处理血管多，扶镜手必须充分认识术中的外科层面和血管解剖，避免因暴露不清导致静脉或动脉出血。经过不断地变换手术体位，进行结肠全切除 / 次全完全游离后选择肿瘤下方合理切缘处为预切线进行肠壁裸化。受肠梗阻、系膜肥厚等潜在因素影响，操作过程中容易出现气雾或水滴迸溅镜头，需要多次擦镜，影响手术进度。扶镜手此时可采用机动灵活的应对方式，在术者观察、选择下刀位置时适当推进镜头，当术者超声刀确认夹闭组织并进行电凝 / 电切时适当退后镜头，组织切断后再适当进镜配合观察选择下一刀切入点。

（八）离断肠管及移除标本

完成肠壁裸化后需要于镜下闭合预切线处肠管，置入腹腔镜下切割闭合器后，应配合术者观察闭合器是否已含住全部肠管。此时，一般在吻合器夹持和助手钳子的配合下远端肠管可能被抬高，影响观察。

此时可越过肿瘤所在的肠管后进镜观察，注意以下细节：

1. 吻合器远端已含住全部肠管。

2. 未夹带其他组织（血管，输尿管等）。

3. 闭合器头端避免抵于左侧髂血管、输尿管及骶尾骨上，以免造成副损伤。

4. 选用适当的切口，体外移除标本，并置入吻合器尖头。

（九）消化道重建及留置引流

经腹壁切口移除标本，置入吻合器抵钉座后，将肠管送回腹腔。重建气腹后，进行端端吻合。当吻合器尖头与抵钉座衔接后，扶镜手应调整视野追踪观察结肠系膜有无扭转后再完成吻合。吻合完毕后，注意配合术者寻找纱布条及腹腔冲洗。纱布条常见位置为右髂窝、结肠系膜下方、肠系膜下动脉旁小肠处及盆底，应及时灵活地提供视野，且取纱条时镜头必须全程追踪，以防止中途脱落再次寻找。完成冲洗引流后患者体位进行复位，扶镜手配合术者进行小肠复位排列，接下来需要留置引流管，此时镜头应给到右侧主戳卡下方，助手将戳卡拔出后迅速置入血管钳，经戳卡进入腹腔，并将原戳卡稍作扩张，术者将引流管经主戳卡，夹持引流管一端，进入腹腔，助手在镜头直视下，张开血管钳后钳夹住引流管后迅速拔出腹腔，之后扶镜手协助术者摆正引流管位置。术者可酌情再经主操作孔下入另一根引流管，最后，扶镜手调整镜头观察主操作孔戳卡拔出后有无出血，同时迅速用缝线缝合戳卡，吸引器吸除气腹气体后，缝合腹部移除标本切口。

（钱　俊　李　波）

第十七章

机器人辅助下直肠癌根治术

扫描观看
手术视频

第一节　术者视角

一、概述

手术机器人系统由影像处理平台、患者手术平台和医生操控台 3 个部分组成。影像处理平台为主刀医师提供放大 10 倍的高清三维图像，赋予手术视野真实的纵深感，增加医师对手术的把控。患者手术平台置于手术台旁，具有 4 条机械臂，用于安装镜头或手术器械。机器人手术器械具有独特的可转腕结构，可进行 540° 旋转，突破了双手的动作限制，使操作更灵活，尤为适合狭小空间内的手术。主刀医师坐于控制台前，实时同步控制床旁机械臂的全部动作。机器人计算机系统自动滤除术者动作中的不自主颤动，使操作更稳定。

随着微创理念深入人心、外科设备及技术迅猛发展，机器人技术应用于结直肠手术较为成熟。其优势在于更精细的手术操作，包括高清 3D 视野配合高自由度可转向器械，精准流畅的直肠钝性分离，保障系膜的完整切除，可减少创伤，促进术后恢复，保护盆腔脏器功能等。经自然腔道取标本（NOSES）同时具有住院时间短、花费少、美容效果好等明显优势。大量回顾性研究的荟萃分析显示：机器人手术显著减少术中出血量，降低中转开腹率，加快术后胃肠道功能恢复，缩短住院时间，并能更好地保护排尿功能和性功能；在肿瘤根治方面，机器人手术能够提高全直肠系膜切除术（total mesorectal excision，TME）质量，并在降低直肠癌环周切缘（CRM）阳性率方面存在一定的优势，在清扫淋巴结数量、远端切缘阳性率、局部复发率和长期生存率方面，机器人手术与腹腔镜手术相仿。

二、适应证、禁忌证、手术原则

（一）适应证

肿瘤位置在直肠上段肿瘤、直乙交界处肿瘤或乙状结肠远端肿瘤；肿瘤环周径 < 3cm 为宜；肿瘤浸润深度 ≤ T3。（NOSES 适应证）

（二）禁忌证

肿瘤过大，无法经直肠肛门拖出者；乙状结肠系膜过于肥厚，判定经肛拖出困难者。

过于肥胖者（BMI > 35kg/m^2）。

（三）手术原则

机器人辅助直肠癌手术和腹腔镜辅助直肠癌手术原则基本相同。

1. 术前仔细行肠道准备。

2. 全面探查，由远及近。探查记录包括肝、胃肠道、子宫、附件、盆底腹膜。

3. 肠系膜血管根部淋巴结及肿瘤邻近脏器的情况。

4. 建议切除足够肠管，清扫根部淋巴结，整块完整切除。

5. 推荐由远及近的手术清扫，优先处理血管，再清扫淋巴结。

6. 遵循手术无菌无瘤原则。

7. 切除原发肿瘤，保证足够切缘，近切缘至少 10cm，远切缘至少 5cm。

三、麻醉、体位与戳卡位置

（一）麻醉方式

选择全身麻醉或全身麻醉联合硬膜外麻醉。

（二）手术体位

剪刀位或低截石位。患者固定后，调整为头低足高、右倾卧位，尽量降低两腿高度，防止机械臂碰撞或压迫（图 17-1-1）。

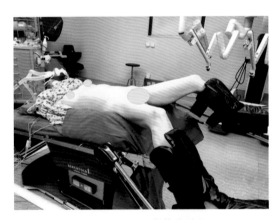

图 17-1-1　手术体位演示

（三）戳卡位置

对于达芬奇系统，《机器人结直肠癌手术中国专家共识（2020 版）》中推荐，可以自左肋弓下缘与左锁骨中线交点至右髂前上棘做一直线，4 个操作孔基本沿一直线排列；操作中心肿瘤部位；可以采用 R2 作为镜头孔，置于脐上方；其他操作孔间隔 8cm；R1 距离肋缘及 R4 距离右髂前上棘应至少在 2cm 以上；辅助孔 A 建议采用 12mm，与 R3/R4 等距离。

而对于直肠癌根治术，考虑到综合费用的问题，我们经过反复的临床实践，对戳卡的布局进行了改良。选择减少一个机器臂戳卡，增加一个助手戳卡。自左肋弓下缘与左锁骨中线交点至右髂前上棘做一直线，3个机器臂操作孔沿直线排列，减少 R1；操作中心位于肿瘤部位；采用 R3 作为镜头孔，置于脐上方；R2 距左肋弓下缘 2cm；R4 距右髂前上棘 2cm；辅助孔 A1 建议采用 12mm 戳卡，位于右腋前线，距离 R3/R4 8cm 以上；辅助孔 A2 建议采用 5mm 戳卡，位于下腹正中耻骨联合上 2cm（图 17-1-2）。对于低位直肠操作，连线可以稍微"水平"；对于乙状结肠，连线可以稍微"垂直"。

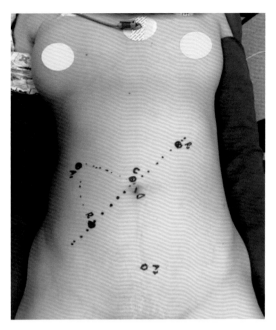

图 17-1-2　改良版戳卡示意图

四、手术操作步骤

（一）探查与手术方案的制订

1. 常规探查　按照肝（图 17-1-3）、胆囊、胃、脾、大网膜、结肠、小肠、直肠和盆腔顺序逐一进行探查。

2. 肿瘤探查　根据一般规律，大部分患者肿瘤术中可探及，术中可以判定肿瘤位置及大小。若术前位置不能判断，可以用自体血、亚甲蓝、纳米碳等定位（图 17-1-4）。

3. 系膜判定　判定乙状结肠的长度及血管系膜弓的长度，判定直肠系膜肥厚程度，最后确定系膜剪裁方案、标本取出方案（图 17-1-5）。

（1）显露术野：可以采用机器人下进行术野暴露，也可以助手在辅助孔下进行操作。常规将小肠、大网膜移至右季肋区。如果小肠或大网膜粘连，可以先分离粘连，并用纱布进行回盲部小肠及十二指肠区小肠的保护。对于低位直肠癌的操作，可以在机器人下先行子宫（女性）、膀胱表面腹膜（男性）悬吊。

（2）肠系膜下血管分离与离断：确认十二指肠位置，显露整个盆腔及肠系膜下动静脉根部。助手右手钳经 A2 辅助孔向上外侧牵拉肠系膜下动脉投影处系膜，配合主刀 R2 使用，使直肠在盆腔展示完整走行。同时，助手左手钳经 A1 辅助孔提起对侧腹膜，使整个肠系膜下动静脉根部至直肠及盆底腹膜反折处清晰进入视野，选择在骶骨岬下方 3～5cm，尤其是肥胖患者，往往有一菲薄处（图 17-1-6），用电剪刀从此处开始游离。切开后气腹效应，即可见到疏松的组织间隙，并沿着骶前间隙走行，用刀头上下推动，可见白色蜂窝状组织间隙，此为正确的游离间隙。

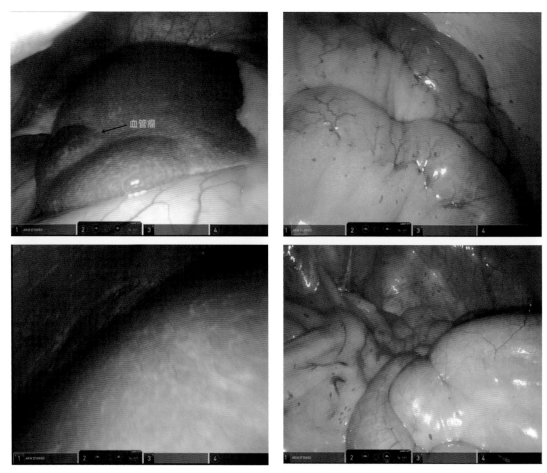

图 17-1-3　探查肝左叶（左上图）、肝右叶（右上图）、小肠（左下图）及盆底（右下图）

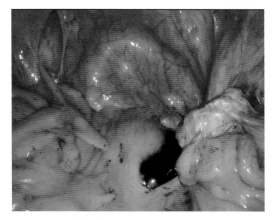

图 17-1-4　探查原发灶

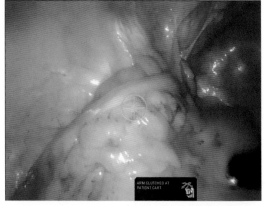

图 17-1-5　判定乙状结肠的长度和血管系膜弓的长度

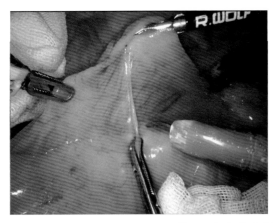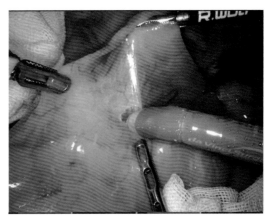

图 17-1-6　第一刀切入点（左图）及正确的游离间隙（右图）

（3）解剖与分离：沿此间隙上下分离，直肠系膜能提起有一定的空间，沿脏层腹膜与壁层腹膜间隙向上剥离肠系膜，拓展 Toldt 间隙，助手右手钳用于直肠根部系膜的提拉，左手钳利用小纱布与主刀的 R2 形成对抗牵引，使整体的 Toldt 间隙分离过程具有张力（图 17-1-7）。

继续操作，助手的 A2 辅助钳需要逐步向外上增加牵引，配合主刀 R2 支撑及助手 A1 对抗，使整个间隙呈帐篷样提起，主刀用电剪刀逐步分离该间隙，可见肾前筋膜往下延续，表面光滑、平整、干净，其下清晰可见肠系膜下神经丛、左侧输尿管和左侧生殖血管（图 17-1-8）。注意不要进入输尿管及生殖血管后方，从而损伤神经及输尿管，用小纱布垫于肠系膜下动静脉后方及左外侧。

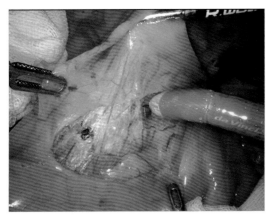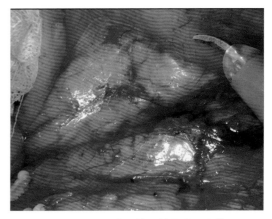

图 17-1-7　牵拉 Toldt 间隙张力　　　　　　图 17-1-8　辨识输尿管及生殖血管

此处往往是乙状结肠系膜无血管区，菲薄透明（图 17-1-9）。转换镜头方向，可见在乙状结肠系膜无血管区后方纱布。此时，纱布起到指示和保护作用。

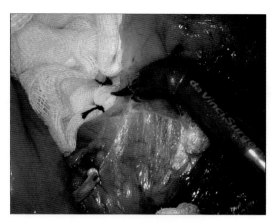

图 17-1-9　薄弱无血管区

　　裸化肠系膜下动、静脉，清扫肠系膜下动脉根部淋巴结（No.253 组）。于距离肠系膜下动脉根部1cm处夹闭并切断动、静脉，注意保护肠系膜下神经丛。若需要保留左结肠动脉，在清扫肠系膜下动脉根部淋巴结（No.253）后，于左结肠动脉分叉处远端夹闭切断，并于相应水平夹闭并切断肠系膜下静脉，注意血管根部不宜裸化过长，够结扎即可（图 17-1-10）。

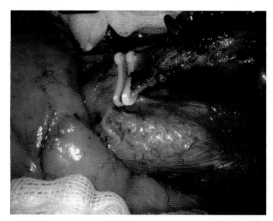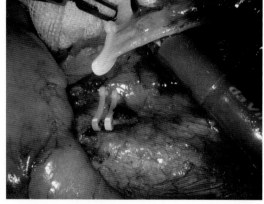

图 17-1-10　裸化肠系膜下血管根部（左图）并结扎动静脉（右图）

　　（4）直肠系膜的游离：当肠系膜下动静脉离断后，助手右手钳提起肠系膜下动脉远端，左手钳用小纱布对抗牵引，配合主刀 R2 形成高张力，术者沿着 Toldt 筋膜进一步向外向下分离乙状结肠系膜至左髂总动脉处，用一纱布条垫于此分离处备用（图 17-1-11），起标示和保护作用。

　　4. 外侧游离　助手左手钳经辅助孔 A1 通过肠脂垂牵拉将乙状结肠向右侧牵开，在此游离脏层腹膜与壁层腹膜间隙，可以看到提前放置保护左侧输尿管及生殖血管的小纱条，注意避免损伤输尿管和生殖血管（图 17-1-12）。

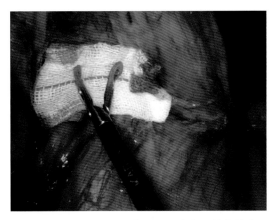

图 17-1-11　分离系膜至髂总动脉处并垫纱布

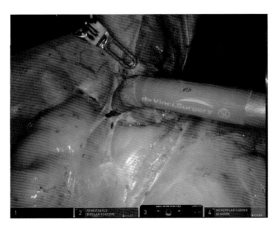
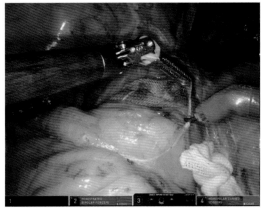

图 17-1-12　外侧游离（左图），可见提前放置的小纱条（右图）

　　5. 直肠游离　此时助手左手钳经 A1 辅助孔提起肠系膜下动脉断端，若系膜冗长，也可以选择提拉入骨盆口处直肠系膜，将直肠上段向腹壁充分提拉，右手经 A2 辅助孔用吸引器将直肠下段挡至肛侧，配合主刀 R2 对抗牵引，使骶前间隙处于高张力状态。沿骶前间隙分离，可见下腹下神经，在其分叉处向左右分离（图 17-1-13），在神经表面用电剪刀匀速推行分离。依照 TME 原则进行分离，注意层次，从后壁中央开始，逐步向两侧进行分离，然后分离直肠前壁。注意机械臂牵拉张力的控制，避免软组织撕脱。根据肿瘤所在位置决定是否打开腹膜反折及游离直肠的长度，必要时可分离直至肛提肌水平，低位游离电剪或电钩可能更灵活。

　　6. 直肠侧方的游离　如果骶前游离充分到位，右侧的分离容易进行，如同一层薄膜，助手右手钳通过 A2 辅助孔向头侧提拉肠系膜下动脉，左手钳通过 A1 辅助孔提拉右侧盆壁腹膜系膜保持高张力状态，主刀用电剪刀游离效率更高。同样的方法，可以游离直肠左侧方的系膜，注意之前放置的系膜后方的纱布条，按其指示打开系膜，可以防止损伤输尿管等组织器官。机器人操作对于力的反馈相对欠缺，所以尽量多地使用纱布避免周围脏器的损伤（图 17-1-14）。

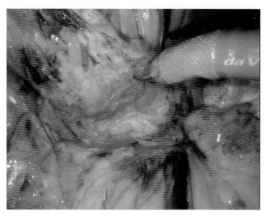
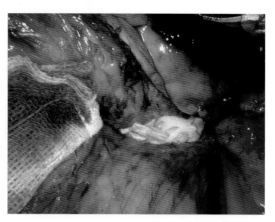

图 17-1-13　保护下腹下神经，分叉处分离直肠
后间隙

图 17-1-14　直肠系膜边界清楚可见

7. 肿瘤下方肠管的裸化　沿着直肠前壁向下分离，力争超过 5cm。同时，分别进一步裸化直肠右侧肠壁及左侧肠壁（图 17-1-15），建议使用超声刀，裸化效果及效率会更高。力争两侧在同一水平面，并在后壁左右贯通。术者再次行直肠指诊确定游离裸化肠管超过肿瘤下缘 2 ~ 3cm。

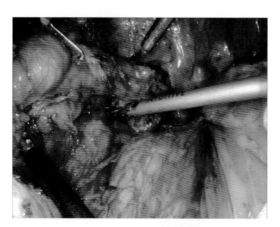

图 17-1-15　裸化直肠壁

8. 乙状结肠系膜裁剪　将乙状结肠向左侧提拉，在系膜后方垫入纱布，目测裁剪范围，确定吻合预定线。将系膜提起可见直肠上动静脉走行（图 17-1-16），用超声刀分离并游离出乙状结肠动静脉，保留系膜侧上血管夹（图 17-1-17），切除侧无需血管夹，超声刀离断即可。进一步向预切线游离，靠近肠壁时尽量不使用血管夹，避免吻合时嵌入。超声刀游离至肠壁并尽量裸化肠管 2 ~ 3cm（图 17-1-18）。尽量裁剪系膜呈"辫子状"（图 17-1-19），利于后期标本的取出。

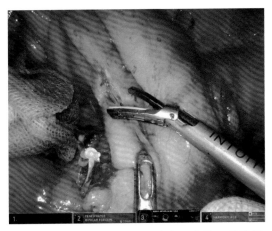

图 17-1-16　系膜后方垫入纱布，牵拉乙状结肠系膜

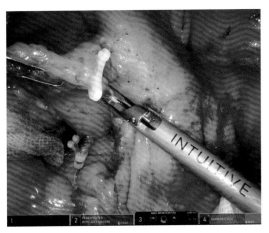

图 17-1-17　结扎系膜血管

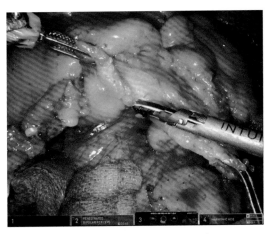

图 17-1-18　裸化乙状结肠壁

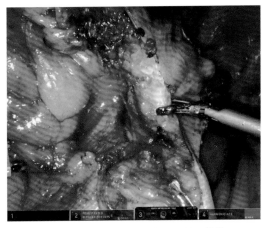

图 17-1-19　裁剪系膜呈"辫子状"

（三）标本切除与消化道重建

1. 标本切除　按照肿瘤充分根治的原则，远端肠管充分 PVP 冲洗后，用腔镜下直线切割闭合器离断肿瘤下段肠管。助手充分扩肛后，用 PVP 碘冲洗残端，彻底消毒，用卵圆钳夹持碘伏小纱条，抵住直肠残端，用超声刀切开直肠残端，助手手持吸引器，当横行切开肠管时，及时吸尽肠内容物。由助手 A1 辅助孔置入无菌保护套，助手经肛用卵圆钳夹住保护套一端，缓慢经肛拉出（图 17-1-20）。卵圆钳夹持钉座，经肛门保护套将钉座置入腹腔。在肿瘤上方肠壁纵行打开小口（图 17-1-21），将 1/4 碘伏纱条经纵行切口置入乙状结肠腔。将抵钉座经纵行切口置入乙状结肠腔内（图 17-1-22）。在纵行切口上方，用直线切割闭合器将肠管裸化区切割闭合（图 17-1-23），并用碘伏纱团消毒乙状结肠断端，至此标本完全游离于腹腔。术者将标本置入保护套内（图 17-1-24），助手经保护套用卵圆钳夹持直肠断端，将其拉出体外（图 17-1-25）。

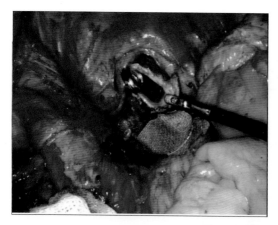
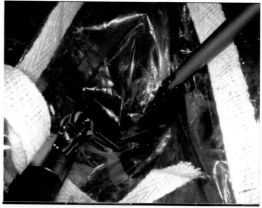

图 17-1-20　残端切开消毒（左图）后放置保护套（右图）

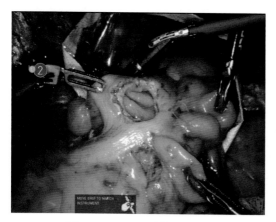

图 17-1-21　肠壁纵行切开

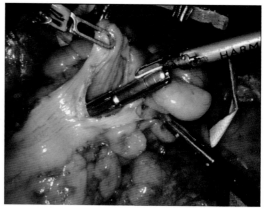

图 17-1-22　抵钉座置入

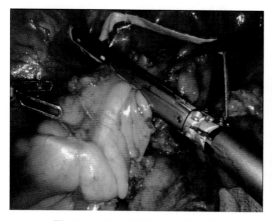

图 17-1-23　切割闭合乙状结肠

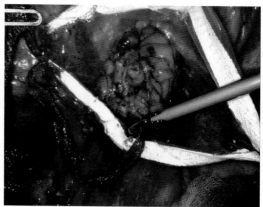

图 17-1-24　标本置入保护套内

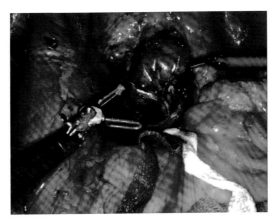

图 17-1-25　标本经自然腔道取出

2. 消化道重建　用直肠切割闭合器闭合直肠残端（图 17-1-26），由于肿瘤位置高，闭合容易，往往一次切割闭合即可。将切下直肠残端经 12mm 戳卡取出。助手用吸引器或无创钳压于抵钉座上方，吻合器抵钉座轮廓清晰可见（图 17-1-27）。术者用超声刀横行切开肠壁，在乙状结肠断端对系膜侧取出抵钉座连接杆，助手将环形吻合器经肛门置入，靠近直肠残端的左侧角旋出穿刺器。完成对接，调整结肠系膜方向，完成乙状结肠和直肠端端吻合（图 17-1-28）。取出吻合器检查吻合环完整性。可以镜下缝合危险三角（图 17-1-29）。经肛门注水注气试验检查吻合口通畅确切，无渗漏及出血（图 17-1-30）。冲洗腹腔，检查无误后，右下腹部放置 1 枚引流管（图 17-1-31），排尽气腹，缝合戳卡孔，可用普鲁卡因封闭切口以减少术后疼痛。

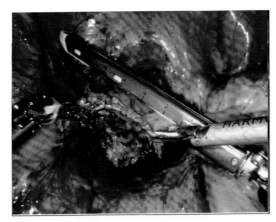
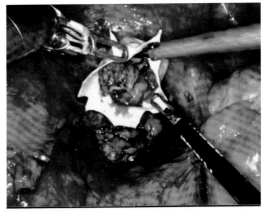

图 17-1-26　闭合直肠残端（左图），用手指套经 A1 辅助孔取出残端（右图）

（四）标本展示

见图 17-1-32。

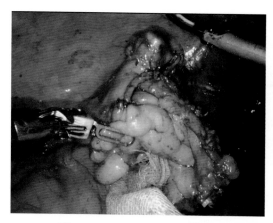

图 17-1-27　近端抵钉座指示

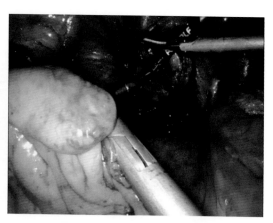

图 17-1-28　完成端 - 端吻合

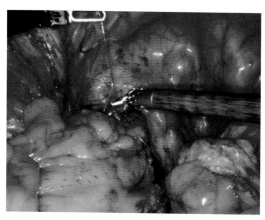

图 17-1-29　加固缝合危险三角

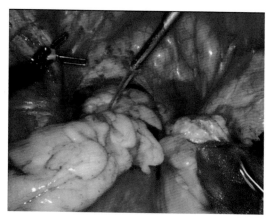

图 17-1-30　注水和注气试验

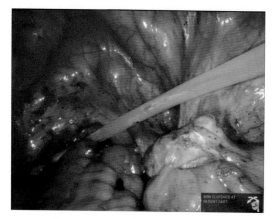

图 17-1-31　留置右下腹引流管

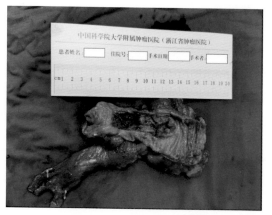

图 17-1-32　手术标本展示

五、手术操作技巧与要点

机器人 NOSES 手术同样遵循结直肠肿瘤根治原则。与传统经腹部切口取标本相比，手术操作的主要差别在于标本取出的方式。根据患者性别及肿瘤部位不同，NOSES 手术又可分为Ⅰ～Ⅹ共 10 种方式。NOSES 手术适应证参见《结直肠肿瘤经自然腔道取标本手术专家共识（2019 版）》，但应注意结合术中具体情况，必须严格遵循无菌和无瘤原则。对于合适的中低位直肠癌患者，机器人 NOSES 手术更具优势：行 TME 时利用机器人的技术优势，彻底游离直肠系膜直至盆底，便于后续操作；完成吻合后，可缝合加固吻合口，并关闭盆底腹膜，有助于降低吻合口漏导致严重腹腔感染的风险。

乙状结肠癌手术淋巴结清扫可以通过离断血管根部完成，但是肠系膜下动脉根部离断可能会导致吻合口血供障碍、结肠切除过多及结肠脾曲的游离。因此，对于远端乙状结肠癌或者直乙交界处癌，于肠系膜下动脉根部进行淋巴结清扫时，保留左结肠血管可更好地保留近端结肠血供，从而避免结肠切除过多及结肠脾曲的游离；对近端乙状结肠癌或者降乙交界处癌，保留直肠上动脉的淋巴结清扫能更好地维持和保护远端乙状结肠血供，从而保留足够长的远端结肠，方便吻合；对于乙状结肠中段癌，要根据具体的情况决定是否保留血管，若乙状结肠较长，系膜较宽者，可同时保留左结肠动脉和直肠上动脉，但血管保留不能以牺牲淋巴结清扫为代价。

六、术后管理

术后密切监测患者生命体征、引流液颜色及量、尿量、尿液颜色、切口恢复情况等。注意有无出血、吻合口漏、腹腔感染等。给予最佳营养支持；积极翻身拍背，化痰咳痰；预防性应用抗生素；早期下床活动，预防下肢深静脉血栓；早期锻炼排尿功能。患者通常恢复排气后饮食由流质逐步恢复至正常。对于合适的患者，应用 ERAS 方案可加快术后康复。有肠造口患者出院前应学习相关护理知识。

七、并发症及处理

1. **吻合口漏**　多发生在患者高龄、营养不良、新辅助放化疗后、糖尿病及使用免疫抑制剂，行低位和超低位直肠前切除术后。预防措施：借助机器人的技术优势，可以较为容易地实现缝合加固吻合口、关闭盆底腹膜，联合放置肛管引流，能够有效减少吻合口漏的发生；对于高危患者，可行预防性肠造口术。治疗方法：如腹膜炎较局限，保持引流通畅，使用抗生素控制感染，一旦出现急性弥漫性腹膜炎，建议手术探查，行腹腔灌洗引流联合肠造口术。

2. **肠梗阻**　可发生在术后任何时间，肠道的任何部位。腔镜手术出现早期的肠梗阻较开腹手术明显减少。预防措施：尽可能关闭系膜裂孔或盆底腹膜，一定避免系膜或腹膜关闭不全，同时建议术后尽早下床活动。治疗方法：腹部 CT 确诊肠梗阻后首先考虑非手术治疗如胃肠减压、营养支持、抗生素使用，必要时考虑针灸及中药治疗；如行非手术治疗无缓解时应及时手术探查。

3. 排尿与性功能障碍　排尿及性功能障碍的预防重在术中有意识地显露和保护盆神经。研究显示，机器人手术在减少排尿功能与性功能障碍方面具有明显优势。该优势主要来自机器人手术具有更好的术中视野与更为精细的分离操作。

4. 腹壁疝　包括戳卡孔疝、切口疝、造口旁疝等，多发生于 12mm 的戳卡孔、腹部切口及造口处，好发于高龄且腹壁薄弱的患者。预防措施：仔细缝合关闭戳卡孔及腹部切口，尽量去除引起患者腹内压增高的因素。治疗方法：手术修补。

第二节　助手视角

一、概述

机器人手术的外科医生团队包括术者和手术台上一名助手，由于术者操控台远离手术台，许多辅助操作需要助手来完成，这就要求助手应具备与术者接近同等程度的手术理解。因此，助手是否合格决定了手术能否顺利进行。研究表明，有经验的助手可以减少手术时间，降低主刀手术操作的难度，减少主刀术中不良情绪，甚至减少手术并发症。因此，有规范化训练、有经验的手术团队其机器人手术更安全和更迅速。本节将结合机器人辅助腹部无切口直肠癌根治术的操作步骤来论述助手的配合方法和技巧。

二、总体原则

1. 机器人手术助手至关重要。助手需要熟悉机器人整体戳卡布局、机器臂装卸、操作钳更换及操作过程中机器预警等每一个步骤及过程，使手术台规章有序，操作过程简洁明了。助手需要沉着冷静地处理术中发生的各种紧急情况，要与主刀有充分沟通，及时汇报手术视野外的各种突发事件。

2. 助手 A1 操作钳的作用是替代常规腹腔镜中术者的左手操作钳，利用抓持、牵拉等操作帮助术者完成对抗张力、组织暴露和系膜延展。

3. 可以通过增加耻骨联合上 A2 辅助孔，增加术中助手的参与性，使操作过程中的张力保持和视野暴露更加完美。术中若涉及远端操作钳（右手）需要"回头"向近端抓取组织的情况，应注意操作方向一般与视野中所见方向相反，需要一定的熟练度，这与常规腹腔镜左手抓取近段组织不同，需要助手要有重新的适应、熟悉过程。

4. 助手在操作过程中，需要注意与机器臂之间的关系，在协助暴露的过程中，避免机器臂对患者及助手本人造成意外损伤。

5. 助手进行牵拉操作时应抓持完整的系膜组织、不需要保留的肠壁组织等能够受力且不易破碎的组织。当需要镜下调整抓持位置，而全局视野受限或不便于提供时，不可盲目地伸入操作钳做夹持操作。调整位置时需要沿腹壁走行从"空中"移动操作钳，避免造成副损伤，也可让主刀镜下指引。

6. 助手操作钳应该与术者操作钳反方向发力，提供张力，便于术者切割游离和判断组织间隙。当助手提拉系膜或组织延展成平面后应保持稳定，避免反复地移动位置而改变平面的形状和位置。

7. 助手在离断肠管时要确保肠管平整、血供良好，同时在经自然腔道取标本时，注意无菌无瘤的原则。

三、手术步骤及操作要点

（一）戳卡的放置

机器人辅助直肠癌手术戳卡的布局，不同的中心有不同的布局方式。对于达芬奇 Xi 系统，《机器人结直肠癌手术中国专家共识（2020 版）》中推荐，可以自左肋弓下缘与左锁骨中线交点至右髂前上棘做一直线，4 个操作孔大致沿一直线排列；操作中心置于肿瘤部位；可以采用 R2 作为镜头孔，置于脐上方；其他操作孔间隔 8cm；R1 距离肋缘及 R4 距离右髂前上棘应至少在 2cm 以上；辅助孔 A 建议采用 12mm，与 R3/R4 等距。福建医科大学附属协和医院池畔教授认为采用 6 孔法可以更容易地形成更有效的对抗牵引。不管何种方法，遵循的基本原则都相差不大，即：①保证器械臂之间操作互不干扰；②全面覆盖，保证镜头的视野和两把器械操作面都能覆盖整个术野，没有死角。根据杠杆原理，机器臂之间的夹角比切口之间的距离更为重要，适当增加机器臂在腹腔内的长度有利于减少机器臂操作过程中体外的活动范围，从而减少体外机器臂之间干扰和碰撞的概率。

笔者所在医疗团队目前常规采用改良版 5 孔法，通过减少 1 个机器臂戳卡，增加 1 个助手戳卡，既能保持较好的视野暴露，维持较好的对抗牵引，又能降低机器人操作的整体费用。但是增加了术中助手的操作，对助手的总体配合要求较高。助手除了对戳卡位置的选择，还需要注意戳卡置入的深度，以及阀门进气口的位置，避免出现对腹壁的额外压迫、损伤。

（二）术区的暴露

建立手术体系后，首先进行原发灶的探查和肠管排列。机器人手术的特点在于机器臂与戳卡链接之前，助手可以通过已放置的戳卡进行原发灶的探查和肠管的排列（图 17-2-1）。为了显露乙状结肠系膜及游离根部血管，需要将小肠排列并推向右上腹和左上腹，可以用大纱布阻挡和保护小肠（图 17-2-2）。

（三）第一刀切入点

完成肠管排列，显露乙状结肠系膜后，需要选择第一刀切入点。助手右手钳经 A2 辅助孔向上外侧牵拉肠系膜下动脉投影处系膜，此时可以选择带锁扣的短抓钳，注意力量使用要恰到好处，让肠系膜下动脉处于斜向上绷直状态。助手左手钳经 A1 辅助孔提起对侧腹膜，配合主刀 R2，使直肠系膜有张力地呈扇形在盆腔走行（图 17-2-3）。此操作既可以提供张力，便于切开系膜，又有助于显露组织间隙，判断层次。随着游离的进行，助手调整牵拉力度，进而维持切开部位足够的张力。

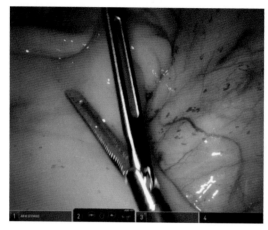

图 17-2-1 协助排列小肠

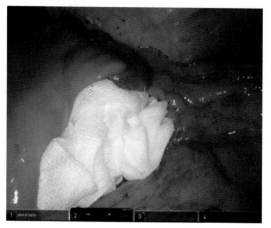

图 17-2-2 用纱布阻挡和保护小肠

（四）游离系膜血管区

当术者完成内侧入路乙状结肠系膜的游离，判定层次后，将继续向系膜根部游离血管区。此时助手右手可以不用调整抓持的位置，通过适当地往外上提拉，可以使肠系膜下血管继续保持绷直状态。左手操作钳（A1）可根据需要向上方适当地推走小肠，显露血管区，显示需要清扫的 No.253 组区域（图 17-2-4）。

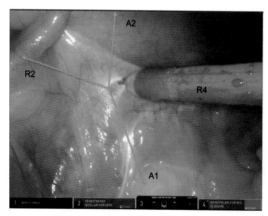

图 17-2-3 助手左（A1）、右（A2）手操作钳提拉与主刀（R2）形成三角牵拉

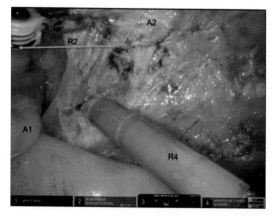

图 17-2-4 协助显露系膜血管区，清扫 No.253 组淋巴结

当术者切断肠系膜下血管后，助手右手操作钳可改为轻轻夹持血管远侧断端，这样既可以保持高张力，又能避免出现系膜撕拉破裂情况。主刀 R2 可以适当向远端提拉系膜，使整个直肠系膜展开。助手左手操作钳利用小纱布往对侧牵拉，形成对抗张力，以便于显

露解剖层次，辨识输尿管和生殖血管，予以保护（图 17-2-5）。完成内侧游离，铺垫纱布条后，助手可轻轻放下系膜组织，手术步骤转为游离对侧系膜。

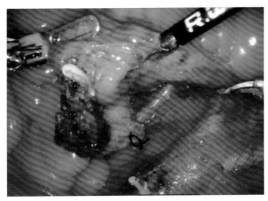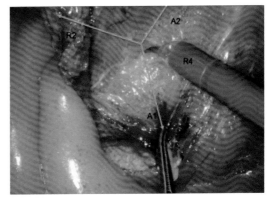

图 17-2-5　右手操作钳轻夹血管断端（左图），形成对抗张力分离 Toldt 间隙（右图）

（五）游离对侧系膜及直肠后间隙

助手左手操作钳经辅助孔 A1 通过肠脂垂牵拉将乙状结肠向内上牵开，术者 R2 可以适当向远端牵拉系膜，使对侧系膜有张力地展开。助手右手操作钳协助轻提腹膜或外推腹膜层协助暴露，提供对抗张力（图 17-2-6）。在此游离脏层腹膜与壁层腹膜间隙，可以看到提前放置保护左侧输尿管及生殖血管的小纱条，注意避免损伤输尿管和生殖血管。当完成向上方游离对侧系膜后，应继续向下方游离对侧系膜。此时主要靠助手左手操作钳进行乙状结肠的牵拉，保持张力，避免挤占空间，影响术野（图 17-2-7）。右手抓钳通过 A2 辅助孔提拉肠系膜下血管断端，往头侧上侧牵拉，同时左手操作钳通过 A1 辅助孔提拉左侧侧腹膜，与主刀 R2 配合，使直肠上段的系膜处于绷直状态，充分暴露直肠后间隙，可以清晰地判断两侧下腹下神经的走向，避免术中神经的损伤（图 17-2-8）。

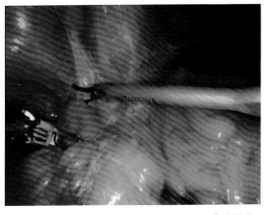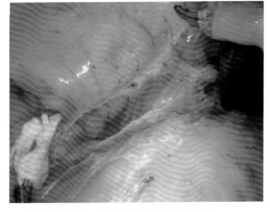

图 17-2-6　向上方游离对侧系膜时操作，可以夹持（左图）或者用纱布推压（右图）

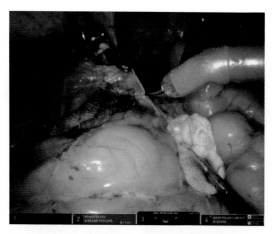

图 17-2-7　向下方游离对侧系膜时操作

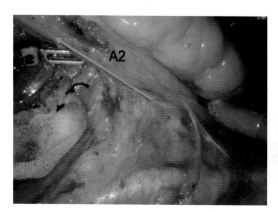
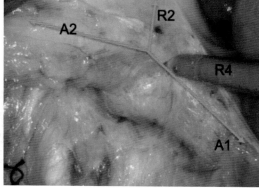

图 17-2-8　助手右手抓钳提拉肠系膜下血管断端（左图），直肠系膜处于绷直状态，直肠后间隙充分暴露（右图）

（六）裸化肠管

选定肿瘤下方预切线后，助手左手操作钳通过 A1 辅助孔，提拉肠系膜下血管断端或者肿瘤上方的系膜（此处为待切除组织，可以用力牵拉）向外侧、向头侧提拉乙状结肠，右手操作钳通过 A2 辅助孔持预切线下方的系膜，与主刀形成对张牵力，注意力度适中，避免损伤系膜。若裸化后壁，助手右手操作钳可挑起直肠，以便于术者进行右、后侧的肠壁裸化操作。随后，左手操作钳改为从肠壁左上方系膜位置夹持并适度翻转肠管，右手操作钳提拉远端系膜，继续拉直并抬起肠管，以显露左位及前侧肠壁（图 17-2-9）。

（七）裁剪系膜

以选定的肿瘤上方预切线位置进行系膜裁剪和血管结扎，此时助手的左手操作钳通过 A1 辅助孔往右侧牵拉已离断系膜根部血管，右手操作钳分别提拉预切线处系膜远肠壁侧，术者 R2 操作钳抓持系膜近段肠壁侧，协调用力形成"三角形平面"，以便于操作和显露血管（图 17-2-10）。

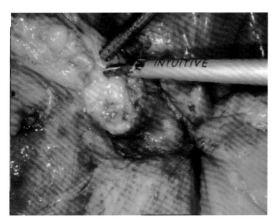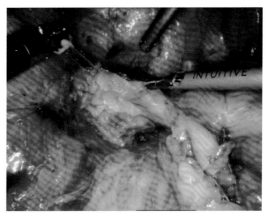

图 17-2-9　裸化直肠右后侧壁（左图）及左侧壁（右图）

（八）离断肠管

国内目前常规用普通腔镜下直线切割闭合器进行肠管离断，闭合器需要经 12mm 的戳卡放置，因此肠管离断的主要操作由助手进行。按照肿瘤充分根治的原则，远端肠管充分 PVP 盥洗后，助手经 A1 辅助操作孔置入腔镜下直线闭合器，此时主刀应协助拉直乙状结肠，并协助助手将肠管塞入直线闭合器内（图 17-2-11）。助手右手操作钳经 A2 辅助孔从远端向内侧推动肠管，通过与主刀配合操作将肠管完全塞入直线闭合器开口内。

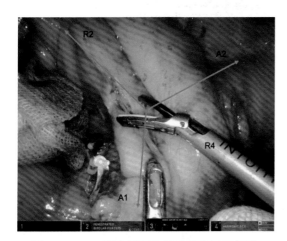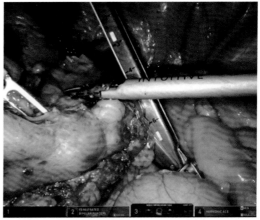

图 17-2-10　配合展开待裁剪系膜呈三角形　　　图 17-2-11　主刀配合助手将肠管完全置入直线闭合器内

（九）标本切除

第二助手充分扩肛后，用 PVP 碘冲洗残端，彻底消毒，用卵圆钳夹持碘伏小纱条，抵住直肠残端，用超声刀切开直肠残端，助手手持吸引器，当横行切开肠管时，及时吸尽肠内容物。由助手 A1 辅助孔置入无菌保护套，第二助手经肛用卵圆钳夹住保护套一端，缓慢经肛拉出。卵圆钳夹持钉座，经肛门保护套将钉座置入腹腔。在肿瘤上方肠壁纵行打开一小口，助手帮助放置碘伏纱条（图 17-2-12），将切开的肠壁提拉牵开，协助主刀将 1/4 碘伏纱条经纵行切口置入乙状结肠腔进行消毒，同时帮助主刀将抵钉座经纵行切口置入乙状结肠腔内（图 17-2-13）。在纵行切口上方，用直线切割闭合器将肠管裸化区切割闭合，并用碘伏纱条消毒乙状结肠断端，至此标本完全游离于腹腔。助手左、右手操作钳牵拉开保护套，配合主刀 R2 操作钳，形成正三角形，使保护套的开口面积最大，这样可以帮助术者比较容易地将标本置入保护套内，经保护套用卵圆钳夹持直肠断端，将其拉出体外（图 17-2-14）。

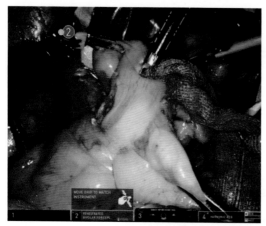

图 17-2-12　助手协助切开肠管并消毒

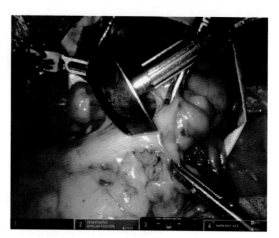

图 17-2-13　助手协助放置抵钉座

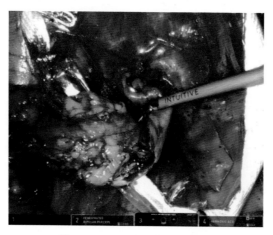

图 17-2-14　助手协助取标本

（十）消化道重建

主刀左、右手操作钳牵拉起直肠残端的左右两端，使残端直肠拉直并展平。助手经 A1 辅助孔，用腔镜下直肠切割闭合器闭合直肠残端，由于肿瘤位置高，闭合容易，往往一次切割闭合即可。将切下直肠残端经 12mm 戳卡取出。助手用吸引器或无创钳压于抵钉座上方，吻合器抵钉座轮廓清晰可见。术者用超声刀横行切开肠壁，在乙状结肠断端对系膜侧取出抵钉座连接杆（图17-2-15），助手将环形吻合器经肛门置入，靠近直肠残端的一侧角缓慢旋出穿刺器。助手调整好近段肠管方向及位置，通过A2辅助孔夹持抵钉座连接杆，与穿刺器完成对接（图17-2-16），调整结肠系膜方向，完成乙状结肠和直肠端端吻合，此时如果肠脂垂比较肥厚或冗长，卡压于吻合口，助手要配合主刀把肠脂垂提拉于吻合口之外。吻合完成后，主刀可以行机器人下缝合危险三角，这是机器人操作的优势，助手需要帮助主刀把近段结肠牵拉直，注意力量适中，防止过度牵扯吻合口（图17-2-17）。经肛门注水注气试验检查吻合口通畅确切，无渗漏及出血。

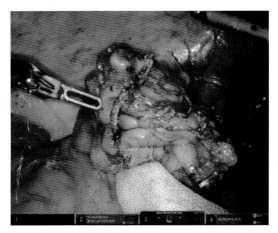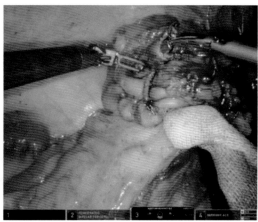

图 17-2-15　助手无创钳持纱布压于抵钉座上方（左图），协助主刀取出抵钉座连接杆（右图）

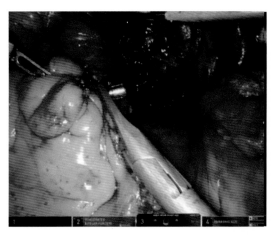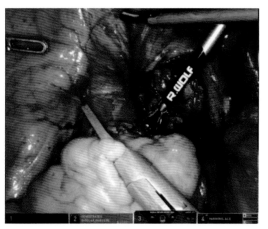

图 17-2-16　助手调整肠管方向及位置（左图），通过 A2 辅助孔完成吻合（右图）

（十一）留置引流

完成消化道重建，助手需要完成经腹腔冲洗，因为镜头是由主刀控制，可以由主刀控制操作视野，也可以助手自己控制镜头进行手术操作野的冲洗。开始留置引流管。助手移除 R2 机械臂，血管钳可经 R2 戳卡孔置入，而后操作钳经 12mm 戳卡孔夹持引流管无孔的一端置于血管钳处，将其拉出腹腔。助手可以通过左、右操作钳或者与主刀配合将引流管置入左后侧盆腔间隙，体外固定引流管（图 17-2-18）。

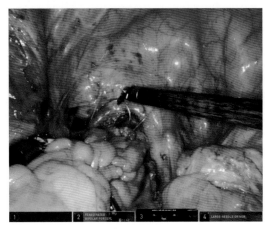
图 17-2-17　助手提拉肠管协助主刀加固缝合

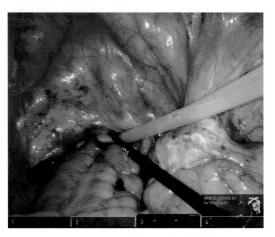
图 17-2-18　协助留置引流管

（十二）关闭创口

右上腹 12mm 穿刺孔，确切关闭，防止术后腹壁切口疝的发生。以生理盐水冲洗伤口，必要时可行腹膜前间隙局部麻醉。皮肤间断缝合关闭创口。

（刘　卓　陶金华）